子どもの心の診療シリーズ

**5**

# 子ども虐待と関連する精神障害

【総編集】
齊藤万比古 国立国際医療センター国府台病院
【責任編集】
本間博彰 宮城県子ども総合センター
小野善郎 宮城県精神保健福祉センター

中山書店

## 子どもの心の診療シリーズ

### 総編集

齊藤万比古（国立国際医療センター国府台病院）

### 編集委員（＊本巻担当編集）

本間　博彰（宮城県子ども総合センター）＊
松本　英夫（東海大学）
宮本　信也（筑波大学）

## シリーズ刊行にあたって

　〈子どもの心の診療シリーズ〉の刊行は，1980年の第1巻『初回面接』にはじまり，毎年1冊ずつ出版を続け，1985年の第5巻『発達・社会・展望』をもってシリーズを終えた〈児童精神科臨床（星和書店）〉以降では，初めての児童青年精神医学および児童精神科臨床における大きな挑戦である．いうまでもなく，この間にも教科書的な成書は何冊か出版されてきた．しかし，シリーズとしてまとめられたテーマ別の複数の書籍で児童青年精神医学および児童精神科臨床の現在の到達点を繊細に描き出し，それをもって，この領域の専門家たらんと期している関連諸領域の同僚や若い学徒に，実際的な活動指針と努力目標を，さらにはこの分野で働くことの夢を提供しようとする企画はこれまでほとんどなかったといってよいだろう．

　私も執筆陣の端に加えてもらった〈児童精神科臨床〉シリーズは，もっぱら総論的なテーマに取り組み，児童青年精神医学とはなにか，児童精神科とはなにか，その臨床の特性とはなにかを明瞭に描き出そうとする姿勢を強く前面に押し出していたことが最大の特徴であった．それに対して本シリーズは，厚生労働省が発信した「子どもの心の診療」という用語を現在の児童精神科臨床の包括的概念と位置づけ，総論的な1巻と障害群をテーマとする各論的な7巻からなる8巻をもって，子どもの心の診療を構成する諸要因を具体的に描き出し，各分野の診療活動の実際的指針とその背景にある臨床的感覚，さらにはそのフィロソフィーを

読者に伝えようと努めたところに特徴がある．同時に本シリーズは，わが国の児童青年精神医学と児童精神科臨床の歴史が現在まで蓄積し育んできた膨大な経験と思考の成果を提示することで，多くの有意義な議論，あるいは新たな研究や臨床上の挑戦のための一石としたいという思いを託したものでもある．

　四半世紀を隔てた二つのシリーズが時を越えたポリフォニーとなって，子どもの心とはなにか，発達とはなにか，障害とはなにか，治療とはなにか，守るとはなにか，育むとはなにか，治るとはなにか，死とはなにか，病を持つ人生とはなにか，幸せとはなにか，救いとはなにか…と限りなく繰り返される問いとそれに答えようとする声の調和した世界を創造できるとしたら，そしてそこに読者が穏やかなパワーを感じ取ってくれるとしたら，それこそ本シリーズの目指したところである．

2008年10月

齊藤万比古

## はじめに

　近年ようやく心に問題をもつ子どもの実態や内容の深刻さが社会的に広く認識され，子どもの心の医療に熱い期待が寄せられるようになってきた．時を同じくして全国には病院医療の分野のみならず，福祉の分野においても子どもの心の診療機関が少しずつ開設されるようになり，子どもの心の診療機関の展開に向けた動きが現実のものとなってきた．また，子どもの心の医療に関心をもつ学徒も増え，いよいよ子どもの心の医療の幕開けの時代を迎えた感じを抱く．このような時代を前にして，〈子どもの心の診療シリーズ〉がスタートすることになり，この度，このシリーズの第5巻『子ども虐待と関連する精神障害』の刊行の一翼を担えることに大きな意義を感じるところである．

　本書の主題である子ども虐待は，親の病理はもとより虐待を受けた子どもの心に刻まれる病理の多彩さや，さらには診療において親の協力が得られない場合があることから，子どものみならず親に対しても緩急をつけた柔軟な治療的な介入を必要とする．また，子ども虐待に取り組むうえでは，親と対峙しても生命的な危機や精神的危機から子どもを守ることが臨床家の義務となっているため児童福祉法や虐待防止法が規定している法的な介入のありようや児童相談所や家庭裁判所の役割についてもその概略を知っておきたいものである．このため子どもの虐待をめぐる精神医学は，まさしく子どもの精神医学の根本的な問題や課題と密接に絡むことから，子どもの臨床家にとってその能力の適否を問われる場面が少なくない．翻って子どもの虐待をめぐる精神医学にかかわることによって，広く子どもの精

神科臨床の基礎的能力を磨く機会を得ることにもなる．よって子ども虐待や関連する精神障害に取り組む臨床は，子どもの精神医学の研鑽の場となるばかりでなく，より確かな専門性を身につけるためにも避けては通れないフィールドでもある．

　本書はこうした子ども虐待の精神科臨床に必要な基礎的な知識と，専門性を磨くうえでの里程標となるような最新の知見をコンパクトにまとめたものであり，多くの臨床家に役立つものと願っている次第である．また，本書の刊行にあたっては，この領域の第一線の臨床家の方々に多忙な中でのご協力をいただくことになり，紙面を借りて改めて感謝申しあげる．

　2008年10月

本間博彰

子どもの心の診療シリーズ 5
**子ども虐待と関連する精神障害**
CONTENTS

# Ⅰ．子ども虐待の概要

## 1．子ども虐待の概念と定義 ……………………………………………… 本間博彰　2

### 1．子ども虐待の全体像　2
子ども虐待をめぐる世界の歴史／日本における子ども虐待の歴史／医療の世界における子ども虐待の歴史

### 2．子ども虐待の定義　7
子ども虐待の理解／日本における子ども虐待の法的な定義

### 3．子ども虐待の分類　9
身体的虐待／性的虐待／ネグレクト／心理的虐待

### 4．特殊な虐待など　15
代理による Munchausen 症候群／乳幼児揺さぶられ症候群／子殺し

### 5．子ども虐待と今後　17

## 2．子ども虐待の疫学 ……………………………………………………… 川﨑二三彦　19

### 1．子ども虐待の発生状況　19
児童相談所における児童虐待相談対応件数／わが国における児童虐待の実情

### 2．子ども虐待の具体的な内容　26
虐待の内容別件数／主たる虐待者／虐待相談の年齢構成

### 3．子ども虐待による死亡事例について　29

### 4．子ども虐待のリスク要因　31
保護者の生育歴／生活上のストレス／保護者の精神障害の影響／孤立／意に添わぬ子

## 3. 子ども虐待の発達的影響 ……… 小野善郎　37

### 1. 子どもの発達に対する有害作用としての子ども虐待　37
### 2. 子ども虐待の影響の特徴　39
### 3. 身体的影響　42
即時的影響／長期的影響／被虐待児の脳の変化
### 4. 心理および行動面への影響　46
精神発達への影響／情緒・行動への影響／子ども虐待に関連する精神病理／長期的影響
### 5. 保護因子　53

# II．子ども虐待と精神医学

## 1．被虐待児のアセスメント

### A．多次元的評価 ……… 犬塚峰子　60

#### 1．多次元的評価の重要性　60
虐待による心身への影響の多面性／長期経過における症状変遷／回復への治療・支援の観点から／多機関，多職種との連携という視点から

#### 2．虐待を受けた子どもの心理アセスメントプロトコール　64
総合評価／半構造化面接／心理アセスメントプロトコールの信頼性と妥当性の検討

### B．心理アセスメント ……… 西澤　哲　80

#### 1．虐待と精神疾患　80
#### 2．心理アセスメントの全体像　80
面接法／自記式質問紙／他者評定法

3. TSCC（子ども用トラウマ症状チェックリスト） 84

　　TSCCの概要／標準化と信頼性および妥当性に関するデータ／日本語版TSCCについて

4. ACBL-R（虐待を受けた子どもの行動チェックリスト改訂版） 88

　　ACBL-Rの概要／ACBL-Rの信頼性と妥当性の検討／ACBL-Rによる虐待を受けた子どもの行動の特徴の検討

## 2. 子ども虐待と関連する精神医学的診断

### A. 愛着障害 ……………………………………………………… 青木　豊　97

1. 乳幼児期の「愛着の問題」について：2つの研究の流れ
　　――型分類と精神障害　98

　　発達心理学における愛着研究――非安全型について／臨床領域における「愛着の障害」の研究／愛着の型分類と愛着障害の関係

2. 愛着障害　105

　　疫学／病因論／症状および診断／検査所見／治療／予後

### B. 不安障害と気分障害
　　――心的外傷後ストレス障害とうつ病性障害を中心に

　　…………………………………………………… 笠原麻里，小野善郎　116

1. 不安障害　116

　　PTSDの概念／疫学／病因論／症状および診断／評価方法／治療の注意点

2. 気分障害　127

　　概念／疫学／病因論／症状および診断／評価方法／治療の注意点

### C. 破壊的行動障害 ……………………………………… 浦野葉子，杉山登志郎　138

1. 破壊的行動障害の多面性　138

2. 子ども虐待と破壊的行動障害　141

### 3. 子ども虐待が絡んだ注意欠陥および破壊的行動障害の症例　145

もともとのADHDにmaltreatmentが生じたと考えられる症例／子ども虐待が認められ，解離症状も併存しているが，中心の問題はADHDであった症例／妊娠中に有機溶剤の曝露があり，多動と著しい破壊的行動障害を呈した症例／ネグレクトに育ち，性的被害を受け，解離が背後にある多動性行動障害と破壊的行動障害を呈した症例／各症例の位置づけ

### 4. 子ども虐待の発達精神病理学と破壊的行動障害　151

子ども虐待における破壊的行動障害の病理／カテゴリー診断学の限界／治療と介入

## D. パーソナリティ障害，自殺関連行動 ……………………………… 武井　明　156

### 1. パーソナリティ障害　156

BPD（境界性パーソナリティ障害）の臨床的特徴／疫学／BPDの病因論／外傷性精神障害としてみたBPD／遺伝子−環境の相互作用としてのBPD／外傷体験（性的虐待）を有するBPDに対する治療／予後

### 2. 自殺関連行動　164

自傷とは／小児期の虐待と自殺関連行動との関係／解離と自殺関連行動／摂食障害およびアルコール・物質乱用の併存／自傷の生物学的な背景／自傷の心理的作用／自傷行為に対する治療

# 3. 治療

## A. 被虐待児の治療方法と治療構造 ……………………………… 奥山眞紀子　179

### 1. 子どもの治療は虐待ケース全体の支援の一部である　179

### 2. 総合的支援のあり方　180

### 3. 虐待ケースへの治療のいろいろ　183

在宅支援時（虐待者と同居中）の子どもへの治療／分離保護（虐待者と別居）中の治療

## B. 虐待によるトラウマの治療 ……………………………… 田中　究　199

### 1. 子どものトラウマの特徴　200

### 2. 治療の前提　200

3. 症状の見立て　203

4. 治療設定　204
　　治療の場，生活の場／時間の設定／複数の治療者

5. 治療導入　206

6. 治療者のもつ情報と守秘義務　206

7. 治療の終結　208

8. 治療技法の実際　208
　　はじめに／育成的治療と外傷志向的治療（trauma-oriented therapy）

9. 治療で生じること，気をつけること　213
　　転移と逆転移／治療者の燃えつき／養育者の治療と支援／子どもとその環境を守る

## C. 長期的ケア　　　　　　　　　　　　　　　　　　　　　　　亀岡智美　219

1. 精神科臨床と子ども虐待　220
　　精神科臨床において発見される子ども虐待症例／長期的ケアの途中で姿を消す子ども虐待症例

2. 虐待加害親/養育者と精神科臨床　227
　　精神科治療への導入——安全感の保障／精神科治療における留意点と精神保健の視点／虐待親/養育者のサポート——代弁者の必要性

# III. 子ども虐待の予防と介入

## 1. 子ども虐待の早期発見　　　　　　　　　　　　　　　　　　井出　浩　236

1. 子ども虐待の予防と早期発見　236
　　一次予防としての健全育成／虐待のリスク要因／母子保健での取り組み／NICU（新生児集中治療室）での取り組み／障害をもった子どもへの療育支援／地域社会での支

　　　　　援／その他
　2．子ども虐待を疑う所見　241
　　　　　虐待を疑う身体所見／虐待を疑う精神的所見／親の様子
　3．子ども虐待に気づくために　248

## 2．子ども虐待の通告と介入　　　　岡本正子　250
　1．虐待が疑われた場合の対応の流れ——児童福祉制度と医療の関係　250
　　　　　通告の実際／通告後の流れ／性的虐待の場合の流れ
　2．関係機関の役割と協働　256
　　　　　関係機関の役割／実態調査からみる医療機関における虐待発見から対応の実際／児童福祉領域におけるメンタルヘルスサービスの必要性

　索引　263

## 執筆者一覧（執筆順）

本間博彰（ほんまひろあき）　　宮城県子ども総合センター
川﨑二三彦（かわさきふみひこ）　子どもの虹情報研修センター
小野善郎（おのよしろう）　　　　宮城県精神保健福祉センター
犬塚峰子（いぬづかみねこ）　　　東京都児童相談センター
西澤　哲（にしざわさとる）　　　山梨県立大学
青木　豊（あおきゆたか）　　　　相州乳幼児家族心療センター
笠原麻里（かさはらまり）　　　　国立成育医療センター
浦野葉子（うらのようこ）　　　　あいち小児保健医療総合センター
杉山登志郎（すぎやまとしろう）　あいち小児保健医療総合センター
武井　明（たけいあきら）　　　　市立旭川病院
奥山眞紀子（おくやままきこ）　　国立成育医療センター
田中　究（たなかきわむ）　　　　神戸大学大学院
亀岡智美（かめおかさとみ）　　　大阪府こころの健康総合センター
井出　浩（いでひろし）　　　　　関西学院大学
岡本正子（おかもとまさこ）　　　大阪教育大学

# I. 子ども虐待の概要

Ⅰ. 子ども虐待の概要

# 1. 子ども虐待の概念と定義

## 1. 子ども虐待の全体像

　子ども虐待は，最近の10年間をみる限り，子どもの医療や福祉そして保健にかかわる専門職の注目を引いた最も重要な問題の一つである．また，2004年に発生した岸和田中学生虐待事件（当時中学3年の男児が親から自宅監禁され，長期に不登校状態におかれ，餓死寸前まで追い込まれた事件）を機に，それまであまりにも一般化したため放置されがちな不登校にも子ども虐待が潜む場合が危惧されることから，教育の場においても子ども虐待に対する発見や対応が求められるようになり，学校保健の一環として子ども虐待に関心を向けるようになった[1]．

　子ども虐待は人間が社会生活を始めるようになった遙か昔の時代に始まりがあるが，今日ほど高い関心を引き，さまざまな領域の取り組みがなされる時代はなかった．子ども虐待は，その多くは家庭のなかでの親との関係のなかで発生するが，深刻な虐待ではその子どもには医療にかかわる問題のみならず福祉や法にかかわる問題などが幾重にもとりまくことになり，一筋縄では対処できない場合が多い．このため，今日では子ども虐待は児童相談所を中核にした児童福祉，母子保健，家庭裁判所，学校，そして医療が連携してかかわる多職種協同のフィールドとなった．加えて社会的な関心の高まりを受けて，子ども虐待に対応する法律である児童福祉法，児童虐待の防止等に関する法律などが整備され，子ども虐待の対応の環境は一段と整うこととなった．

　さて医療の領域に着目すると，小児救急部門をはじめとして小児医療にかかわる臨床家は，日常的に子ども虐待にふれる機会が多く，子ども虐待の悲

表1　親子関係の進化

| 育児形態 (mode) | 時代 |
|---|---|
| 新生児殺 (infanticide) | 古代～4世紀 |
| 遺棄 (abandonment) | 4～13世紀 |
| 愛憎並存 (ambivalent) | 14～17世紀 |
| 侵入 (intrusive) | 18世紀 |
| 社会化と訓練 (socialisation or training) | 19～20世紀半ば |
| 援助 (helping) | 20世紀半ば |

惨さに心を痛め，時に打ちひしがれることも少なくない．子どもの心の医療を担当する臨床家にしても，十分な親の理解や協力を取りつけられないどころか親自身の問題が大きな壁になり，治療に困難を極める場合も少なくない．子ども虐待は，医療の問題と医療の周辺の問題がまぜこぜになった状態で持ち込まれるため，医療従事者も他領域で推し進められてきた子ども虐待の対応システムや子ども虐待の全体像を理解していてこそ，実際的な対応が可能となるのである．

## a. 子ども虐待をめぐる世界の歴史

　子ども虐待の歴史は古く，人間が社会生活を始めた時代から存在し，しかも今もなおさまざまな国や文化圏において発生している．しかしながら，時代によっては，あるいはその国の制度や文化によっては，子ども虐待と判断される行為が正当なものとして容認されてきたことを考慮に入れると，子ども虐待を明確に定義づけることはいつの時代においても困難である．今日の子ども虐待の定義に関連して歴史上の子ども虐待と考えられる事態をいくつか拾い上げると，太古の昔から嬰児殺，遺棄，子どもの強制労働，性的虐待などが繰り返されていることに気づかされる．Lloyd De Mauseは，親子関係の進化（発展）という視点で，有史以来20世紀に至るまでの問題となる育児形態の推移を取り上げ，子ども虐待の歴史の一側面を表した[3]（**表1**）．

　新生児殺が横行した時代には，親は子どもの世話をするうえでの負担を，子どもを殺害することで当たり前のように解決してきた．徐々にではあるが，子どもが心を所有する存在であるという考えを受け入れるようになると，子

Ⅰ. 子ども虐待の概要

どもをもつことの困難や負担から逃れる方法として，子どもを遺棄することや，乳母や養育家庭に託したり，あるいは家で情緒的に遺棄する方法をとるようになった．18世紀に入ると，親は子どもの世話をするにあたり，子どもに対してより侵入的になり，恐怖や罰によって子どもをコントロールする方法をとった．また同時に，子どもに対する理解や共感が発展してきた．社会化や訓練が主要な課題となった時代には，今日でも流行っているが，子どもは訓練されるべき存在，指導されるべき存在，親に従うように教育されるべき存在とみなされてきた．

子ども虐待が歴史上大きく社会的な関心を集めることになった事件は，1874年のニューヨークでのメアリ・エレン事件である．事件の主人公である女児メアリ・エレン（Mary Ellen）は，継母から残虐な虐待を受け，当時のアメリカには子ども虐待に介入できる制度もなく，救い出そうと援助に奔走していたウィラー夫人が駆け込んだ先が，ニューヨーク動物虐待防止協会であった．動物がもっている権利ぐらいは認めるべきだとして，虐待から救い出されることになったが，この事件の後，ニューヨークに子どもの虐待防止協会が設立され，やがて世界中に広がっていったという[2]．

近年の特筆すべき子ども虐待に関連した動向としては，国連が採択した国際条約「児童の権利に関する条約」がある．この条約は，1924年の「子どもの権利に関するジュネーブ宣言」や1959年の「子どもの権利宣言」を受けて，1989年に成立したものである．きわめて困難な条件の下で生活している児童が世界のすべての国に存在すること，また，このような児童が特別の配慮を必要としていることを認め，児童の保護および調和のとれた発達のために各人民の伝統および文化的価値が有する重要性を十分に考慮し，あらゆる国，特に開発途上国における児童の生活条件を改善するために国際協力が重要であることを認めて策定された．この条約では，子どもに対して，生存，保護，発達，参加という包括的権利を保障しており，それらは以下のような内容となる．

① 生きる権利：防げる病気などで命を奪われないこと．病気やけがをしたら治療を受けられることなど．
② 育つ権利：教育を受け，休んだり遊んだりできること．考えや信じることの自由が守られ，自分らしく育つことができることなど．

③ 守られる権利：あらゆる種類の虐待や搾取などから守られること．障害のある子どもや少数民族の子どもなどは特別に守られることなど．
④ 参加する権利：自由に意見を表したり，集まってグループをつくったり自由な活動を行ったりできることなど．

　子ども虐待をめぐる歴史は，社会のなかにおける子どもの位置づけや，子どもの時代の理解をめぐる歴史でもある．このことについては後段で述べることとする．

## b. 日本における子ども虐待の歴史

　わが国における子ども虐待も欧米のそれと同様に長い歴史を有し，児童虐待の臨床および研究の先駆的な存在である池田[5]は，大和朝廷にさかのぼる人身売買の歴史や，昭和初期の，現在では信じられないような養育料を目当てにした貰い子殺しの実態を紹介している．また戦後の高度成長期には，それまでの子ども虐待とは異なった側面を示すような実態が社会問題となった．たとえば，1970年代に，コインロッカーに捨てられていた嬰児や生後3か月の赤ちゃんをゴミ焼却用のドラム缶で焼死させた事件などが相次ぎ，当時の社会状況としての住宅事情，核家族化の進展，そして高度成長により大きく変わりつつあった社会的な価値観のなかで取り残される母親の生き方をめぐる問題等の社会的な側面が浮き彫りになった[14]．

　さて，法律や制度における子ども虐待の歴史としては，1933年に児童虐待防止法が公布された．この法律は，国際連盟が採択した「婦人及び児童の売買禁止に関する国際条約」の批准の流れを受けてつくられたもので，内容は，親または児童の保護者の虐待や，放任無視などとともに軽業，見せ物，曲芸，物売り，乞食などに14歳以下の児童を使うことを禁止したものである．その後，1948（昭和23）年に児童福祉法が公布されたが，児童虐待防止法は児童福祉法の第34条の禁止行為として受けつがれている．

　1974（昭和49）年に厚生省（当時）は，「児童虐待，遺棄，殺害事件に関する調査」を行い，1973年4月1日から翌年3月31日までの1年間に，全国153か所の児童相談所が受理した3歳未満児に対する虐待・遺棄・子殺しのケースを調査した．その結果，虐待事例26例と遺棄事例139例が報告されている．1990年代になると，子ども虐待に取り組む民間団体が相次いで設立され，

1990年には大阪に「児童虐待防止協会」が発足し，1991年には東京に「子どもの虐待防止センター」が発足した．また，1996年には「日本子どもの虐待防止研究会」ができ，医療，保健，福祉，教育，司法など学際的な全国組織の研究団体が発足した．今やこの研究会は「日本子どもの虐待防止学会」に発展し，わが国における子ども虐待に関する最大の学会組織となった．

　こうした社会的な動向に突き動かされるように，厚生省は1990（平成2）年から全国の児童相談所に通告される虐待相談の統計をとり始め，かつ1996（平成8）年頃から虐待相談が著しく増加したこともあって，子ども虐待はいよいよ社会全体で取り組むべき問題となり，2000（平成12）年には児童虐待の防止等に関する法律（児童虐待防止法）が制定された．その後の同法の改正や児童福祉法の改正により，法的な整備が一段と進んだ．

## c. 医療の世界における子ども虐待の歴史

　子ども虐待が社会的に関心を引くようになった背景に，医学の力が大きな役割を果たしてきたことを明記しておきたい．子ども虐待に医療の扉を開いた小児科医 Kempe CH はあまりにも有名であるが，彼以前にも小児科医であると同時に放射線科医であった Caffey J も子ども虐待に対する医療関係者の関心を引くうえで大きな貢献をした．彼は1946年に，硬膜下血腫と外傷の病歴のない長管骨骨折を合併した乳児の症例を報告し，硬膜下血腫が親の暴力によるものと推察し，「親子間のストレス障害（parent-infant stress disorder）」という表現を用いた[3]．Kempe による「殴打された子どもの症候群（battered child syndrome；被虐待児症候群）」は，あらゆる年齢層の子どもに加えられたさまざまな損傷・栄養不良，それに虐待する親の特徴や虐待される子どもの傾向までを含めた総合的な概念であり，1962年に独創的な用語として用いたのが始まりであった．この二人の医師の用いた表現は，子ども虐待に医療従事者の関心を引きつけるうえで多くの貢献をしたが，同時に子ども虐待に対して医学モデルを用いること，つまり治療的なアプローチが役立ちうるということをも意図していたという．

　彼らは偶発的ではない外傷（non-accidental injury）という表現を用いたが，医療の専門職がこのような表現を用いることが近年の子ども虐待の理解の進歩を促進させるような重要なステップとなった．医療の場では，障害はまず

第一にはそれが認識され診断され治療される必要のある状態を示す子どもに存在するのである．医療は虐待者の問題や援助の必要性を認識してはいたが，子どもを虐待する親に対して曖昧な病因や精神医学的診断を適用することをよしとしてこなかったし，医療におけるアプローチは本来的な問題を把握することに努めてきたのである．

## 2. 子ども虐待の定義

### a. 子ども虐待の理解

　子ども虐待は，医療はもとより児童福祉，母子保健，教育そして司法などの多領域にまたがる問題であること，およびそれぞれの専門性に基づく視点がさまざまであることから，すべての領域に通じるような包括的な定義を得ることは難しい．子ども虐待を表す用語もいくつかの用語が登場し，その時代に関心をむけられた課題に応じて変遷してきた．Kempeによる「殴打された子どもの症候群（battered child syndrome）」という用語も，それ以前には隠されていた親の問題に慎重に注意を喚起するために用いられたという．最近はマルトリートメント（maltreatment，日本語に訳すと不適切なかかわり）とされるが，子ども虐待の背景を親の養育のあり方に求める意味の込められた用語である．

　わが国の子ども虐待の臨床と研究の先駆者である池田[5]は，社会が子どもの人権を認めず行う虐待行為を「社会病理としての児童虐待」とし，これに対して社会が子どもの人権を認めるようになってからも親個人の精神病理として行う虐待を「精神病理としての虐待」といった理解を示していた．

　近年は子ども虐待の予防にも力点がおかれるようになり，養育環境の安全性をめぐる問題や健全な発達への影響いかんによっては子ども虐待とされる傾向にある．しかし，臨床家にはこうした定義はあまりにも広すぎることから，Helfer REが提示している定義，すなわち「家族構成員への身体的あるいは発達状態への非偶発的な傷害の原因となるような家族構成員間で発生する相互作用，あるいはその相互作用の不足のすべてを虐待と考える」が，臨床活動をするうえでは使いやすいという考えもある[3]．

## b. 日本における子ども虐待の法的な定義

　わが国における子ども虐待の定義としては，前述した厚生省による1974年の「児童虐待，遺棄，殺害事件に関する調査」では，虐待を「暴行等の身体的危害あるいは長時間の絶食，拘禁等，生命に危険を及ぼすような行為がなされたもの」としているが，近年までは統一された子ども虐待の定義はないというのが実態である．しかしながら，わが国においては，子ども虐待は児童福祉法や最近の児童虐待防止法の下でこれら法律の実施機関である児童相談所を中心にして対応されることから，法の定める定義が現在の一般的な定義と考えられる．2004（平成16）年に改正された児童虐待防止法では，第2条に次のような定義を規定している．

　第2条　この法律において，「児童虐待」とは，保護者（親権を行う者，未成年後見人その他の者で，児童を現に監護するものをいう．以下同じ．）がその監護する児童（18歳に満たない者をいう．以下同じ．）について行う次に掲げる行為をいう．
　一　児童の身体に外傷が生じ，又は生じるおそれのある暴行を加えること．
　二　児童にわいせつな行為をすること又は児童をしてわいせつな行為をさせること．
　三　児童の心身の正常な発達を妨げるような著しい減食又は長時間の放置，保護者以外の同居人による前二号又は次号に掲げる行為と同様の行為の放置その他の保護者としての監護を著しく怠ること．
　四　児童に対する著しい暴言又は著しく拒絶的な対応，児童が同居する家庭における配偶者に対する暴力（配偶者（婚姻の届出をしていないが，事実上婚姻関係と同様の事情にある者を含む．）の身体に対する不法な攻撃であって生命又は身体に危害を及ぼすもの及びこれに準ずる心身に有害な影響を及ぼす言動をいう．）その他の児童に著しい心理的外傷を与える言動を行うこと．

表2 虐待の頻度(%)

| | |
|---|---|
| 身体的虐待 | 41.2 % |
| 性的虐待 | 3.1 % |
| 心理的虐待 | 17.2 % |
| ネグレクト | 38.5 % |

(厚生労働省．平成18年度社会福祉行政業務報告[8]より)

## 3. 子ども虐待の分類

　子ども虐待には虐待行為の形態によって4つの下位分類があるが，これらは同時的に行われている場合もあり，単独には分類できない場合もある．身体的虐待や性的虐待を受けているときには心理的にも虐待が加わっていることが多いのである．一般的には複数の虐待がなされている場合には優位になされている形態に着目して分類することになるので，上述した実態をふまえておく必要がある．

　2006(平成18)年度に全国の児童相談所で対応した児童虐待相談対応件数は37,323件で，統計をとり始めた1990(平成2)年度を1とした場合の約34倍，児童虐待防止法施行前の1999(平成11)年度に比べ約3倍強と，年々増加している．この統計によれば，4つの下位分類の発生頻度は**表2**の通りである[8]．

### a. 身体的虐待

　児童虐待防止法の第2条1号が身体的虐待の法的な定義となり，「児童の身体に外傷が生じ，又は生じるおそれのある暴行を加えること」と規定している．身体的虐待の多くは小児科医によって発見されるが，体表面に顕著な外傷をきたさない身体的虐待の場合は外傷によってではなく，その子どもの呈する問題行動や精神症状の診察によって発見されることになるため精神科医も身体的虐待の発見にかかわる機会が少なくない．

　外傷のために受診する子どもについて，その外傷が虐待か事故かについての判断(診断)は，ある程度の臨床経験を有する医師には容易であるが，長期にわたった虐待の場合は，外傷よりもさまざまな行動障害や精神症状が受

診の主たる理由となるので，診断に苦慮することもある．たとえば，長期の精神的負荷による低身長などの発育上の問題や，虐待の結果としての愛着障害を示す多彩な症状や衝動抑制の低下，心的外傷による症状などについて，多面的な評価をもとに診断に至ることになる．

　身体的虐待では，外傷に対する診察が重要となり，医師の診察は身体的虐待を証明するうえで重要なステップとなる．医師は子どもの成長や発達を理解するだけの経験を積んでいること，そして法的な手続きに必要となる所見のとり方を身につけている必要がある．身体的外傷の診断は，肉眼でみえる外傷病変の評価を必要とするので，言語やスケッチおよび写真を用いて正確に記録しなければならない．記述すべきことは，外傷病変の性状とおおよその発生時期，外傷の部位，形状，大きさ，その他不自然な事柄，可能であれば原因として想定されること，などから成る．

　写真撮影は，今では通常の手段となり，親と子どもの両者から許可を得て撮影することになる．写真撮影は多くの役割を果たすが，その一つは特に目にみえる外傷所見の記録であり，第二は，子どもの保護に責任をもつ同僚や司法関係者そして他の専門スタッフと検討をする情報提供のためであり，第三は，臨床指導や研究のためである．写真撮影によって，外傷やあざ，および火傷，性器や肛門の所見，成長や発達に認められる問題などを記録することになる．

　身体的虐待の診察を求めてくる主要な職種は，ソーシャルワーカー，小児科医，警察官であるが，その他のルートとしては，たとえば，一般開業医，救急外来の医師や看護師，保健師や養護教諭，入院中の子どもであれば小児科の看護師，成人の精神科医，などから診察の依頼がなされる．

## b. 性的虐待

　児童虐待防止法の第2条2号が日本における性的虐待の法的な定義となり，「児童にわいせつな行為をすること又は児童をしてわいせつな行為をさせること」と規定している．また関連法規として児童福祉法第34条は，親をはじめとした大人の児童に対する禁止行為を定め，同条1項6号に「児童に淫行をさせる行為」を掲げており，この条項が性的虐待に介入する根拠として重要な意味をもつ．

表3 Jonesによる性的虐待の定義

| 直接的な性行為 | ・子どもの性器や肛門領域への接触<br>・挿入（肛門，膣，口腔）<br>・子どもが大人の性的満足を与える対象になるようなその他の行為（たとえば，サド・マゾ遊びに関連した「緊縛」，さわり魔，子どもに向かって射精すること，思春期前の子どもの胸を愛撫すること，など） |
|---|---|
| 間接的な性行為 | ・（子どもの）性器を露出させること<br>・（子どもが）出演するポルノグラフィを制作すること<br>・子どもに性行為をするようにそそのかすこと<br>・ポルノグラフィを子どもの目の届く場所に放置すること |

## 性的虐待の定義

　性的虐待は，太古の時代から存在するにもかかわらず，社会に広く認められるようになったのは最近のことであり，性的虐待の定義はいまだ実態に追いつかないレベルにある．よって法の定める定義も性的虐待の実態には及ばない．

　性的虐待を判断する際には，「性的という表現の及ぶ範囲について」，「その出来事が虐待とされるのはどの時点か」，「性的虐待とされる際の子どもの年齢は」，そして「その出来事に同意がどの程度のかかわりをもつのか」などについて検討する必要がある．Hobbsらによれば，子どもの性的虐待に本質的な特徴は次のようになる[3]．

① 子どもたちは一般的にその出来事を欲してはいない，
② たいていは加害者の性的満足が虐待の目的である，
③ 巧妙に同意を奪うような力を行使している，
④ その行為はたいていはより大きな権限を有する人物によって，秘密に，共謀的そして永続的になされている，
⑤ 時には子どもからの身体的愛情や関心および依存を求める欲求によって導かれている．

　Jones DPHは次のような定義を示している[2]．性的虐待とは，「他人によって子どもに加えられた，あるいは加えられたことが疑われる性的行為」で，この性的行為については，表3のような直接的な性行為と間接的な性行為をあげている．そして子どもの保護にかかわる機関の専門職にとって，性的虐

待が起こったか否かを評価する際に鍵となるのは，その性的行為が「搾取」という状況下で行われたか否かにかかっている，と指摘する．ここでいう搾取とは，性的行為が初めて行われたときの，子どもと行為者のあいだの力関係を意味し，性的行為が初めて行われたときに，子どもがそれを望んでいなかった場合，その行為は搾取と考えられる．

### 性的虐待の発覚

性的虐待が発覚する早期の徴候は，子どもの暴露によることが多い．その体験のほんの一部分だけを友人や親しい大人にそっと話すことから発覚する．子どもの行動によって発覚する場合もある．幼い子どもでは，友人や兄弟に対して性行為をまねることで，その体験の驚きや恐怖を表すことがある．学齢児や思春期の子どもでは，被害を受けた直後に家出をすることもある．家出が常習化し性非行に発展する場合もある．また，行動像の顕著な変化によって性的虐待が明らかになることもある．さらには性的虐待による心的外傷の結果，不安・恐怖，睡眠障害，食欲不振，集中力低下，解離障害などの症状を呈し，その対応の経過で明らかになることもある．

身体的な問題によって発覚する場合も少数ながら存在する．性感染症や時には妊娠によって発覚する場合さえある．成人してからさまざまな症状を出す患者として医師の前に登場する性的虐待の被害者は少なくない．患者が，この治療者ならば打ち明けても大丈夫だとひそかに安心感をもてるようなときに患者は過去の性的虐待を語ることが多いようである[10]．また，性的虐待のサバイバーは，性的虐待によるトラウマに取り組む必要が出てきたり，あるいは取り組むだけの力をもつようになったときに，医師などの治療者のもとを訪れる．その契機になるものが身体症状や精神症状であることが多い．

## c. ネグレクト

子どものネグレクトは，身体的虐待や性的虐待以上に一般的な定義が存在しない．ネグレクトの定義や判断は，子育てに対するその時代の社会一般の考え方にも大きく影響される．今日の社会では，子育てのあり方が大きく変わり，多くの子どもは早期から保育所など家庭外の場所で長い時間にわたって親から離れて過ごさざるをえない．親の生活スタイルによっては，夜遅くまで保育所に預けられ，また朝食を与えられずあわただしく保育所に送られ

る子どもも少なくない．こうした現状のなかで，Cantwellらはネグレクトに対して次のような定義をしている[2]．

「子どもたちは以下に挙げるものを要求する権利があり，成人の養育者はそれらを子どもに提供する義務がある．すなわち，食物・衣類・住まい・安全の確保・身体的および情緒的養育・家庭教育・医学的ケア・学校教育などである．これらのものが提供されないとき，それはネグレクトを構成する」，あるいは，「子どもに対して責任を負っている養育者が，故意に，あるいは常識を越えた配慮の不足によって，大人が援助すれば避けることができる危険に子どもをさらすこと．次に，子どもの身体的，知的，情緒的な能力の発達に不可欠であると考えられているものを子どもに提供しないこと」と定義している．

ネグレクトは，他の類型のようになんらかの作為によるものではなく，不作為によるもので，臨床的にも身体的虐待との区別が不明確で，親の行為の問題性を明らかにしようにも多くの困難が伴う．しかもネグレクトは発見されにくく，重大性についても認識されにくいため，長期にわたって続くことが多い．その結果，子どもの発育や発達に長期的で深刻な影響を残す事態と考えられている．わが国の児童相談所の相談統計からは，ネグレクトが全虐待に占める割合は38.5％であるも，アメリカの1994年の全国調査では49％を占めていたということから，日本ではまだまだ認識されていない可能性が高い．

さてネグレクトは広範の事象に及び，妊娠中のアルコール乱用や周産期の育児への無関心についてもネグレクトとして議論される傾向にある．臨床においても，胎児アルコール症候群や愛着障害が，さまざまなネグレクトとの関連で注目されている．

## d. 心理的虐待

心理的虐待はその行為や子どもに加えられる結果を具体的にかつ客観的に記述することや証明することがきわめて困難である．用語の使用においても，psychological abuseやpsychological maltreatmentのほかにmental injury，emotional abuseなどいくつかの表現があり，国際的にも統一されていない．emotional（情緒的）という表現よりもpsychological（心理的）という表現のほ

## I. 子ども虐待の概要

うが，この種の虐待やネグレクトの本質的な要素である「認知」「感情」「対人関係」のすべてを総合した概念として適しているからという理由をあげる臨床家がアメリカに多いのに対し，イギリスではemotionalという表現を使用することが多い．こうした心理的虐待の定義をめぐる問題や現状については，小野[13]が詳しく概説している．

心理的虐待は他の虐待と密接な関係にあり，身体的虐待や性的虐待が繰り返されるたびに，心理的虐待も発生することが多い．また心理的虐待が併存しても，身体的虐待や性的虐待として分類されるのが一般的であり，心理的虐待の実態はなかなかつかめない．それでも心理的虐待は上述したような不明瞭さや複雑さをかかえながらも，2006（平成18）年度の厚生労働省の統計によれば，全国の児童相談所は虐待相談の17.2％を心理的虐待として取り扱っているのである．

さて，『The Battered Child（邦訳，虐待された子ども）』（第5版）では，心理的虐待は，次のように定義されている[2]．

子どもの世話をするべき人間の言動，あるいは残酷な出来事が，子どもたちに次のようなメッセージを繰り返し伝える場合で，そのメッセージは，①おまえは役立たずで，でき損ないで，誰からも愛されていないし，いてもいなくてもどうでもいい存在であり，かろうじて誰かの役に立つときは存在する価値があるかもしれないなどといった子どもを侮辱し，軽蔑するようなメッセージ．②子どもが自分の身に危険を感じるような恐怖感を与え，怯えさせるようなメッセージ，とされている．

わが国においては，『子ども虐待対応の手引き』[12]で行政機関としての定義にふれている．心理的虐待を「暴言や差別など心理的外傷を与える行為」とし，その具体例として「言葉による脅かし，脅迫など；子どもを無視したり，拒否的な態度を示すことなど；子どもの心を傷つけることを繰り返し言う；子どもの自尊心を傷つけるような言動など；他のきょうだいとは著しく差別的な扱いをする」と記述している．また，児童虐待防止法による心理的虐待の定義は先に述べたとおりである．

## 4. 特殊な虐待など

### a. 代理によるMunchausen症候群

　代理によるMunchausen症候群は，多くの場合母親であるが，子どもの病気を捏造し，子どもを複数の医療機関に繰り返し連れて行き，子どもの病気には自分はまったく関与していないと言い張るという，子どもの虐待の一形式である．その結果，子どもが本来であれば必要のないさまざまな医学的検査や治療にさらされるという事態がたびたび発生することになる．この疾患はMeadow Rによって1977年に初めて記述された[2]．

　母親が捏造する事態で比較的頻度が高いものは，無呼吸，けいれん，出血，下痢，嘔吐，発熱，意識の低下などがある．これらの症状は，偽装される場合もあればつくりだされる場合もある．たとえば，無呼吸は母親が自ら手を下して窒息させたり，薬物を投与して実際に呼吸を止めることもあるが，単に「息をしていなかった」と嘘をつく場合もある．下痢の場合も同様で，さまざまな薬物や下剤などを子どもに飲ませて下痢を引き起こすこともあれば，下痢をしたという嘘をつく場合もある．

　加害者の動機についての報告としては，自分が注目の的になり，悲劇の母親として尊重され，ドラマの主人公を演じ，畏敬の念をもって他人にみられ，人々が自分に気を使ってくれる存在でありたい，という欲求によるものが多い．また，常になんらかの機関とかかわりをもっていたい，医師や看護師とかかわりをもっていたい，という動機もある．そのほかには，子どもを嫌っていたり，憎んでいるものも含まれる．時には訴訟好きな加害者もおり，子どもが重症化した，あるいは死亡したと医療訴訟にまで発展する場合もある．

　代理によるMunchausen症候群の加害者の人物像には諸説があり，必ずしもパーソナリティ障害が多くはなく，正常範囲の親も少なくないというのが現状のようである．

### b. 乳幼児揺さぶられ症候群

　乳幼児揺さぶられ症候群（shaken baby syndrome）は，外傷性脳損傷をきたす虐待の特殊な例であり，乳幼児が暴力的に揺さぶられることによって引き

起こされる身体的虐待の一型と考えられている．揺さぶりによって引き起こされる脳損傷は，①脳とその周りの膜とをつなぐ橋静脈が引きちぎられることで発生する頭蓋内出血，②脳浮腫，③網膜出血（眼底出血）が主たる所見であるといわれている．軽度のむち打ちや揺さぶりは有意な脳損傷を生じることはないと現在では考えられているが，暴力的な揺さぶり単独で有意な神経学的後遺症を呈するかどうかは意見の一致をみていない．しかしながら，柔らかい布団などに頭部を打ちつけられる暴力行為によって脳損傷をきたすケースは少なくないので，外傷性脳損傷が疑われる場合，揺さぶられっ子症候群を視野においた適切な判断が求められる．

## c. 子殺し

特殊な虐待の形態ではないが，子ども虐待をめぐる重要な問題であることから，ここで述べる．

子殺しは子ども虐待の最も悲惨な結果である．生まれたその日，すなわち生後24時間以内に殺害された場合を新生児殺，1年以内の場合を乳児殺と称し，この両者を嬰児殺とも称する．厚生労働省は毎年子ども虐待による死亡事例の検証結果を報告しており，2006（平成18）年1月から12月までの事例を扱った2008（平成20）年度3月の第4次報告[9]では，都道府県を通じて把握した100例（126人）のうち0歳以下の子どもは27人含まれていたということであった．このうち心中事件は48例で，育児不安が12例，医師により精神疾患とされていたものは13例，うつ状態にあったものは9例であった．心中以外の事例では，育児不安は12例，精神疾患は7例，うつ状態は9例であり，心理的・精神的な問題のある母親が多いと報告されていた．

新生児殺を行った母親の多くは，情緒的なネグレクトや役割の混乱あるいは境界を侵されるような環境のなかで育ち，若年で母親になり，乳幼児殺を犯す母親と比べて精神疾患や精神病の治療歴が少ないといわれている．乳幼児殺を行った母親の多くは気分障害や精神病あるいはその両者を併せもつことによる結果，子どもの殺害に及んでいるが，精神疾患を伴う割合は高率であるという報告がされている[7]．

子ども虐待の要因でもあり，かつ子殺しという最も悲惨な結果に至る可能性の高い周産期における母親のメンタルヘルスに取り組むためにさまざま母

子保健活動が取り組まれ，この領域の精神科臨床の展開が期待されている[4, 15]．

## 5. 子ども虐待と今後

　子ども虐待に対する社会の認識や取り組みの進歩に並行するように，子どもという存在や子ども時代という時期への認識が着実に高まっている．両者が相互に影響を及ぼしながら，徐々にではあるが，今日の子ども虐待対応の基盤を整えてきたように考えられる．

　子どもに対する認識の高まりの芽吹きは18世紀に始まり，この頃より社会の子どもに向ける視線が大きく変わった．フランスの歴史家Arièsは，中世末から近代にかけての「子ども」と「家族」の発展の歴史を扱い，ヨーロッパ社会が18世紀に至って子どもに対する認識を確かにした史実をまとめた[1]．19世紀の終わり頃にはスウェーデン社会思想家のKey Eは，20世紀は子どもの時代になると期待を込めた予言をした[6]．20世紀中頃にはアメリカではチャイルドガイダンスクリニックが開始され，やがてこれを根幹にして子どもの福祉や保健機関そして児童精神科医療などの多くの機関へと発展し，今日の基礎がつくられている．Lloyd De Mauseが西洋社会について，子どもの歴史は悪夢の連続であり，われわれはつい最近になってその悪夢から目覚めたと述べているが[3]，今後の子ども虐待への取り組みの展開は真の目覚めにつながるような意味が込められている．

　また，最近の子ども虐待に対する社会的関心の高まりと年々活発になる学際的な取り組みは，子どもに対する認識をさらに深め，子どもの医療の充実に対する社会的な熱い期待をさらに後押しすることになるであろうし，いやがおうにも子どもの心の医療や関連領域の発展を促すことになるものと考えられる．

（本間博彰）

### ■ 文献

1) Ariès P. L'Enfant et la vie Familiale sous l'Ancien Régime. Paris：Plon；1960 / Éditions du Seuil；1973．／杉山光信ほか（訳）．「子供」の誕生．東京：みすず書房；1980．
2) Helfer ME, Kempe RS, Krugman RD（eds）. The Battered Child, 5th edition. Chicago：University of Chicago Press；1997．／坂井聖二（監訳）．虐待された子ども．東京：明石書店；2003．

Ⅰ. 子ども虐待の概要

3) Hobbs CJ, Hanks HGI, Wynne JM. Child Abuse and Neglect : A Clinician's Handbook, 2nd edition. London : Churchill Livingstone ; 1999.
4) 本間博彰．乳幼児と親のメンタルヘルス―乳幼児精神医学から子育て支援を考える．東京：明石書店；2007.
5) 池田由子．児童虐待の病理と臨床．東京：金剛出版；1979.
6) Key E. Barnet ärhundrade. Stockholm : Albert Bonniers Förlag ; 1927.／小野寺信ほか(訳)．児童の世紀．東京：冨山房；1979.
7) Koenen MA, Thompson JW. Filicide: Historical review and prevention of child death by parent. *Infant Ment Health J* 2008 ; 29 : 61-75.
8) 厚生労働省．平成18年度社会福祉行政業務報告（福祉行政報告例）．児童相談所における児童虐待相談対応件数等．
9) 厚生労働省．社会保障審議会児童部会児童虐待等要保護事例の検証に関する専門委員会第4次報告．子ども虐待による死亡事例等の検証結果等について（概要）．2008.3.27
10) 益本佳枝．性的虐待の臨床．本間博彰ほか(編)．虐待と思春期．東京：岩崎学術出版社；2001. pp131-155.
11) 文部科学省．養護教諭のための児童虐待対応の手引．2007.
12) 日本子ども家庭総合研究所(編)．子ども虐待対応の手引き．東京：有斐閣；2005.
13) 小野善郎．子どもの心理的虐待の概念・定義と精神医学的意義．児童青年精神医学とその近接領域2007；48：1-20.
14) 佐々木保行(編著)．日本の子殺しの研究．東京：高文堂出版社；1980.
15) 吉田敬子．母子と家族への援助―妊娠と出産の精神医学．東京：金剛出版；2000.

# 2. 子ども虐待の疫学

## 1. 子ども虐待の発生状況

### a. 児童相談所における児童虐待相談対応件数

　わが国における児童虐待の発生状況について考えるうえで，最もよく知られ，かつ公式的な数値として認められているのは，厚生労働省が発表している「児童相談所における児童虐待相談対応件数」[7]（**図1**）であろう．こうした統計が始まったのは1990年からのことであるが，以来，わが国における児童虐待の実態について検討され，また諸施策が立案される際には，常にこの数値が根拠となってきた．そこで，まずはこの「児童相談所における児童虐待相談対応件数」について概観しておきたい．

　ここで留意しておきたいのは，「対応件数」の意味である．児童相談所の業務はさまざまな形で統計として表されているが，この児童虐待相談対応件数は，当初「処理件数」と表されていた．その意味するところは，「その年度に児童相談所が児童虐待として扱い，なんらかの処理を行った件数」である．児童相談所の場合，たとえば「相談件数」といえば，その年度内に"受け付けた"件数が指されるのに，児童虐待に関しては，なぜ「処理件数」が取り上げられたのだろうか．それは，「受け付けた児童虐待通告」のすべてが虐待と認定できるとは限らないからである．逆にいえば，厚生省（当時）の考え方として，通告（受理）ではなく，わが国で認知され，確認された児童虐待の実数（実態）を把握したいという考えがあったからではないだろうか．1990年当時，家庭からの各般の相談はすべて児童相談所に持ち込まれていたし，児童虐待を含む要保護児童も，実質上すべて児童相談所が通告の受理機

Ⅰ. 子ども虐待の概要

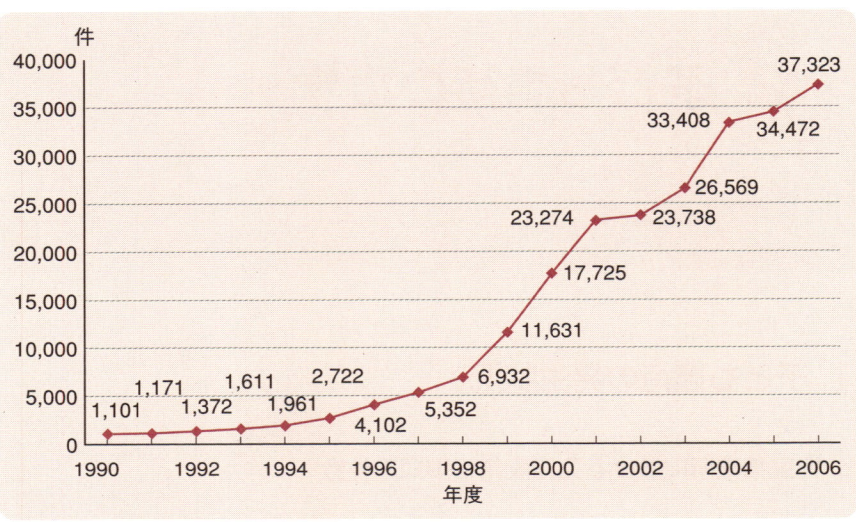

図1 児童相談所における児童虐待相談対応件数の推移
(厚生労働省. 平成18年度児童相談所における児童虐待相談対応件数等. 2007[7]より)

関となっていた．したがって，児童相談所が虐待として認めた件数が，すなわちわが国において認知された児童虐待の件数という理解が成り立つのである．

　図1をみれば明らかなように，その件数が，この十数年間急激に上昇し続けている．その理由はなんだろうか．ここでは3点ばかりあげておきたい．

　一つは，いわば虐待の「社会的発見」である．そもそも厚生省が虐待についての統計をとり始めたこと自体が，それまで顧みられなかった児童虐待に対して本格的に取り組もうとしたことの表れであろう．その契機の一つは，1989年に国連総会で採択された「児童の権利に関する条約（子どもの権利条約）」である．この条約の第19条は

　「締約国は，児童が父母，法定保護者又は児童を監護する他の者による監護を受けている間において，あらゆる形態の身体的若しくは精神的な暴力，傷害若しくは虐待，放置若しくは怠慢な取扱い，不当な取扱い又は搾取（性的虐待を含む．）からその児童を保護するためすべての適当な立法上，行政上，および教育上の措置をとる」

と規定しており，締約国に対して虐待からの子どもの保護を求めたのである．わが国の条約批准は1994年とかなり遅れるのだが，こうした国際的な動きにも触発されて，児童虐待がわが国の重要な課題の一つに取り上げられていったことは，間違いないであろう．

ただし，1990（平成2）年度の処理件数は1,101件とまだまだ少なく，その後の何年間かについても微増程度で推移する．急増し始めるのは，初めて1万件を突破した1999（平成11）年度あたりからだ．1999年といえば，「児童虐待の防止等に関する法律」（以下，児童虐待防止法）が成立する前年で，国会でもたびたび児童虐待問題が議論され，マスコミなども大きく取り上げるようになっていた．他方，厚生省は1998年3月に，「児童虐待に関し緊急に対応すべき事項について」という児童家庭局長通知を各都道府県に発出し，「国民の通告義務についての徹底」を図る必要があるとして「児童虐待に関する国民の通告義務について自ら広報・啓発に努めるとともに，住民に身近な自治体である市町村においても広報紙やチラシ，CATV，町内会回覧等，あらゆる媒体を通じて周知を図るよう適切な指導及び協力をお願いしたい」と求めていた．児童虐待の通告および対応件数の増加は，このような社会的な関心の高まりや，厚生省の通知の発出，さらには児童虐待防止法の成立とその後の改正などの情勢と相まって急増していったのである．「児童虐待の社会的発見」と述べたのは，これらを指してのことである．

虐待対応件数急増の第二の理由は，過去には虐待と意味づけられていなかったさまざまな相談，たとえば非行や不登校，あるいは障害相談，養護相談などのなかに，児童虐待としてとらえるべき事例があることが認識され，改めて児童虐待の件数として計上されてきたという点だ．たとえば，赤ちゃんポストなどで話題になった「棄児」について，以前は養護相談の一分類として位置づけられていたものが，棄児は明らかな養育の放棄であるとして，2001（平成13）年度からは厚生労働省の統計処理の方法が変わり，児童虐待（ネグレクト）に分類されるようになった．**図2**は，棄児に関する統計（児童相談所における棄児相談処理件数の推移）を示したものだが，2000年度までで数値が途切れているのは，これ以降，棄児はすべて児童虐待として取り扱われ，児童虐待相談対応件数に含まれることとなったからである．逆にいえば，この図に示された棄児の相談はすべて，虐待としてはカウントされてい

I. 子ども虐待の概要

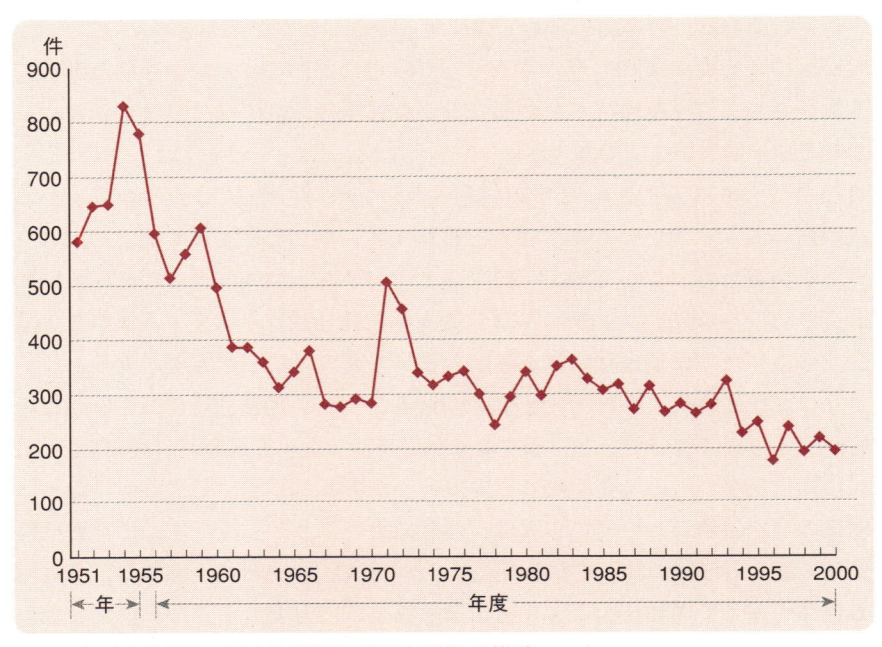

**図2　児童相談所における棄児相談処理件数の推移**
1955年までは1月から12月までのデータ，1956年以降は年度（4月から翌年3月まで）のデータ．1971年度から，養護相談のなかの項目としてカウントされるようになる．2001年度から，養護相談のなかの項目から「棄児」が消える．
（社会福祉統計年報・厚生省報告例・厚生労働省福祉行政報告例をもとに作成）

なかったということになる．これは統計処理上の問題だが，実際の相談でも，たとえば従来は非行相談として扱われるような家出などのうち，「その理由として父からひどく暴力を受けると本人が訴えている」ような場合だと，現在では児童虐待として通告されるだろうし，「保護者がうつ状態で，障害のある子どもが放置され，緊急に保護が必要」といった例なども，従来は障害相談として取り扱われていたものが，現在は「児童虐待（ネグレクト）」と位置づけられる可能性が高い．同様に不登校や性格行動相談，育児相談などのなかにも，それまでは見逃されていた児童虐待が発見され，通告されることも多くなった．いわば，隠され，埋もれていた児童虐待の発見と通告がより広く行われるようになってきたことが，対応件数の増加のもう一つの要因と考えられるのである．

そして第三は、児童虐待そのものの増加の可能性だ。それらを実証的に示すデータはないが、厚生労働省が出している『子ども虐待対応の手引き』[6, 14]には、児童虐待の特徴として次のような説明がある。すなわち「子ども虐待が生じる家族は、保護者の性格、経済、就労、夫婦関係、住居、近隣関係、医療的課題、子どもの特性等々、実に多様な問題が複合、連鎖的に作用し、構造的背景を伴っているという理解が大切である」というものだ。これらの諸要因は、今日の社会にあってはますます深刻化している可能性も高く、児童虐待は、実態としても増加傾向にあるのではないかと推測されるのである。

## b. わが国における児童虐待の実情

以上が、児童虐待相談対応件数の急増の背景として考えられる点だが、ではわが国における児童虐待の実数が上記の図で示されているかというと、決してそうではない。そもそも児童虐待は、家庭内という最もプライバシーが守られる空間で起こるのが常であり、その実態を正確に把握することが難しい。そこでこの項では、いくつかの調査結果を示しながら、わが国における児童虐待の発見と通告がどのように行われ、あるいは行われていないかを検討したい。

児童虐待の発生件数に関する本格的な調査研究は、「平成13年度厚生科学研究（子ども家庭総合研究事業）」として行われた「児童虐待及び対策の実態把握に関する総合的研究」（主任研究者 小林登）[5]であろう。そこでは、福祉、保健、医療、教育、司法、警察、民間の関連領域の協力を得て、複数地域の関係機関約40種19,900機関の悉皆的調査および主な機関27種90,000機関の全国調査を統一方法で行っている。

この研究で推定されたわが国の児童虐待発生頻度は、2000（平成12）年度1年間で約3万5,000人、18歳未満人口1,000人に対して1.54人であった。ちなみにこの数値は、同年度に児童相談所が対応した件数（17,725件）の約2倍となる。この数値も念頭において、他の結果をみていきたい。

まずは、市町村が受け付け対応した児童虐待件数について検討する。

すでによく知られているように、2004年児童福祉法改正によって、児童相談に関して市町村が担う役割が法律上明確化され、従来はすべて児童相談所が担っていた児童家庭相談を、第一義的には市町村が行うこととなった。こ

表1　死亡事例に関する児童相談所および関係機関の関与（心中を除く事例の分析）

| 区　分 | 2003年<br>(7〜12月)<br>n=24 | 2004年<br>n=48 | 2005年<br>n=51 | 2006年<br>n=52 | 計<br>n=175 |
|---|---|---|---|---|---|
| 児童相談所がかかわっていた死亡事例<br>＊虐待以外の養護相談などでかかわっていた事例を含む | 12<br>(50.0％) | 15<br>(31.3％) | 10<br>(19.6％) | 12<br>(23.1％) | 49<br>(28.0％) |
| 関係機関が虐待やその疑いを認識していたが，児童相談所がかかわっていなかった死亡事例 | 3<br>(12.5％) | 2<br>(4.1％) | 1<br>(2.0％) | 4<br>(7.7％) | 10<br>(5.7％) |
| 関係機関との接点はあったが，家庭への支援の必要はないと判断していた死亡事例 | 6<br>(25.0％) | 13<br>(27.1％) | 23<br>(45.1％) | 24<br>(46.2％) | 66<br>(37.7％) |
| 関係機関とまったく接点をもちえなかった死亡事例 | 3<br>(12.5％) | 18<br>(37.5％) | 12<br>(23.5％) | 6<br>(11.5％) | 39<br>(22.3％) |
| 不　明 | — | — | 5<br>(9.8％) | 6<br>(11.5％) | 11<br>(6.3％) |

（厚生労働省．児童虐待等要保護事例の検証に関する専門委員会第1〜4次報告[8-11]をもとに作成）

の結果，改正法が施行された2005年度からは，市町村も児童虐待の通告を受け，安全確認をはじめとした対応を行っている．

　そこで，市町村が対応した児童虐待の件数をみてみよう．改正法施行初年度の2005（平成17）年度に市町村による虐待相談対応件数は40,222件，2006（平成18）年度は47,933件であった．つまり，法改正後の2年間，市町村はいずれも児童相談所を上回る虐待対応を行っているのである．このなかには，市町村が児童相談所に援助依頼や送致をしたため，同一の事例が両者でダブルカウントされているものも含まれているが，それとてわずかであり，単純に計算すれば，2005年度からはわが国の公式的な児童虐待相談対応件数は一挙に倍加したことになる．身近な機関である市町村が窓口となることによって通告が容易となり，それまで表面化していなかった児童虐待が拾い上げられるようになったのだろうが，逆にいえば，従来わが国で確認されたきた児童虐待は，実数の半数以下であったとも考えられるのである．

　別の角度から虐待の実態を考えてみよう．表1は，社会保障審議会児童部

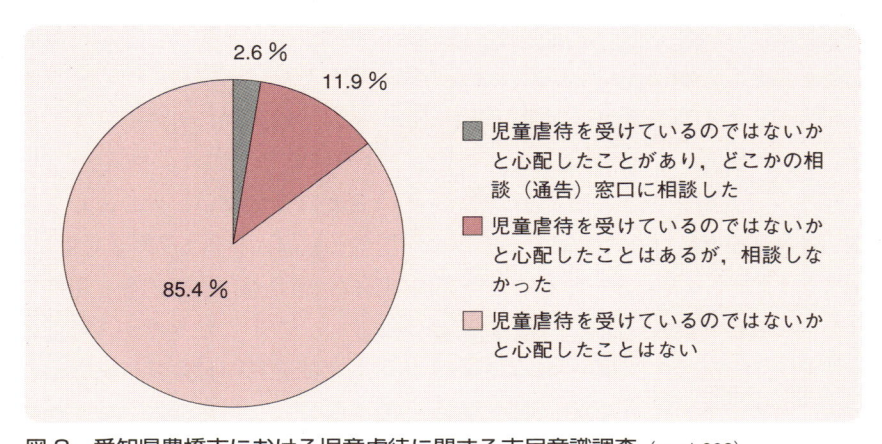

図3　愛知県豊橋市における児童虐待に関する市民意識調査 ($n$=1,902)
（愛知県豊橋市．平成19年度市民意識調査報告[1]をもとに作成）

会内に設置された「児童虐待等要保護事例の検証に関する専門委員会」が行った第一次から第四次までの報告書から，関連部分を整理して作成したものである．これによると，死亡事例の検証を始めた2003年7月から2006年12月までに把握した（心中によるものを除く）死亡事例175件のうち，関係機関がまったく接点をもっていなかった事例が39件（22.3％）に上っており，関与はしていても虐待として認識されていなかったものも多数存在する．つまり，児童相談所や市町村が対応した件数は氷山の一角であり，実際にはもっと多くの児童虐待が埋もれていると考えて差し支えないのである．

　次に，立場を変えて，通告する側から検討してみたい．図3は，2007年6月に愛知県豊橋市（人口約37万人）が行った市民意識調査（市内の20歳以上の5,000人を対象に実施し，40％にあたる2,006人が回答）からの抜粋である．この調査では，「過去に，自分の周りの子どもが児童虐待を受けているのではないかと心配したことがありますか」という設問を設け，1,902人から回答を得ている．ここで注目されるのは，「心配したことがある」と回答した約15％のうち，約8割は通告や相談をしていなかったという結果である．その理由として，「虐待かどうかわからなかった」「相談する場所がわからなかった」「自分がしなくても周りの人が対応すると思った」などがあげられていた．要するに，先に紹介した1998年の厚生省通知「児童虐待に関し緊急に対応す

べき事項について」や児童虐待防止法の規定「児童虐待を受けたと思われる児童を発見した者は，速やかに，これを……通告しなければならない」などをもってしても，児童虐待の通告をすることは，一般国民においてはまだまだハードルが高いことが示されたものといえよう．

ところで，通告をためらうのは何も一般市民だけではない．少し古くなるが，埼玉県が県医師会に委託して県内の小児科と産婦人科の2部門を対象に，2005年7月から8月にかけて行った「医療機関向け児童虐待実態調査」をみてみよう（虐待実数のカウント対象期間は2004年の1年間）．蛇足だが，児童虐待防止法は，医師や医療機関に対しても虐待の早期発見の努力義務を課しており，虐待やその疑いのある事例を発見した場合には，当然通告するよう求めている．

さて，この調査に回答したのは，小児科医会所属319機関のうち186機関（回答率58.3％），県産婦人科医会308機関のうち175機関（同56.8％）であった．それによると，「虐待または不適切な養育」発見後，関係機関に通告・連絡をとったのは小児科では半数以下の48.9％（病院73.9％，診療所21.1％），産婦人科に至っては14.2％にとどまっており，虐待通告に対して抵抗感が「非常にある」「多少ある」と回答したのも，小児科が37.5％，産婦人科は23.4％だというのである．「判断に自信がもてない」「保護者に訴えられないか心配」「守秘義務への抵触が心配」といったことが主な理由としてあげられているが，なかには「トラブルに巻き込まれたくない」「証明できなければ通告すべきでない」（小児科医）などの声もあったという（2006年2月28日付埼玉新聞から引用）．

以上，いくつかの調査結果をみてきたが，これらをふまえると，わが国における児童虐待の実数を確定するのはかなり難しく，今後の施策を検討するなどの際には，やはり児童相談所および市町村における児童虐待相談対応件数をベースにして，少なくともその合計を上回る児童虐待の実態があると推論していくことが必要ではないかと考える．

## 2. 子ども虐待の具体的な内容

さて，以上の点を念頭に，以下では2006年度に児童相談所が対応した児童

2. 子ども虐待の疫学

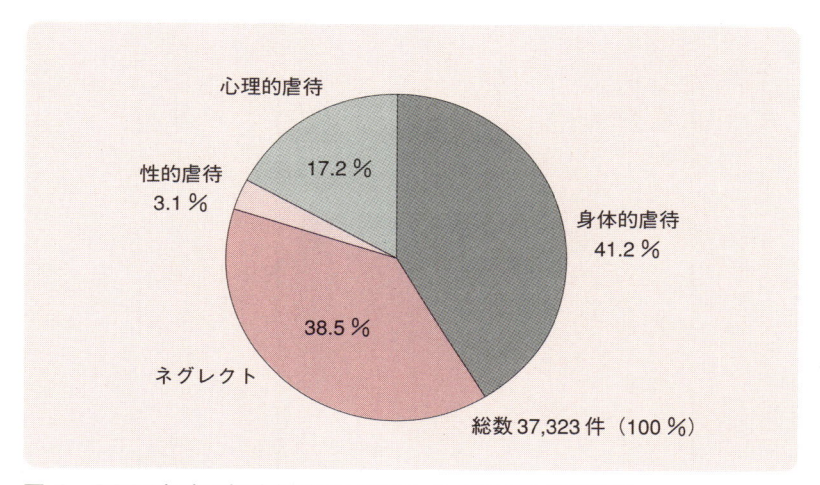

**図4　2006年度に児童相談所が対応した虐待の内容別件数**
（厚生労働省．平成18年度児童相談所における児童虐待相談対応件数等．2007[7]）より）

円グラフ：身体的虐待 41.2％、ネグレクト 38.5％、心理的虐待 17.2％、性的虐待 3.1％、総数 37,323件（100％）

虐待について，もう少し細かくその特徴などをみておきたい．

## a. 虐待の内容別件数

　図4は，2006年度に児童相談所が対応した虐待を種類別に示したものである．過去5年間をみてみると，ネグレクトや心理的虐待の割合が幾分増加し，そのぶん身体的虐待の比率が低下する傾向があるが，大きな変化ではない．ただし，虐待の種類別件数に関しては，都道府県（政令市）によってその割合がかなり違っている．具体的には，身体的虐待の比率が最も高かった東京都が52.9％，愛知県も52.6％を占めていたのに対し，最も低かった札幌市は21.9％，次いで富山県が24.2％であった．逆にネグレクトは，東京都が26.3％，さいたま市26.7％であるのに対し，札幌市は67.1％，鳥取県が58.7％となっている．都道府県における虐待の種類の比率の違いが何によるのかは明確でないが，すべての児童虐待が通告されているわけではないことをふまえると，児童虐待の客観的な実態の違いというだけでなく，虐待に対する認識や取り組みの違いといった背景がある可能性も否定できない．ただし，この面での地域差の突っ込んだ比較検討は十分にはなされておらず，今後の推移を見守る必要があろう．

Ⅰ. 子ども虐待の概要

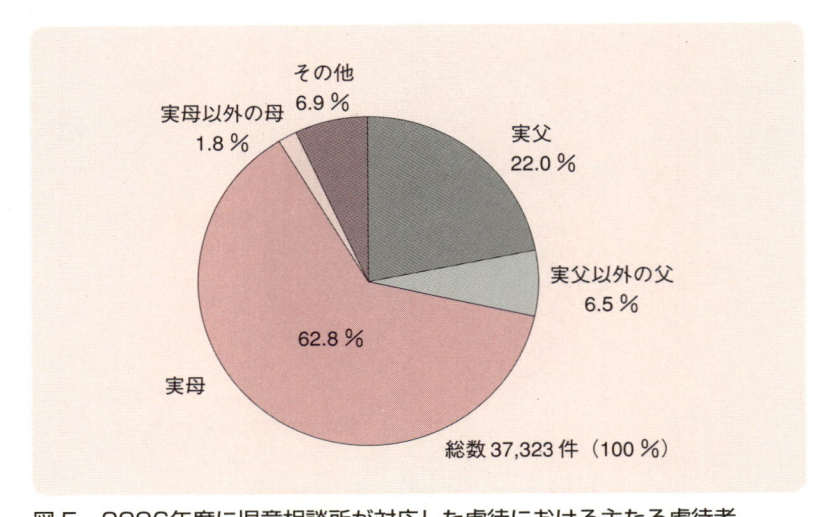

図5 2006年度に児童相談所が対応した虐待における主たる虐待者
(厚生労働省. 平成18年度児童相談所における児童虐待相談対応件数等. 2007[7] より)

## b. 主たる虐待者

　図5は2006年度の主たる虐待者の割合を示したものだが，一瞥して明らかなように，実母が6割を超えて圧倒的に多く，次いで実父となっている．このような特徴は，経年的にみてもほぼ同様である．

　では，なぜ実母が虐待者としてこれだけの比重をもつのであろうか．この点についてはさまざまな角度からの検討が必要だが，それに示唆を与える調査結果がある．国立社会保障・人口問題研究所が2006年6月に発表した全国家庭動向調査[4]がそれだ．2003年に全国約14,000世帯の既婚女性を対象に行ったものだが，7,771人が回答したこの調査では，「1歳未満の子どもがいる家庭で，育児のほとんどを妻任せにしている夫が8割を超える」「育児や教育について主に決定するのが妻という家庭は50.5％なのに対し，夫が決定する家庭は3.4％」「20歳代の妻の夫の21.6％，30歳代の妻の夫の25％が午後10時以降に帰宅しており，いずれも5年前の前回調査より5ポイント近く増加」といった結果が示されたのである．これを素直に受け止めるなら，父親は育児に参加するどころか，子どもと接する時間そのものが限られており，必然的

2. 子ども虐待の疫学

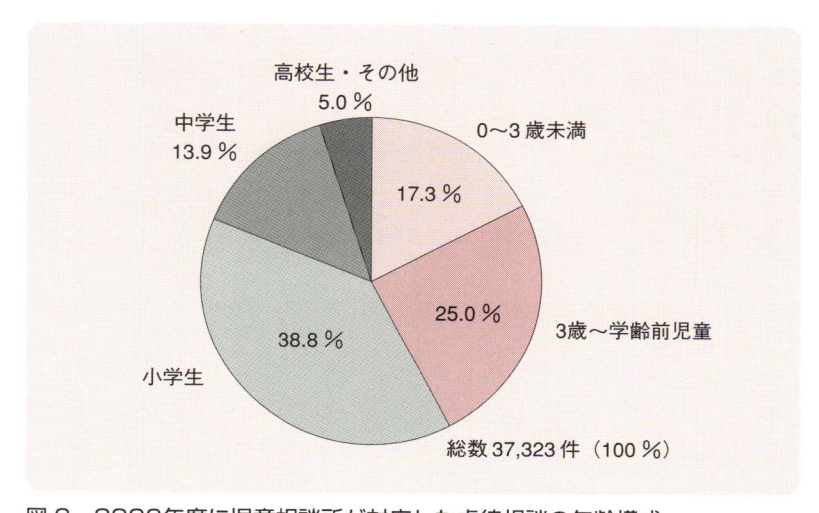

**図6　2006年度に児童相談所が対応した虐待相談の年齢構成**
（厚生労働省．平成18年度児童相談所における児童虐待相談対応件数等．2007[7]より）

に母子のみで長時間を過ごすことになる母親に育児の負担が覆い被さり，虐待のリスクも高まるといえるのではないだろうか．

#### c. 虐待相談の年齢構成

次に，虐待される子どもの年齢をみておこう．図6は2006年度における児童相談所の統計数値だが，大ざっぱにいって，就学前の児童が約半数近くを占めている．ただし近年の特徴として，学齢前児童の割合が減少傾向であるのに対し，小学生以上の割合は，わずかながら年々増加している．おそらくは教職員だけでなく，学校そのものに対しても虐待の早期発見の努力義務が課され，それが少しずつ周知されてきているといったことも影響しているのではないだろうか．

## 3. 子ども虐待による死亡事例について

以上が，わが国における児童虐待の大まかな実態だが，ここでもう一つ付け加えておきたいことがある．それは，虐待によって死亡した子どもの実情

表2　虐待による死亡事例（2006年）における子どもの年齢

| 年齢(歳) | 0 | 1 | 2 | 3 | 4 | 5 | 6 | 7 | 8 | 9 | 10 | 11 | 12 | 14 | 15 | 17 |
|---|---|---|---|---|---|---|---|---|---|---|---|---|---|---|---|---|
| 心中 | 7 | 4 | 8 | 5 | 4 | 7 | 6 | 2 | 6 | 3 | 2 | 4 | 2 | 1 | 0 | |
| 累計構成割合(%) | 10.8 | 16.9 | 29.2 | 36.9 | 43.1 | 53.8 | 63.1 | 66.2 | 72.3 | 81.5 | 86.2 | 89.2 | 95.4 | 98.5 | 100.0 | |
| 心中以外 | 20 | 7 | 5 | 13 | 7 | 2 | 1 | 2 | 0 | 1 | 1 | 0 | 0 | 0 | 0 | 1 |
| 累計構成割合(%) | 32.8 | 44.3 | 52.5 | 73.8 | 85.2 | 88.5 | 90.2 | 93.4 | — | 95.1 | 96.7 | 98.4 | | | | 100.0 |

単位：人数（合計126人）．

（厚生労働省．児童虐待等要保護事例の検証に関する専門委員会第4次報告[11]より）

だ．死亡事例は，全体の件数からみるとごくわずかではあるが，児童虐待の最も深刻な事例であり，教訓とすべきことも多いのである．ただしこの点については，わが国での検証の歴史自体が浅く，決して十分とはいえない．少し経緯をみてみると，まず最初に厚生労働省が，児童虐待防止法が施行された2000年11月20日から2003年6月末日までの期間で，新聞報道や自治体からの報告により把握した125件（127人死亡）の虐待死亡事例について，各都道府県・指定都市の児童福祉主管課に回答を求め，その結果を整理して公表している．その後は，社会保障審議会児童部会に設置された「児童虐待等要保護事例の検証に関する専門委員会」が，ほぼ同様の方法で事例を集約して検証し，報告書をまとめている．

ここでは，上記専門委員会の第四次報告（2006年中の児童虐待による死亡事例の検証報告）をもとに，概略を述べておきたい．

まず，2006年に判明した死亡事例件数だが，合計100事例126人（心中事例が48例65人，心中以外の事例が52例61人）であった．心中に関しては，子どもを殺害し，保護者も死亡した既遂事例が27例，子どもは死亡しているが保護者は生存している未遂事例が21件であった．

次に年齢を検討しておきたい．表2をみればわかるように，心中を除く事例では，0歳だけで3割を超え，3歳までで7割以上を占めている．この点は，児童虐待全体の傾向，すなわち，未就学児童が半数弱という数値と比べてかなり違っている．大人と幼児という圧倒的な力関係の差が，親側の配慮要件とならず，逆に子どもの年齢の低さが災いしているといわざるをえないだろう．なお，心中事例をみると，逆に被害を受けた子どもの年齢にばらつきが

表3 虐待による死亡事例（2006年）における主たる加害者

| | 実母 | 実父 | 継母 | 継父 | 養母 | 母方祖母 | 母の交際相手 | 実母と | | | | 不明 | 合計 |
| --- | --- | --- | --- | --- | --- | --- | --- | --- | --- | --- | --- | --- | --- |
| | | | | | | | | 実父 | 養父 | 交際相手 | その他 | | |
| 心中 | 46 | 13 | 0 | 0 | 0 | 1 | 0 | 3 | 0 | 0 | 0 | 2 | 65 |
| 心中以外 | 29 | 5 | 1 | 1 | 1 | 1 | 5 | 9 | 1 | 3 | 1 | 4 | 61 |

（死亡人数：126人）

（厚生労働省．児童虐待等要保護事例の検証に関する専門委員会第4次報告[11]より）

みられることがわかる．心中の場合，その時点で親側に殺意があるため，それまで保護者の庇護を受けていた子どもは無防備で，年齢にかかわらず死亡を避けられなかったのではないだろうか．

最後に，主たる加害者についてもみておきたい．**表3**をみればわかるように，心中，心中以外のいずれをとってみても実母が非常に多いという結果が示されている．なお心中以外では，実母，実父に続き，母の交際相手など非血縁の男性が加害者となっている場合が多い（実母とともに加害者であるものを含む）．新しく家族を形成していく際，子どもの存在がストレスとなりやすいことを示唆しているのではないだろうか．

## 4. 子ども虐待のリスク要因

さて，こうした児童虐待の背景，リスク要因にはどんなものがあるだろうか．『子ども虐待対応の手引き』をみると，以下のような記述がある．

「一般に，母と子の心の関係の成り立ちは，(1) 母の心の状態，(2) 育児に関する親の知識や技術，(3) 社会や先輩や仲間からの育児の伝承，(4) 育児の負担や楽しみを夫婦間で分かち合う，(5) 生活基盤の安定，などによって支えられ，形成され，発達し，確立すると言われている．しかしながら，少子化，核家族化，国際化，長時間労働が恒常的な職場環境，父親が育児に参加しないことを是とするような社会風潮，地域の育児支援能力の低下等の社会環境は，これらの親子の健全な心の関係の確立の阻害要因となっている．そのための早急に有効な対策が取られなければ，育児への不安感や孤立感を持つ母親の数は今後増加していくことが予測され，その影響を受ける子どもの心の問題も増加し，深刻化するものと考えられる．

I. 子ども虐待の概要

　児童虐待の研究から，虐待では，(1) 多くの親は子ども時代に大人から愛情を受けていなかったこと，(2) 生活にストレス（経済不安や夫婦不和や育児負担など）が積み重なって危機的状況にあること，(3) 社会的に孤立し，援助者がいないこと，(4) 親にとって意に添わない子（望まぬ妊娠・愛着形成阻害・育てにくい子など）であること，の4つの要素が揃っていることが指摘されている」．

　これは「健やか親子21検討会報告書」から抜粋されたものだが，実際に虐待への対応を行っていると，後段に指摘された虐待のハイリスクとされる4つの要素は，しばしばみられることである．ただし，厚生労働省の統計では，そうした背景要因まではデータとして集計していないので，実証的に確認することが難しい．そこで，これまでなされた調査などから，考えられる点を述べることとしたい．

　といっても，児童虐待に関する疫学調査は多くない．そのなかには，2001年に社会福祉法人「子どもの虐待防止センター」が公表した「大都市一般人口における児童虐待の疫学調査報告書」[3]などがあるが，それとて住民台帳に基づく無作為抽出で対象者を選択し，自己記入方式でアンケートを実施したもので，具体的に虐待が確認された事例の調査というわけではない．児童虐待に関しては，調査自体に困難さが伴うのである．

　そのようななかで東京都福祉保健局は，都の全児童相談所が受理したすべての虐待通告について，2度にわたって実態調査を行い，結果を公表している．すなわち，2001年10月公表の「児童虐待の実態」[17]および2005年12月の「児童虐待の実態II」[16]である．後者は，2003年度に受理した虐待通告全ケースについて分析したもので，それによると，通告された2,481件のうち568件は虐待が確認できなかったとのことで，残り1,694件（きょうだい事例の重複を除く家族数では1,447件）を分析対象としている．以下では，この「児童虐待の実態II」を引用しながら，児童虐待の背景，リスクなどを検討していきたい．

## a. 保護者の生育歴

　先に引用した『子ども虐待対応の手引き』によれば，「多くの親は子ども時代に大人から愛情を受けていなかった」というのだが，東京都の「児童虐待の実態II」によると，保護者の生育歴については，「被虐体験」9.5％，「両親

2. 子ども虐待の疫学

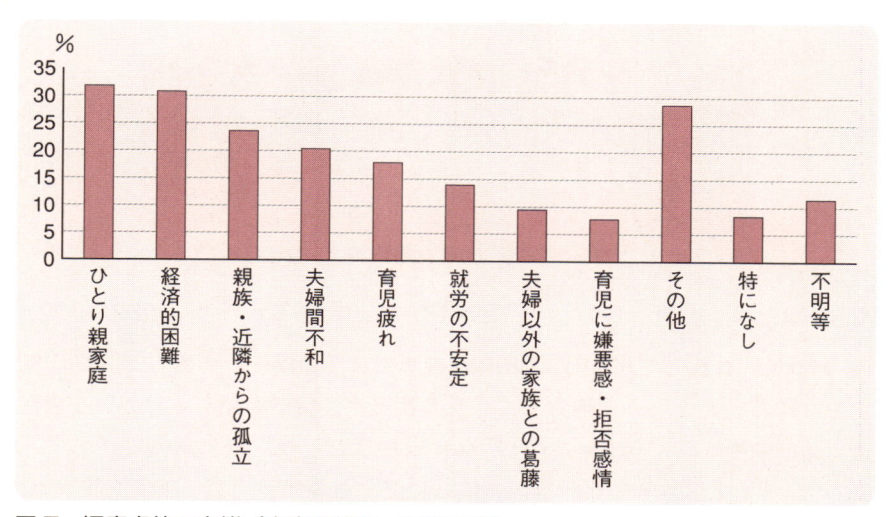

図7 児童虐待の実態（家庭の状況，複数回答）

（東京都福祉保健局．児童虐待の実態II．2005[16]をもとに作成）

不和」5.8％，「ひとり親家庭」9.3％となっている．ただし「児童相談所が虐待者と対立的で，生育歴を調査することが難しい」などの理由で，不明の割合が60.7％に上っている．やはり，この面でも実証的な研究・分析には難しさがあるといえよう．なお，不明を除く有効割合をみると，それぞれ，「被虐体験」24.3％，「両親不和」14.8％，「ひとり親家庭」23.6％となる．

## b. 生活上のストレス

次に，「生活にストレス（経済不安や夫婦不和や育児負担など）が積み重なって危機的状況にあること」についてである．東京都の分析結果は，図7の通りだが，「特になし」と回答したものが8.4％にとどまっており，児童虐待の発生過程において，「経済的困難」や「夫婦間不和」など，さまざまな生活上のストレスがうっ積していることが予想される．

## c. 保護者の精神障害の影響

ところで，虐待者の心身の状況についての東京都の分析をみていくと，「パーソナリティ障害（人格障害）またはその疑い」事例が11.7％と，前回調査

表4　地域社会との接触（心中以外）

| | ほとんどない | 乏しい | 普通 | 活発 | 不明・未記入 |
|---|---|---|---|---|---|
| 2006年（平成18） | 11例 | 8例 | 7例 | 0 | 26例 |
| 2005年（平成17） | 9例 | 7例 | 7例 | 0 | 28例 |

（厚生労働省．児童虐待等要保護事例の検証に関する専門委員会第3次・4次報告[10,11]をもとに作成）

時（5.9％）に比して増大し，「精神障害またはその疑い」事例も10.1％の割合を占めていたという．他方で，心身の状況が「特に問題なし」という虐待者も前回調査時点の19.6％から27.2％に増加したとのことであった．

一方，「児童虐待等要保護事例の検証に関する専門委員会」第四次報告で，「養育者の心理的，精神的問題等の項目」をみていくと，実母に「精神疾患（医師の診断によるもの）あり」が目立っていた．すなわち心中の場合では，不明・未記入を除く21例のうち12例，心中以外でも26例のうち7例が該当していた．もちろん，それだけが死亡に至る理由ではないだろうが，注目してよいことではないだろうか．

#### d. 孤立

「社会的に孤立し，援助者がいないこと」という要素はどうであろうか．東京都の「児童虐待の実態Ⅱ」では，図7の通り「親族・近隣等からの孤立」という項目が23.6％で，前回調査時（16.7％）より増加しているとのことであった．この点に関する「児童虐待等要保護事例の検証に関する専門委員会」報告の分析結果は表4の通りである．不明・未記入が多いものの，地域との接触が「ほとんどない」「乏しい」を合わせた件数は，東京都の調査に比べても，その割合は高くなっている．地域との接触が少なくなって，孤立が深まれば深まるほど虐待のリスクも高まり，加えて発見や通告，援助活動なども遅れていくのであろう．注意を要する点である．

#### e. 意に添わぬ子

『子ども虐待対応の手引き』では，「親にとって意に添わない子（望まぬ妊

娠・愛着形成阻害・育てにくい子など）」が，ハイリスク要因の一つとしてあげられている．ただ東京都の分析には，この項目にふさわしい調査項目がみあたらなかった．また，先に紹介した「子どもの虐待防止センター」による「大都市一般人口における児童虐待の疫学調査報告書」では，「意に添わぬ子」とは若干意味合いが違うものの，「気の合わない子の有無」を尋ね，「いる」と答えた母親と「いない」と答えた母親を比較し，前者で虐待群の割合が高かったと述べている．

児童虐待は，発生件数だけでなくリスク要因なども，疫学的な調査を実施するうえではさまざまな困難がある．とはいえ，今までみてきたように，その背景には，個々人それぞれがもつ背景や家族のありようなどに加えて，社会的な背景もさまざまな形で影響しているのである．

（川﨑二三彦）

■ 文献
1) 愛知県豊橋市．平成19年度市民意識調査報告．
http://www.city.toyohashi.aichi.jp/bu_kikaku/kohokocho/19isiki_chosa.html
2) 川﨑二三彦．児童虐待—現場からの提言．東京:岩波書店；2006.
3) 子どもの虐待防止センター（編）．大都市一般人口における児童虐待の疫学調査報告書．東京：子どもの虐待防止センター；2001.
4) 国立社会保障・人口問題研究所．第3回全国家庭動向調査（2003）の結果の概要について．2006.
http://www.ipss.go.jp/ps-katei/j/NSFJ3/NSFJ3_top.asp
5) 厚生科学研究（子ども家庭総合研究事業）報告書．児童虐待および対策の実態把握に関する総合的研究 平成13年度研究報告書（主任研究者：小林 登）．2002.
6) 厚生労働省．子ども虐待対応の手引き．改定版．2007.
http://www.mhlw.go.jp/bunya/kodomo/dv12/index.html
7) 厚生労働省．平成18年度 児童相談所における児童虐待相談対応件数等．2007.
http://www.mhlw.go.jp/bunya/kodomo/dv16/index.html
8) 厚生労働省．社会保障審議会児童部会 児童虐待等要保護事例の検証に関する専門委員会 第1次報告．児童虐待による死亡事例の検証結果等について．2005.4.28
http://www.mhlw.go.jp/houdou/2005/04/h0428-2.html
9) 厚生労働省．社会保障審議会児童部会 児童虐待等要保護事例の検証に関する専門委員会 第2次報告．子ども虐待による死亡事例等の検証結果等について．2006.3.30.
http://www.mhlw.go.jp/houdou/2006/03/h0330-4.html
10) 厚生労働省．社会保障審議会児童部会 児童虐待等要保護事例の検証に関する専門委員会 第3次報告．子ども虐待による死亡事例等の検証結果等について．2007.6.22.
http://www.mhlw.go.jp/houdou/2007/06/h0622-5.html
11) 厚生労働省．社会保障審議会児童部会 児童虐待等要保護事例の検証に関する専門委員会 第4次報告．子ども虐待による死亡事例等の検証結果等について．2008.3.27

Ⅰ. 子ども虐待の概要

  http://www.mhlw.go.jp/bunya/kodomo/dv20/index.html
12）厚生省．児童家庭局企画課長通知（各都道府県，指定都市民生主管部（局）長あて）．児童虐待に関し緊急に対応すべき事項について．1998. 3. 31.
  http://wwwhourei.mhlw.go.jp/hourei/html/tsuchi/search1.html
13）厚生省．健やか親子21検討会報告書．母子保健の2010年までの国民運動計画．2000. 11.
  http://www1.mhlw.go.jp/topics/sukoyaka/tp1117-1_c_18.html
14）日本子ども家庭総合研究所（編）．子ども虐待対応の手引き 平成17年3月25日改定版．東京:有斐閣；2005.
15）埼玉県．医療機関向け児童虐待実態調査．
  http://questionnaire.blog16.fc2.com/blog-entry-593.html
16）東京都福祉保健局．児童虐待の実態Ⅱ．2005. 12.
  http://www.metro.tokyo.jp/INET/CHOUSA/2005/12/DATA/60fck100.pdf
17）東京都福祉局．児童虐待の実態．2001. 10.
  http://www.fukushihoken.metro.tokyo.jp/syoushi/hakusho/0/index.htm

# 3. 子ども虐待の発達的影響

　子ども虐待には悲惨で残虐なイメージが伴い，子ども時代に養育者から虐待やネグレクトを受けている子どもたちの日常生活は苦痛に満ちたものであることは想像にかたくない．しかし，子ども虐待が子どもに与える影響は虐待による直接的被害にとどまらず，子どもの身体的，心理的発達にも重大な影響を及ぼし，さらにその影響は生涯にわたるだけでなく，次の世代にさえも続く可能性もある長期的なものであることが明らかにされてきている．

　また，子ども時代の被虐待経験が青年期や成人期の精神障害の重要なリスク要因であることも知られるようになり，子ども虐待は児童青年期の精神医学だけでなく，一般の精神医学の病因論においても重要な問題として認識されてきている．このような子ども虐待が子どもの発達に及ぼす影響の実態は，子ども虐待の予防や対応が単に子ども福祉の実践であるということではなく，精神保健の実践そのものであることを示唆している．したがって，子ども虐待にかかわるすべての人たちは，その職種や専門分野に関係なく，子ども虐待の発達的影響を正しく理解し，精神保健や公衆衛生の視点を保持することが求められる．

## 1. 子どもの発達に対する有害作用としての子ども虐待

　身体的にも心理的にも未熟なために養育者に依存した生活を必要とする子どもにとって，安全や物質的・心理的ニーズを提供してくれるはずの養育者からの虐待やネグレクトはきわめて深刻な問題である．特に，人間の子どもは他のどの動物よりも圧倒的に養育者に依存した生活を送る期間が長いために（人間の幼年期および小児期は大型類人猿の2倍の長さがある）[41]，子ども

Ⅰ. 子ども虐待の概要

虐待によって正常な発達にダメージを受けるリスクが特に高い．

　子どもの発達はそれぞれの発達段階に特異的な課題があり，それらのステップを順次たどる形で進んでいく．たとえば，愛着（attachment）の発達は，人物弁別を伴わない定位と発信を示す第一段階（生後8～12週），1人（または数人）の弁別された人物に対する分化した反応を示す第二段階（生後12週～6か月），特定の人物に対する愛着が形成され，愛着行動によって接近を維持するようになる第三段階（生後6か月～2歳），愛着対象との協調性の基盤が築かれる第四段階（3歳頃）という道筋をたどる[4]．また，Erikson EHは自我発達理論として，人間は出生してから社会的存在になるまで，予定された各発達段階に沿って成長していくという漸成原理を提唱し，各段階の危機を克服することによって一定の自我を獲得することを示した[20]．すなわち，誕生から18か月頃までに母親または主たる養育者とのあいだに基本的信頼を築き，次に自律性（～3歳頃），自発性（～5歳頃），勤勉（～13歳頃），同一性（～21歳頃）という順に発達が進み，ある段階での問題解決が不成功に終わると，続く段階に不適応を起こすとされている．

　このような発達段階は子ども自身の課題ではあるが，それぞれの段階を確実に進んでいくためには，養育者との相互作用が不可欠であり，子ども一人だけで達成されるものではない．子ども虐待はこれらの発達段階における重要な養育者の役割が欠如したり，不適切な相互作用を行うことで，子どもの発達過程を妨げる要因となると考えられる．

　子どもの発達は，個々の子どもの気質や遺伝素因などの特性によって規定されるだけのものではなく，個々の子どもを取り巻く環境にも大きく依存した過程であり，発達的転帰は個体と環境の総合的な結果である．子ども虐待は子どもの発達に悪影響を及ぼす環境的要因の代表的なものと考えられる．子ども虐待の発達への影響は認知機能，言語，対人関係，社会機能など広範囲に及び，その結果，子どもの適応機能は損なわれ，それは子どもの情緒的・行動的問題などの精神病理のリスク因子となるだけでなく，成人期の適応のリスクにもなる[33]．

　このように，子ども虐待は子どもの発達に深刻な影響を与えることによって，その後の適応にも長期的な悪影響を引き起こす重要な有害作用の一つと考えられる．それはちょうど胎生期における催奇形物質やアルコールへの曝

露, あるいは周産期の低酸素, 感染, 脳損傷などが, 子どもの深刻な発達障害を引き起こすのと同じように, 持続的, 永続的な困難をもたらす可能性がある. もちろん, 子ども虐待においては, たとえば身体的暴力による身体損傷に伴う痛みや恐怖なども重要な問題であることは間違いないが, 成人に対する暴力とは違って発達期の子どもへの虐待やネグレクトは子どもの発達に重大な影響を及ぼすことによって広範で長期的な影響を残す可能性がある点において, より有害性が高いものと考えられる.

## 2. 子ども虐待の影響の特徴

　子ども虐待は, 子どもに対し不適切な行為を行う虐待 (abuse) と, 必要な行為を行わないネグレクト (neglect) から成り, それぞれに身体的コンポーネントと心理的コンポーネントが含まれる複合的な概念である. 性的虐待は身体的虐待の一型であるが, 心理的コンポーネントが強い特徴をもつ[30]. このような子ども虐待の多次元的特性のために, 子どもに及ぼす影響もまたさまざまな次元で表現されることになる. たとえば, 最も典型的な子ども虐待である身体的虐待では, 子どもは骨折, 脳内出血, 火傷, 挫傷などの身体的損傷を被るが, 同時に身体的暴力を受ける過程での威圧, 脅迫や侮辱などによって心理的なダメージも受けていることがほとんどである. 視覚的に確認される身体的損傷に対して, 心理的ダメージは外からみることが困難であり, 見逃されたり過小評価される可能性があるが, 子どもの発達に及ぼす影響は決して少なくない. 特に, 年少の子どもの場合には受けた虐待に伴う感情を言語的に表現することが困難なため, 表面的には心理的ダメージをあまり受けていないように受け止められることもある. したがって, 子ども虐待の影響を評価するためには, 外傷の重症度や性的被害の事実だけでなく, 同時に存在している心理的ダメージにも十分配慮することを忘れてはならない.

　とはいえ, 子ども虐待による身体的損傷は決して軽視されるものではなく, 最も重度の身体的虐待の転帰として, 子どもは命を落とすこともある. 未熟で脆弱な年少児では特に虐待によって死亡するリスクは高く, 2004 (平成16) 年中に厚生労働省が把握した虐待による死亡事例53事例 (58人) では0歳児が24人 (41％) と最も多く, これらの0歳児を月齢でみると4か月未満の子

## I. 子ども虐待の概要

どもが約7割を占めていたことからも，年少児ほど死の転帰をとる可能性が高いものと考えられる[29]．また，死には至らなくても，脳内出血や脳挫傷などの脳損傷や多発骨折，広範囲の熱傷などの重篤な身体損傷を受けた場合は，非可逆的な神経欠損症状や機能障害を残すことがあり，これらの被害児たちは長期的な医療やリハビリテーションを余儀なくされる．

しかしながら，実際の子ども虐待の事例においては，死亡例や重篤な後遺症を残す重症例よりも軽症例や身体的損傷以外の問題を呈する事例が圧倒的多数を占めている．2000（平成12）年度に行われた全国実態調査によると，1年間に発生した虐待事例は24,744例で，このうち被虐待児の状態が把握できた22,257例について死亡例は106例（0.5％），生命に危険があったものが1,008例（4.5％），受療を要するものが1,515例（6.8％）であったのに対し，軽症例は4,521例（20.3％）を占め，それ以外の事例では発達の遅れや問題行動などの身体的損傷以外の状態（33.1％）のみを呈し，全体の21.3％にはいずれの症状も認められなかった[36]．このように，児童相談所や保健・医療機関などで認知される子ども虐待の事例では，軽度の身体的損傷の事例や身体的損傷を伴わない事例が大多数を占めているのが実情である．にもかかわらず，後で述べるように，虐待を受けた子どもたちには非常に高率に発達上の問題や精神症状が認められることから，子ども虐待の影響は身体的損傷の重症度だけで予測できない特徴があることがわかる．

軽症の外傷，たとえば擦過傷，軟部組織の挫傷，皮下出血などは一般に数日から1週間程度で治癒し，その影響は短期的なものである．親から顔面を殴られて眼周囲に皮下出血や腫れが出た状態で保護された子どもの外観は，その被害の激しさを示しているものの，2週間もすればほとんどわからない程度に治癒することが多い．しかし，子どもが実際に受けた被害は物理的な組織損傷だけではなく，加害者からの脅し，叱責，侮辱など，非物理的，すなわち心理的な被害も同時に受けており，虐待的な家庭で養育されている子どもたちは，必ずしも毎日暴力を受けなくとも，常に親の暴力を恐れ，心理的苦痛を受けることで，身体的損傷以上に心理的ダメージを受けている可能性が高い．養育者による心理的ダメージは，すでに述べたように，子どもの発達を阻害して適応機能を損なったり精神症状を発現することによって，子どもに多彩で長期的な影響を現すことになる[45]．子ども虐待に伴う心理的な被

表1 生涯にわたる機能領域における虐待・ネグレクトの潜在的影響

| | 機能領域 | | | |
|---|---|---|---|---|
| | 神経学/医学 | 知性/認知 | 社会/行動 | 心理/情緒 |
| 児童期 ↓ 成人期 | 軽度の損傷<br>脳損傷/機能不全<br>神経生物学的影響<br>知的障害<br>言語障害<br>身体的障害<br>致死 | IQ低下<br>不注意<br>学習障害<br>学力の欠如<br>低い読解力<br>学業不振<br>落伍 | 攻撃性<br>怠学<br>家出<br>非行<br>乱交<br>売春<br>十代の妊娠<br>問題飲酒<br>薬物使用<br>犯罪および暴力<br>パートナーへの暴力<br>子ども虐待<br>失業 | 不安<br>抑うつ<br>自尊感情低下<br>低い対処技能<br>敵意<br>自殺企図<br>PTSD<br>解離<br>境界性パーソナリティ障害<br>身体化障害<br>多重人格障害 |

(Widom CS. 2000／郭 麗月（監訳）．虐待された子どもへの治療—精神保健，医療，法的対応から支援まで．2005[64] より)

害が，その後の影響をより複雑なものにしていることも，子ども虐待の影響の特徴である．

　子ども虐待の影響は多次元的で複数の機能領域に発現することに加えて，子どもの発達段階によっても影響の現れ方に違いが認められることも重要な特徴である．そして，その影響は小児期にとどまらず，生涯にわたるものであることも知られている[12]．**表1**は子ども時代の被害による影響を，神経学/医学（すなわち身体的），知性/認知，社会/行動，心理/情緒の機能領域ごとにまとめ，さらに，表の上から下に向かって，児童期早期から成人期までの各発達段階に沿って認められる否定的結果を示したものである[64]．表に示すように，子ども虐待の影響は広範な機能領域にわたる多次元的なものであり，さらに発達段階によっても多様な表現を示すダイナミックなものであることがわかる．

　一方，子ども虐待の態様もそれぞれの事例ごとに多様性が大きく，虐待の影響の現れ方に関連する多くの変数が存在している．子どもへの影響に関与する要因としては，

　①虐待行為の性質，その頻度，強度，持続期間，

②被虐待児の個人的な特徴，
③子どもと虐待者の関係の性質，
④虐待に対する他者の反応，
⑤虐待の影響を増強する要因，あるいは実際に虐待の影響を説明できる要因，

などがあげられている[19]．関係する変数が非常に多いため，虐待の影響についての明確なパターンを明らかにするのは難しい．つまり，たとえ同じ虐待行為を同じ頻度，強度，持続期間で受けたとしても，個々の子どもの特徴や環境要因の違いによって，その影響の現れ方は一人ひとり異なる可能性が高い．したがって，虐待の影響については，単に虐待のタイプや重症度だけで安易に類型化するのは適切ではなく，一人ひとりの子どもの身体的所見や心理的変化を慎重に見極めることが重要である．

子ども虐待の転帰に影響を与えるのは子どもと家庭に関連する要因だけでなく，虐待への介入に伴う影響も考慮しなければならない．子ども虐待の事例に対して，児童相談所などの児童福祉機関は家庭への介入や子どもの保護を行うが，再虐待のリスクが高かったり，著しく不適切な養育環境である場合には，子どもは家庭から分離保護されて児童福祉施設や里親に措置される．家庭外措置によって住み慣れた家や学校，きょうだいや仲間と別れるストレスや施設生活のストレスなどが，子どもの情緒や行動面に影響を及ぼす可能性があることにも注意しておかなければならない[19]．

具体的な子ども虐待の影響について，ここでは身体的影響と心理的影響に分けて以下に説明する．

## 3. 身体的影響

子ども虐待の結果として被虐待児の身体に認められる影響は，最も明確で具体的な影響である．なかでも，身体的虐待による体表面の外傷は最もわかりやすい身体的影響で，合理的に説明できない外傷が認められる子どもにおいては虐待の存在が強く疑われることになる．このような暴力による直接的な身体損傷は子ども虐待の即時的な影響であるが，必要な養育を行わないネグレクトや直接的な身体的暴力を伴わない心理的虐待では，即時的な影響は

3. 子ども虐待の発達的影響

少なく，その影響は遅延して現れることが多い．また，近年の虐待を受けた子どもたちを対象とした精神生物学的研究は，具体的な脳の形態学的変化や機能的変化を示し始めており[58]，これらも子ども虐待の身体的影響に含まれる所見と考えてよいかもしれない．

### a. 即時的影響

　子ども虐待による身体的な即時的影響は，主として身体的虐待による身体損傷であり，頭部外傷，腹部外傷，四肢や肋骨の骨折，熱傷などがある．性的虐待では外性器の損傷や妊娠，性感染症などの身体的影響も伴う．最も重篤な身体的影響は虐待による死亡である．厚生労働省が行った子ども虐待による死亡事例の検証では，頭部外傷が最も多い死因で，次いで頸部絞扼による窒息死などが多く[29]，また，日本法医学会が行った被虐待児の司法剖検例の調査でも，頭部外傷が最も多く，次いで鼻口閉塞による窒息，頸部圧迫による窒息が死因分類の上位3位を構成していた[38]．どちらの調査でも，わが国では腹部外傷による虐待死の事例は少ないが，欧米の報告では頭部外傷に次いで腹部外傷による虐待死が多いことが知られている[21]．子ども虐待による死亡は身体的虐待によるものが最も多いが，ネグレクトの事例でも車中放置や分娩後放置，低栄養による衰弱などによって毎年何人かの子どもが死亡している[29]．

　虐待による頭部損傷は，頭蓋内出血や脳挫傷を伴う場合には，意識混濁，昏睡，けいれん，嘔吐，興奮状態などを呈するが，受傷後に意識がはっきりした時間を経過した後に，遅発性の意識障害を起こすこともある．虐待による頭部損傷で注意を要するものは，乳幼児揺さぶられ症候群（shaken baby syndrome）と呼ばれる現象である．乳幼児が暴力的に激しく揺さぶられることで，むち打ち外力によって頭蓋内出血，脳浮腫，眼底出血が起こり，重度の脳障害を引き起こすことがある．一般的な殴打や落下などによる頭部損傷と違って，皮膚に損傷が残らない場合も多いので注意を要する[21]．

　代理Munchausen症候群（Munchausen syndrome by proxy：MSBP，または代理虚偽性障害〈factitious disorder by proxy〉）は，親が子どもを病気のように装ったり，病気をつくりだして医療機関を受診する行動を示す身体的虐待の特殊なタイプであるが，その過程で親が子どもを故意に窒息させたり，薬物を

服用させたりすることで，子どもの身体に大きな危害を加えるだけでなく，親の述べる虚偽の病歴や親によってつくりだされた症状に対して，本来不必要な診断検査，薬物投与，手術などが行われる場合があり，子どもへの加害行為に医療者も巻き込まれる可能性もある．MSBPでは一般に，出血，けいれん，中枢神経の抑制症状，無呼吸，嘔吐と下痢，発熱，発疹などの症状を親が語ったり，つくりだしたりする[40,48]．

## b. 長期的影響

　子ども虐待による身体的損傷は，迅速かつ適切な医療によって，治癒または後遺症を残さない程度に回復することができるものが多いが，実際の虐待事例では必要な処置を受けないまま放置されたり，受診が遅れることがしばしばあり，その結果，治癒が不完全になって後遺症を残したり，二次的障害が加わり，長期にわたって虐待の影響が残る可能性がある．たとえば，骨折が放置された結果，四肢の変形が生じたり，創傷の二次感染によって瘢痕が形成されたりすることがある[21]．

　外傷性脳損傷を受けた子どもたちには長期的な後遺症が残ることがあり，四肢麻痺，片麻痺，失明，認知障害，神経行動障害，半身不全麻痺，精神運動遅滞などの機能障害がしばしば認められる[63]．また，視力障害や聴覚障害などの感覚障害，けいれん発作が持続する場合もある．乳幼児揺さぶられ症候群では後遺障害の合併が高いことから，近年積極的な予防活動が提唱されている[66]．

　直接的な身体的損傷によらない長期的な身体への影響の典型は成長障害である．乳幼児の成長障害には，吸収不良，先天性代謝異常や内分泌障害などの器質性要因と，子ども虐待や劣悪な養育環境などの非器質性要因とが関与しているが，両者は互いに重複することが多く，明確に線引きをすることは難しい場合も多い．しかしながら，ネグレクトや心理的虐待などの結果として，身体的な発育に障害が認められることは古くから知られており，環境的成長障害，愛情遮断性小人症，心理的小人症など，さまざまな記述がなされてきたが，今日では一般的に非器質性成長障害（non-organic failure to thrive）と呼ばれることが多い[34]．

　子ども虐待による成長障害は，食事を与えられない飢餓状態や不適切な栄

養摂取などの低栄養によって身体的成長が阻害されている場合は，身体的ネグレクトの結果と考えられるが，重度の愛着障害や母親の拒絶・無視などの心理的虐待の結果としても乳幼児の成長に遅滞が生じる場合がある．後者の場合には，持続的な情緒的・心理的虐待によって，子どもの成長ホルモンの分泌が抑制され，身長・体重の増加が止まるが，子どもを虐待的な環境から引き離すと成長が促進されるという特徴が認められる[28]．

　また，子ども時代の虐待や機能不全家庭と成人後の健康との関係を調査した大規模な後方視的コホート研究から，小児期の有害体験（childhood adverse experience）は成人期の主要な死因と関連する複数の健康問題（虚血性心疾患，癌，慢性肺疾患，肝疾患など）に対するリスク因子となることが認められている[22]．このことは，子ども虐待が成人期の身体的健康に重大な影響を及ぼすことを示唆しており，このような健康リスクの増大も子ども虐待の長期的な身体的影響の一つと考えられる．

## c. 被虐待児の脳の変化

　子ども虐待には後に詳しく述べるような多彩な心理的影響が認められるが，近年の精神生物学的研究や脳画像研究の進歩は，虐待などのトラウマを受けた子どもや成人の脳機能や形態についての具体的な所見を提供し始めている．虐待が子どもの脳に与える影響のうち，神経内分泌的変化（視床下部-下垂体-副腎系の異常）[32]や神経生理学的変化（脳波や事象関連電位における異常）[27]は，虐待によるストレスに関連した脳の機能障害の存在を示しているのに対し，近年報告されてきている脳の形態学的変化の所見は，虐待による器質的な変化を示唆している点で，非常に強いインパクトをもっている．子ども時代の虐待によって脳に器質的な変化が生じるとすれば，虐待に関連する情緒・行動上の問題や精神病理は単なる心理的影響だけにとどまらず，身体的（生物学的）な影響の結果である可能性も出てくるが，子どもを対象とした研究報告はまだ少なく，今後さらに研究される必要がある問題である．

　現在までにMRI研究によって報告されている子ども虐待と関連した脳の形態的な変化は，海馬，扁桃体，脳梁，小脳などのさまざまな部位で認められている[58]．海馬と扁桃体は大脳辺縁系を構成する領域で，記憶や情動のコントロールに関与することから，心的外傷後ストレス障害（post-traumatic stress disorder：PTSD）との関連がさかんに研究されている．子ども時代に虐待を受けたPTSD，解離性同一性障害，境界性パーソナリティ障害，うつ病の成人を対象としたMRI研究では，対照群よりも海馬が小さく，特に左の海馬が小さいことが報告されている[5, 49, 52, 61]．また，扁桃体の体積の減少も報告されている[15, 49, 60]．しかし，虐待によるPTSDの子どもでの研究では，海馬の大きさに差がないか，むしろ対照群よりも大きい結果が報告されており，ストレスによる海馬の変化には発達的な影響がある可能性が示唆されている[59]．

被虐待児の脳の形態的変化で比較的一貫して報告されているのが，左右の大脳半球を連絡する交連線維である脳梁の変化である．虐待を受けて慢性のPTSDを呈した子どものMRIで，脳梁膨大部の体積減少が認められている．脳梁の体積減少は，解離症状の強さや性別，虐待の種類によって異なることも報告されている[13, 56]．

最近，小脳，特に小脳虫部の異常がさまざまな精神疾患に関連していることが知られてきているが，PTSDを伴う被虐待児の小脳のMRI研究でも形態的異常が報告されている．虐待によってPTSDを呈していた子どもの左右の小脳半球と小脳全体の体積は対照群よりも有意に減少しており，小脳体積はPTSDの原因となったトラウマが始まった年齢と相関し，トラウマの持続期間と逆相関を示した[14]．

これらの脳の形態的変化は，虐待を受けた年齢による違いが認められ，虐待という極端なストレスによって脳の各部位の発達がダメージを受けるのに重要な時期，すなわち敏感期（sensitive period）があることが示唆されている[58]．このことは，同じ虐待を受けても，虐待を受けた年齢や持続期間によって，脳の発達への影響の結果としての形態的な差があることを意味しており，子ども虐待の発達への影響の理解だけでなく，被虐待児の予後や治療にも重要な意味があることから，今後さらに詳しく検討される必要があると思われる．

## 4. 心理および行動面への影響

子ども虐待は子どもの心理および行動面にも大きな影響を与えることが知られている．その影響はきわめて多彩なものであり，高頻度に発生するもの

## 3. 子ども虐待の発達的影響

表2 心理的虐待と関連する精神症状

| 1）対人関係，思考，行動 | 自尊心の低下，否定的な感情/人生観，不安症状，抑うつ，自殺/自殺念慮 |
|---|---|
| 2）感情の問題・症状 | 不安定な感情，境界性人格，感情応答性の低下，衝動制御の問題，怒り，身体的自傷，摂食障害，物質乱用 |
| 3）社会的・反社会的問題 | 愛着障害，社会的有能感の低下，共感/同情の欠如，性的不適応，依存性，攻撃性/暴力，非行/犯罪 |
| 4）学習の問題 | 成績不振，学習障害，道徳的理解の障害 |
| 5）身体的健康 | 成長障害，身体的愁訴，成人期の不健康，死亡率の上昇 |

(Hart SN, et al. Psychological Maltreatment of Children and Youth. 1987[26]; Binggeli NJ, et al. Psychological Maltreatment of Children. 2001[3] より)

であるために，虐待を受けた子どもの予後を左右する重要な要因でもある．心理および行動面への影響はあらゆる種類の虐待で起こり，その影響の強さは虐待によって受けた身体的ダメージに必ずしも比例するものでもなく，外傷の重症度によって心理的影響の重症度が規定されるわけではない[7]．つまり，子ども虐待による心理的影響は，子ども虐待の中核的な要素であると考えられている[3]．精神療法家のShengoldは『魂の殺害（Soul Murder）』のなかで，「子どもたちの実質的な情緒的ネグレクト（子どもたちを独立した別個の人間として世話しない，気にかけないこと）は，精神発達に対して，肉体的な虐待よりもさらにひどい壊滅的影響を与えるかもしれない．」と書いている[50]．

子ども虐待の及ぼす心理的影響については，1980年代以降に多くの臨床的研究が行われている．たとえば，心理的虐待に関連することが明らかにされている精神症状は，① 対人関係・思考・行動，② 感情の問題・症状，③ 社会的・反社会的問題，④ 学習の問題，⑤ 身体的問題と，幅広い領域にまたがっている（**表2**）[3, 26]．このような子ども虐待の心理および行動面への影響の多様さについて，Glaserは「心理的虐待を受けた子どもたちに認められた問題のリストをつくると，それはまるで児童精神医学の教科書の目次のようである」と表現している[25]．

また，虐待を受けた子どもたちに高率に心理的影響が認められることは，虐待やネグレクトのために児童福祉が関与している子どもたちにおける精神保健ニーズの高さからも推測できる．アメリカで里親や養護施設でのケアな

I. 子ども虐待の概要

どの児童福祉サービスを受けている子どもたちの精神医学診断や精神症状の有病率の調査からは，児童福祉がかかわる子どもたち，特に里親に委託されている子どもたちは，精神保健の専門的治療を必要とする程度の社会情緒的，行動的，精神医学的問題を有することが多く，一般の子どもの10〜22％に対し，児童福祉がかかわる子どもたちでは32〜73％に臨床的に有意な精神症状や発達の遅れがあることが報告されている[39]．わが国でも同様の傾向が認められ，筆者が児童相談所に一時保護された子どもたちの精神医学診断について調査した結果でも，全体で55.2％，子ども虐待のために保護された子どもの53.6％に，なんらかの精神医学診断が認められ，これらの子どもたちに心理および行動面の問題が高率に存在することが示唆されている[44]．

具体的な心理および行動面への影響については，精神発達への影響，情緒・行動への影響，子ども虐待に関連する子どもの精神病理，長期的影響に分けてさらに説明を加える．

## a. 精神発達への影響

虐待を受けた子どもたちには，乳幼児期の運動・認知機能や愛着の発達から，小児期の自尊心や仲間関係，学習能力など，さまざまな精神発達に影響を与えることが知られている．子どもの発達障害の多くは，生物学的リスク因子と環境的リスク因子の結果であり，子ども虐待は最も一般的な環境的リスク因子の一つである．

子ども虐待のために保護されて里親や児童養護施設などに措置された子どもたちには，高率に言語，巧緻運動，粗大運動，認知の領域に発達の遅れが認められる[65]．わが国の調査においても，1988年から1989年にかけて大阪府内の関係機関で認知された子ども虐待の調査では，318例中97例（30.5％）に発達遅滞が認められている[46]．また，2000（平成12）年度に行われた全国悉皆調査でも，全体の14.3％になんらかの発達の遅れが認められ[36]，さらに，児童養護施設入所児童の統計では，全国の入所児童のうちの8.1％が精神遅滞と報告されており[37]，被虐待児や要保護児童には発達の遅滞が多いことは事実である．しかしながら，子ども虐待の環境的リスク因子である貧困，機能不全家族なども発達障害のリスク因子であることから，被虐待児に認められる発達の遅延は，虐待だけでなくさまざまな環境的リスク因子の結果でもあ

る可能性に注意しなければならない．一方，発達障害や発育不全のある子どもは虐待されるリスクが高いことも知られており[55]，子ども虐待と発達障害の因果関係は非常に複雑である．

乳幼児期の発達への影響で重要なものは愛着の発達への影響で，虐待を受けた子どもたちは不安定な愛着を形成するリスクが非常に高い[11]．乳幼児期の愛着形成の障害は，反応性愛着障害が発現する原因となるだけでなく，自己の発達，感情調節，児童期の仲間関係の形成や学校適応などに困難をきたし，その結果としてさまざまな精神病理を呈するなど，中長期的な影響ももっている[53]．

人間の精神発達は一連の発達課題を達成する形で進展する性質があるため，虐待によって早期の発達課題の達成に失敗することは，その後の発達課題の達成を困難にすることで，さらなる問題や精神病理のリスクが増大する要因となる．したがって，子ども虐待による精神発達への影響は，その後の子どもの発達過程においてきわめて多彩な問題として現れることになる．

## b. 情緒・行動への影響

全般的な発達への影響に加えて，虐待を受けた子どもたちにはさまざまな情緒・行動上の問題が認められる．虐待を受けて育った子どもたちは，一般的に不安感が高く，自信や自尊心の低下，抑うつ，ひきこもり，敵意や攻撃性などの情緒的な問題を示すことが多い[10]．

学齢期になると，虐待による情緒・行動への影響はより顕在的なものになり，学校や地域での適応に困難をきたすようになる．落ち着きのなさ，衝動性など，注意欠如・多動（性）障害（attention-deficit/hyperactivity disorder：ADHD）と類似した状態像もしばしば認められ，さらに万引きや対人暴力，その他の非行などの反社会的行動や攻撃性の亢進などの問題行動も出現する[54]．これらの問題行動に加えて，被虐待児には学習の困難が伴うことが多く[65]，そのためさらなる学校適応の困難が起こり，問題行動のリスクが高くなるという悪循環もある．また，思春期以降では自殺念慮，自殺企図，自傷などの自殺関連行動や，過食，性的逸脱行動，アルコールや覚せい剤などの物質乱用など，より深刻な問題行動が持続し，専門的な治療を要することも多くなる[64]．

I. 子ども虐待の概要

　子ども虐待，特に性的虐待を受けた子どもには，被虐待児に一般的に認められる情緒・行動の問題に加えて，性的な問題行動が認められることが多い．性的虐待を受けた幼児期や前思春期の子どもでは，性器を物に押しつけたり，性交の真似をするなどの性化行動（sexualized behavior）が認められることがある[24]．思春期以降では性非行や売春などリスクの高い性的活動が認められ，その結果，十代の妊娠や強姦などの性犯罪の被害者になることもある[9,31]．また，性的虐待の既往のある青年や成人には過敏性腸症候群，慢性骨盤痛，頭痛，疼痛症候群，摂食障害，身体化障害などの医療的な問題を訴えることも多い[2]．

　小児期や青年期に現れる情緒・行動上の問題は，子どもの家庭，学校，地域での生活に支障をきたし，学業や対人関係における不利をもたらすものであるが，同時に子どもが虐待を受けていることを示す重要なサインでもある．家庭で虐待を受けている子どもたちの多くは自らその被害を訴えて助けを求めることができないために，子ども虐待の発見が遅れて被害が長期化することも少なくない．学校や地域で子どもが示す問題行動のなかには，慢性的な虐待やネグレクトの影響として現れているものもあり，虐待を発見するきっかけになることもあるので，十分に注意することが大切である．

## c. 子ども虐待に関連する精神病理

　子ども虐待は子どもの心身の発達に深刻な影響を及ぼすだけでなく，さまざまなタイプの精神障害を発症させる要因になることも今日では広く知られてきており[8]，精神医学，特に児童青年精神医学における病因論的な重要性がますます高まっている．これらの子ども虐待が関連する精神障害のなかには成人期にまで影響を及ぼすものも少なくなく，子ども虐待の長期的転帰を左右する要因でもある．

　子ども虐待と関連する主要な精神症状は不安，抑うつであり，これらは虐待によるトラウマ性ストレスの結果と考えられている．子どものトラウマに対する反応についての研究の歴史は浅く，1970年代半ばまではトラウマを受けた子どもの心理的なケアはほとんど考慮されていなかった[57]．今日では子ども虐待がトラウマとなることはコンセンサスが得られており，現在のDSM-IV-TRのPTSDの診断基準には子どもに認められる症状の記述も加えられ[1]，

さらに乳幼児期の子どもに対してはDC：0-3Rの診断基準がある[68]．しかしながら，子ども虐待は一般的に家庭内で反復的，持続的に行われることが多く，災害や事件などの単回性のトラウマとは異なり，典型的なPTSDの症状と経過を示さないことも多く[43]，子どものトラウマ反応についてはさらなる研究が求められている．

　子ども虐待の現象的な多様性のため，子ども虐待による単一の症候群は存在しないが，子ども虐待と密接な関連が認められる精神障害について理解することは，効果的な治療や予防には有用である．子ども虐待が関連する主要な精神障害には，愛着障害，不安障害（特にPTSD），気分障害，破壊的行動障害，パーソナリティ障害などが含まれる．これらの疾患については，「II．子ども虐待と精神医学」でさらに詳しく説明されているのでそちらを参照されたい．

### d. 長期的影響

　子ども虐待の影響は小児期や青年期にとどまらず，すべてのライフサイクル，さらには世代を超えて長期的なものであることが多くの研究によって明らかにされてきている．

　小児期の被虐待体験と成人期の精神障害との関連は，現在精神疾患のために治療を受けている臨床サンプルとコミュニティサンプルの両方で研究されており，うつ病，不安障害，PTSD，解離性障害，身体化障害，摂食障害，パーソナリティ障害，物質使用障害などの精神障害との関連が報告されている[42]．虐待のタイプとの関連では，性的虐待のサバイバーでの自殺行動，自傷行動，対人関係の障害などを含む広範な影響が知られているが[6]，家庭内暴力の目撃などの心理的虐待においても，成人期に広範かつ重篤な精神病理が認められている[18]．

　子ども虐待の長期的影響は精神病理だけでなく，身体症状や身体的健康状態にも及び，慢性疼痛，頭痛，線維筋痛，慢性疲労症候群，過敏性腸症候群，虚血性心疾患，胃潰瘍，癌，肝疾患などとの関連が指摘されている[51]．子ども虐待が身体的健康に与える影響は，大規模なコミュニティサンプルでの詳細な研究から，小児期の被虐待体験（心理的，身体的，性的）や家族の機能不全（物質乱用，精神障害，暴力を受ける母親，犯罪者の家族）などの有害

I. 子ども虐待の概要

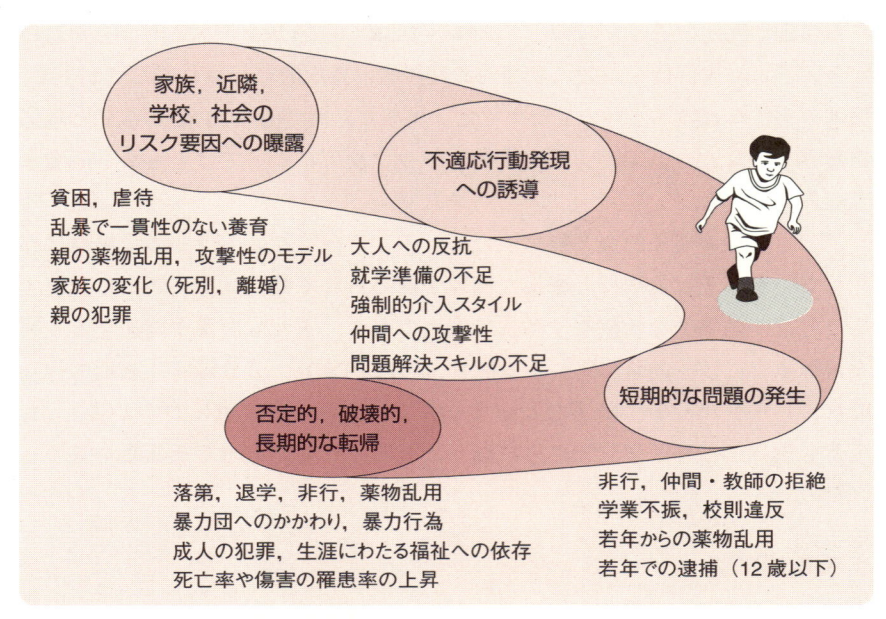

図中テキスト：
- 家族、近隣、学校、社会のリスク要因への曝露
- 貧困、虐待／乱暴で一貫性のない養育／親の薬物乱用、攻撃性のモデル／家族の変化（死別、離婚）／親の犯罪
- 不適応行動発現への誘導
- 大人への反抗／就学準備の不足／強制的介入スタイル／仲間への攻撃性／問題解決スキルの不足
- 短期的な問題の発生
- 非行、仲間・教師の拒絶／学業不振、校則違反／若年からの薬物乱用／若年での逮捕（12歳以下）
- 否定的、破壊的、長期的な転帰
- 落第、退学、非行、薬物乱用／暴力団へのかかわり、暴力行為／成人の犯罪、生涯にわたる福祉への依存／死亡率や傷害の罹患率の上昇

図1　ハイリスク児の長期的転帰の経路
（Walker HM, et al. *Intervention in School and Clinic* 1999 [62]）より）

事象（adverse experience）が多いほど健康へのリスクが高いことが報告されている．このような健康のリスクは，喫煙やアルコール摂取，肥満などの不健康な生活習慣やリスクの高い性的活動を介して，死を早める影響にまで関与している[16, 22]．

子ども虐待は次の世代にまで影響することが知られている．すなわち，親から虐待を受けて育った子どもが，後に親として自分の子どもを虐待する世代間伝達も，子ども虐待の長期的影響の一つとみることができる．もちろん，子ども時代に虐待を受けた経験をもつ親のすべてが自分の子どもに対して虐待を行うわけではないが，親の被虐待体験は子ども虐待の重要なリスク因子であることは縦断的な研究でも実証されている[47]．

　子ども虐待による心理および行動面への影響は，短期的あるいは即時的なものから始まり，それに対して適切な対応がなされなければ，次の発達段階でのさらなる問題に発展していく危険がある．子ども虐待や機能不全家族などの養育環境の問題は，そのような環境で生育する子どもたちの精神保健の

問題に対するリスク因子であり，その結果，さまざまな不適応行動，短期的な問題の発生，否定的，破壊的，長期的な転帰に至る可能性がある（**図1**）[62]．子ども虐待による長期的転帰を防ぐためには，できるだけ早い段階での介入や治療が必要であり，児童福祉と子どもの精神保健の密接な連携が不可欠である．

## 5. 保護因子

　子ども虐待の疫学的研究は，これまでにさまざまな子ども虐待のリスク因子を明らかにし，それは子ども虐待の予防の実践に応用されてきた．たとえば，産後うつ病は子ども虐待の重要なリスク因子の一つであるが，それに対して，新生児期の家庭訪問で産後うつ病のスクリーニングを行い，ハイリスクの母親に対してのケアを行う取り組みが各地で行われている[67]．

　しかし，子ども虐待だけでなく，有害事象や重度のストレスへの曝露による影響には個人差が認められ，同じ被害を受けても必ずしも同じ心理的影響が発現するとは限らない．つまり，同じリスク因子があったとしても必ずしも同じ悪影響が認められるわけではない．子ども虐待においても，たとえば，貧困は子ども虐待のリスク因子として知られているが，貧困な家庭のすべてで子ども虐待が起こることはない．リスク因子としての被虐待経験に対して不適応症状や精神障害が発症しない場合があることは，リスク因子の悪影響から守る保護因子の存在によって説明される．リスク因子から個体を守る要素はリジリエンス（resilience；回復力）と呼ばれ，ストレスを受けた人の心理的影響の予防やケアにおける重要性が認識されてきている[23]．

　リジリエンスとは，困難な状況下にあって，上手に適応し発達していく能力のことである．ストレス耐性のある子どもとストレスに対して脆弱な子どもを区別する特徴として，

　①生来的な属性（気質，認知能力，自己信頼感），
　②家族の要因（家族のもつ温かみ，家族間の親密さ，結束の固さ），
　③家族が利用可能な外部からのサポートをもっている，または，それを活用している，

という3つの点があげられている．これらの要因を1つ以上もつことが，虐待

を受けた子どもに生じる影響を最小限にする可能性があると考えられている[23]．

　最近の疫学的研究では，子ども時代に虐待を受けた経験をもつ青年のおよそ半数と若年成人の3分の1にリジリエンスが認められており，子ども時代の被虐待体験に対する保護因子として，親が支援を受けること，安定した生活環境，支持的なパートナーなどがあげられている[17]．

　子ども虐待に対する保護因子は，虐待による影響のメカニズムの理解に重要であるだけでなく，効果的な治療や予防にも欠かせない問題として，今後さらに研究されていく必要がある．

　児童虐待に対する医学の取り組みは，1962年にアメリカの小児科医Kempeら[35]が被虐待児症候群（battered-child syndrome）を報告して以来，小児科の分野が中心的な役割を果たしてきたが，その後の40年余の子ども虐待の臨床経験から被虐待経験が子どもに重大な発達的影響を及ぼすことが明らかになり，さらには成人期の精神障害の主要な病因として認識されるようにもなり，精神医学の主要な臨床および研究テーマの一つになっている．また，最近では脳画像研究をはじめとした生物学的研究もさかんに行われるようになり，被虐待経験が中枢神経系に及ぼす影響が具体的に明らかにされつつある．これらの研究成果が集積すれば，やがて精神医学の教科書も従来とはまったく異なるものになるかもしれないほどのインパクトがある可能性がある．精神科医療や精神保健にかかわる専門家にとって，子ども虐待は今後避けて通れない問題になると思われ，さらに理解と臨床経験を深めていかなければならない問題となるであろう．

（小野善郎）

### ■ 文献

1) American Psychiatric Association. Diagnostic and Statistical Manual of Mental Disorders, 4th edition, text revision. Washington, DC : American Psychiatric Association ; 2000. ／高橋三郎ほか（訳）．DSM-IV-TR 精神疾患の診断・統計マニュアル，新訂版．東京：医学書院；2004.
2) Berkowitz CD.〔性的虐待の医療的側面への長期的影響．〕In : Reece RM（ed）. Treating of Child Abuse : Common Ground for Mental Health, Medical, and Legal Practitioners. Baltimore : Johns Hopkins University Press ; 2000. ／郭　麗月（監訳）．虐待された子どもへの治療―精神保健，医療，法的対応から支援まで．東京：明石書店；2005．pp85-101.
3) Binggeli NJ, Hart SN, Brassard MR. Psychological Maltreatment of Children. Thousand Oaks :

Sage Publications ; 2001.
4) Bowlby J. Attachment and Loss, Vol. 1 Attachment. New York : Basic Books ; 1969. ／黒田実郎ほか(訳). 母子関係の理論I, 愛着行動. 東京：岩崎学術出版社；1976.
5) Bremner JD, et al. Magnetic resonance imaging-based measurement of hippocampal volume in posttraumatic stress disorder related to childhood physical and sexual abuse—a preliminary report. *Biol Psychiatry* 1997 ; 41(1): 23−32.
6) Briere JN, Elliott DM. Immediate and long-term impacts of child sexual abuse. *Future Child* 1994 ; 4(2): 54−69.
7) Claussen AH, Crittenden PM. Physical and psychological maltreatment : Relations among types of maltreatment. *Child Abuse Negl* 1991 ; 15(1): 5−18.
8) Cohen P, Brown J, Smailes E. Child abuse and neglect and the development of mental disorders in the general population. *Dev Psychopathol* 2001 ; 13(4): 981−999.
9) Coid J, et al. Relation between childhood sexual abuse and physical abuse and risk of revictimisation in women : A cross-sectional survey. *Lancet* 2001 ; 358 : 450−454.
10) Corby B. Child Abuse : Towards a Knowledge Base. Berkshire : Open University ; 2000.／萩原重夫(訳). 子ども虐待の歴史と理論. 東京：明石書店；2002.
11) Crittenden PM. Children's strategies for coping with adverse environments : An interpretation using attachment theory. *Child Abuse Negl* 1992 ; 16(3): 329−343.
12) Cummings EM, Davies PT, Campbell SB. Developmental Psychopathology and Family Process : Theory, Research, and Clinical Implications. New York : Guilford Press ; 2000. ／菅原ますみ(監訳). 発達精神病理学―子どもの精神病理の発達と家族関係. 京都：ミネルヴァ書房；2006.
13) De Bellis MD, Keshavan MS. Sex differences in brain maturation in maltreatment-related pediatric posttraumatic stress disorder. *Neurosci Biobehav Rev* 2003 ; 27(1-2): 103−117.
14) De Bellis MD, Kuchibhatla M. Cerebellar volumes in pediatric maltreatment-related posttraumatic stress disorder. *Biol Psychiatry* 2006 ; 60(7): 697−703.
15) Driessen M, et al. Magnetic resonance imaging volumes of the hippocampus and the amygdala in women with borderline personality disorder and early traumatization. *Arch Gen Psychiatry* 2000 ; 57(12): 1115−1122.
16) Dube SR, et al. The impact of adverse childhood experiences on health problems : Evidence from four birth cohorts dating back to 1900. *Prev Med* 2003 ; 37(3): 268−277.
17) DuMont KA, Widom CS, Czaja SJ. Predictors of resilience in abused and neglected child grown-up : The role of individual and neighborhood characteristics. *Child Abuse Negl* 2007 ; 31(3): 255−274.
18) Edwards VJ, et al. Relationship between multiple forms of childhood maltreatment and adult mental health in community respondents : Results from the adverse childhood experience study. *Am J Psychiatry* 2003 ; 160(8): 1453−1460.
19) Emery RE, Laumann-Billings.〔児童虐待.〕In : Rutter M, et al (eds). Child and Adolescent Psychiatry, 4th edition. Oxford : Blackwell Publishing ; 2002. ／長尾圭造ほか(監訳). 児童青年精神医学. 東京：明石書店；2007. pp381−398.
20) Erikson EH. Childhood and Society, 2nd edition. New York : WW Norton & Company ; 1963. ／仁科弥生(訳). 幼年期と社会. 東京：みすず書房；1977.
21) Feldman KW.〔身体的虐待の評価.〕In : Helfer ME, et al (eds). The Battered Child, 5th edition. Chicago ; The University of Chicago Press : 1997. ／坂井聖二(監訳). 虐待された子

ども．東京：明石書店；2003．pp378-455．
22) Felitti VJ, et al. Relationship of childhood abuse and household dysfunction to many of the leading causes of death in adults : The Adverse Childhood Experience（ACE）Study. *Am J Prev Med* 1998；14(4)：245-258．
23) Friedman RJ, Chase-Lansdale PL.〔子どもに不利益をもたらす慢性的に持続する逆境要因.〕In : Rutter M, et al（eds）. Child and Adolescent Psychiatry, 4th edition. Oxford : Blackwell Publishing；2002．／長尾圭造ほか(監訳)．児童青年精神医学．東京：明石書店；2007．pp303-321．
24) Gale J, et al. Sexual abuse in young children : Its clinical presentation and characteristic patterns. *Child Abuse Negl* 1988；12(2)：163-170．
25) Glaser D. Emotional abuse and neglect（psychological maltreatment）: A conceptual framework. *Child Abuse Negl* 2002；26(6-7)：697-714．
26) Hart SN, Germain RB, Brassard MR. The challenge : To better understand and combat psychological maltreatment of children and youth. In : Brassard MR, et al（eds）. Psychological Maltreatment of Children and Youth. New York : Pergamon Press；1987. pp3-24．
27) Ito Y, et al. Preliminary evidence for aberrant cortical development in abused children : A quantitative EEG study. *J Neuropsychiatry Clin Neurosci* 1998；10(3)：298-307．
28) Iwaniec D. The emotionally abused and neglected child : Identification, assessment and intervention. Chichester : John Wiley & Sons；1995．／麻生九美(訳)．情緒的虐待／ネグレクトを受けた子ども─発見・アセスメント・介入．東京：明石書店；2003．
29) 児童虐待等要保護事例の検証に関する専門委員会．子ども虐待による死亡事例等の検証結果等について，第2次報告．厚生労働省雇用均等・児童家庭局総務課虐待防止対策室；2006．
30) Johnson CF. Abuse and neglect of children. In : Behrman RE, et al（eds）. Nelson's Textbook of Pediatrics, 17th edition. Philadelphia : Saunders；2004. pp121-132．
31) Johnson CF. Child sexual abuse. *Lancet* 2004；364：462-470．
32) Kaufman J, et al. The corticotrophin-releasing hormone challenge in depressed abused, depressed nonabused, and normal control children. *Biol Psychiatry* 1997；42(8)：669-679．
33) Kaufman J. Child abuse and neglect. In : Martin A, et al（eds）. Lewis's Child and Adolescent Psychiatry : A Comprehensive Textbook, 4th edition. Philadelphia : Lippincott Williams & Wilkins；2007. pp692-701．
34) Kavanagh C. Emotional abuse and mental injury : A critique of the concepts and recommendation for practice. *J Am Acad Child Adolesc Psychiatry* 1982；21(2)：171-177．
35) Kempe CH, et al. The battered child syndrome. *JAMA* 1962；181：17-24．
36) 小林 登．児童虐待全国実態調査1．虐待発生と対応の実態．平成13年度厚生科学研究補助金（子ども家庭総合研究事業）「児童虐待および対策の実態把握に関する総合的研究」報告書（第7/7）．2002．pp5-28．
37) 厚生労働省雇用均等・児童家庭局．児童養護施設入所児童等調査報告の概要（平成15年2月1日現在）．東京：厚生労働省雇用均等・児童家庭局；2004．
38) 久保真一．日本法医学会の子ども虐待への取り組みについて．子どもの虐待とネグレクト2007；(3)：279-288．
39) Lansverk J, Garland AF, Loslie LK. Mental health services for children reported to child protective services. In : Myers JEB,（eds）. The APSAC Handbook on Child Maltreatment, 2nd edition. Thousand Oaks : Sage Publications；2002. pp487-507．

40) Meadow R. Munchausen syndrome by proxy : The hinterland of child abuse. *Lancet* 1977 ; 2 (8033): 343-345.
41) Montague A. Growing Young. New York : Mcgraw-Hill ; 1981．／尾本恵市ほか（訳）．ネオテニー．新しい人間進化論．東京：どうぶつ社；1986.
42) 中島　央．児童虐待の長期的影響—成人の精神疾患との関連から．精神科診断学 2001；12(4)：437-453.
43) 奥山眞紀子．被虐待児の精神的問題に関する研究．厚生科学研究（子ども家庭総合研究事業）「被虐待児の処遇及び対応に関する総合的研究」平成12年度研究報告書．2000. pp423-502.
44) 小野善郎．児童相談所の相談事例の精神医学的評価．小野善郎（編）．子どもの福祉とメンタルヘルス—児童福祉領域における子どもの精神保健への取り組み．東京：明石書店；2006. pp130-149.
45) 小野善郎．子どもの心理的虐待の概念・定義と精神医学的意義．児童青年精神医学とその近接領域2007；48(1)：1-20.
46) 大阪児童虐待研究会．大阪の乳幼児虐待—被虐待児の予防・早期発見・援助に関する調査報告．大阪：大阪児童虐待研究会；1993.
47) Pears KC, Capaldi DM. Intergenerational transmission of abuse : A two-generational prospective study of an at-risk sample. *Child Abuse Negl* 2001 ; 25(11): 1439-1461.
48) Rosenberg DA. Web of deceit : A literature review of Munchausen syndrome by proxy. *Child Abuse Negl* 1987 ; 11(4): 547-563.
49) Schmahl CG, et al. Magnetic resonance imaging of hippocampal and amygdale volume in women with childhood abuse and borderline personality disorder. *Psychiatry Res* 2003 ; 122(3): 193-198.
50) Shengold L. Soul Murder Revised : Thoughts about Therapy, Hate, Love and Memory. New Haven : Yale University Press ; 1999．／寺沢みづほ（訳）．魂の殺害—虐待された子どもの心理学．東京：青土社；2003.
51) Springer KW, et al. Long-term physical and mental health consequences of childhood physical abuse : Results from a large population-based sample of men and women. *Child Abuse Negl* 2007 ; 31(5): 517-530.
52) Stein MB, et al. Hippocampal volume in women victimized by childhood sexual abuse. *Psychol Med* 1997 ; 27(4): 951-959.
53) Stroufe LA, et al. The development of the person : The Minnesota study of risk and adaptation from birth to adulthood. New York : Guilford Press ; 2005.
54) 杉山登志郎．発達障害としての子ども虐待．子ども虐待とネグレクト　2006；8(2)：202-212.
55) Sullivan PM, Knutson JF. Maltreatment and disabilities : A population-based epidemiological study. *Child Abuse Negl* 2000 ; 24(10): 1257-1273.
56) Teicher MH, et al. Childhood neglect is associated with reduced corpus callosum area. *Biol Psychiatry* 2004 ; 56(2): 80-85.
57) Terr L. Too Scared to Cry : Psychic Trauma in Childhood. New York : Harpercollins ; 1990．／西澤　哲（訳）．恐怖に凍てつく叫び—トラウマが子どもに与える影響．東京：金剛出版；2006.
58) 友田明美．いやされない傷—児童虐待と傷ついていく脳．東京：診断と治療社；2006.
59) Tupler LA, De Bellis MD. Segmented hippocampal volume in children and adolescents with

posttraumatic stress disorder. *Biol Psychiatry* 2006 ; 59(6): 523-529.
60) Vermetten E, et al. Hippocampal and amygdalar volumes in dissociative identity disorder. *Am J Psychiatry* 2006 ; 163(4): 630-636.
61) Vythilingam M, et al. Childhood trauma associated with smaller hippocampal volume in women with major depression. *Am J Psychiatry* 2002 ; 159(12): 2072-2080.
62) Walker HM, Sprague JR. The path to school failure, delinquency, and violence : Causal factors and some potential solutions. *Intervention in School and Clinic* 1999 ; 35(2): 67-73.
63) Wharton RH, et al.〔身体的虐待における長期の医学的後遺症.〕In : Reece RM（ed）. Treating of Child Abuse : Common Ground for Mental Health, Medical, and Legal Practitioners. Baltimore : Johns Hopkins University Press ; 2000.／郭　麗月（監訳）. 虐待された子どもへの治療―精神保健，医療，法的対応から支援まで. 東京：明石書店；2005. pp182-206.
64) Widom CS.〔児童虐待の影響への理解.〕In : Reece RM（ed）. Treating of Child Abuse : Common Ground for Mental Health, Medical, and Legal Practitioners. Baltimore : Johns Hopkins University Press ; 2000.／郭　麗月（監訳）. 虐待された子どもへの治療―精神保健，医療，法的対応から支援まで. 東京：明石書店；2005. pp512-545.
65) Witt T, Hansen RL. Developmental issues in abused and neglected children. In : Peterson MS, et al（eds）. Child Abuse and Neglect : Guideline for Identification, Assessment, and Case Management. Volcano : Volcano Press ; 2003. pp191-196.
66) 山田不二子，田中真一郎. 乳幼児揺さぶられ症候群（SBS）の予防プログラムに関する研究. 厚生労働科学研究（子ども家庭総合研究事業）「児童虐待等の子どもの被害，及び子どもの問題行動の予防・介入・ケアに関する研究」平成18年度研究報告書（1/2）. 2007. pp255-263.
67) 吉田敬子. 母子と家族への援助：妊娠と出産の精神医学. 東京：金剛出版；2000.
68) Zero to Three. DC : 0-3R. Diagnostic Classification of Mental Health and Developmental Disorders of Infancy and Early Childhood, revised edition. Washington, DC, : Zero to Three Press ; 2005.

# II. 子ども虐待と精神医学

# 1. 被虐待児のアセスメント
## A. 多次元的評価

　子ども時代に受けた虐待の影響は長期に及び，児童期，青年期，成人期を通じて，さまざまな形の心理学的・精神医学的症状や発達の遅れやゆがみとなって現れることが，これまでの研究により明らかになっている．そのため，早い時期に的確な心理学的・精神医学的アセスメントを行い，それに基づいて適切な支援・治療を提供することが，予後を良好にするためにはきわめて重要であるといわれている[3]．

　本稿では，その多様な症状をもつ子どもを理解し援助するには，子どもの状態を多次元的に評価することが重要であることを示した後，その多次元的評価のための心理アセスメントプロトコールを紹介する．

## 1. 多次元的評価の重要性

### a. 虐待による心身への影響の多面性

　虐待という長期反復する強いストレスを親から受けた影響は深刻で，子どもの発達に多方面にわたるダメージをもたらすことはよく知られている．それについては前章でふれられているため，ここでは詳しく述べないが，その影響の多面性ゆえに，その後の援助や治療の方針を立てるのに，多次元的評価が必要であるとした論文を2つ紹介する．

　Perryら[15]は，従来の研究を概観し，子ども時代の虐待やネグレクトが，精神医学的疾患（PTSD〈post-traumatic stress disorder；心的外傷後ストレス障害〉，解離性障害，うつ病，物質依存など）や，反社会的，攻撃的，暴力的行動や，身体医学的問題（喘息，心臓血管系の疾患など），認知や学習の問題，発達障

害，全般的な発達の遅れなど，多方面にわたってマイナスの影響を生じさせることを示し，発達早期からの介入と援助の必要性を強調した．そして，家庭外の措置やケアを子どもの状態に合わせて適切に提供するためには，実際的で事前に対策をとることができる多次元的なアセスメントが必要であると述べ，そういったアセスメントが実施されていないことが，介入後の子どもの不適応行動の増加や措置変更回数の増加の一因になっていると指摘している．

そこで，Children's Crisis Care Centerでは，従来CPS（Child Protective Service〈児童保護局〉; 公的機関）で行っていた標準的なアセスメント方法を改良し，CPSや治療機関などと連携して，次のような多次元的評価を始めた．それは，6つの主要な領域（① 身体/医学の領域，② 家族/社会の領域，③ 生育歴/心的外傷となっている人生の出来事の領域，④ 情緒/行動の領域，⑤ 認知/学業の領域，⑥ 発達の領域）において，子どものプラスの力と脆弱性や問題点などを量的に評価するという方法である．その多次元的で量的なアセスメント結果を，わかりやすい形でレポートにまとめて報告することにより，家庭外措置やケアなどについての適切で素早い判断や，他機関との情報の共有が容易になり，さらに措置や治療などの結果の追跡評価が可能になったという．

また，吉田ら[28]は，児童精神医学領域から，児童虐待の臨床において，被虐待児と養育者への適切な介入や治療のために，認識しておくべき知見や評価する内容やその方法についてどのようなものがあるかを明らかにすることを目的として概説を行っている．身体的虐待を中心に，過去10年間の国内外の精神医学領域の原著論文等を概観し，精神医学的診断としては破壊的行動障害（反抗挑戦性障害，素行障害）を筆頭に，気分障害，不安障害，PTSDとの関連が深いことが見出された．それに加えて，言語をはじめとする認知発達の遅れ，自己評価の低さ，問題行動，同年齢の子どもとの対人関係の障害，養育者などへの愛着障害などの心理社会的な問題がみられた．そのため，精神医学的診断と心理社会的評価を組み合わせた多次元的評価に基づいて，児童虐待の介入と治療を行うことが重要であると結論づけている．

## b. 長期経過における症状変遷

横断的にとらえられたこの多様な症状は，年齢とともに変化していくこと

が知られている．杉山[18, 19]は，豊富な治療経験から，虐待を受けた子どもは非常によく似た経過を示し，年齢によって次のように症状が推移するという．幼児期には反応性愛着障害としてまず現れ，次いで小学生になると多動性行動障害が中心となり，徐々に思春期に向けて解離症状が明確になり，その一部は非行に推移していく．また，小学校年代は知能に見合った学力を得ることが困難で，衝動コントロールが不良である．そして治療がなされない場合は複雑性PTSD[5]（あるいはDESNOS[23]）として知られる重症の病態に陥るという．

このように，虐待の影響と考えられる症状がいったん軽快したかのようにみえても，子どもの発達的変化に伴ってその姿を変えて出現してくることもあるため，縦断的に評価していくことの重要性が示唆される．

## c. 回復への治療・支援の観点から

### 治療・支援経過における症状変遷

虐待的な環境から離れ，安全で治療的な生活環境を得た段階でも，症状変遷がみられる．滝川ら[20]は，情緒障害児短期治療施設入所児童を対象に，ケアの実態，有効性，問題点を調査するために，子どもの状態像に関する4年間の縦断調査を実施している．まず，入所後6か月のあいだには，あらゆる症状に大きな改善がみられるが，入所前には存在しなかった症状が出現する場合があり，それらの症状のうち，他児に対する攻撃やけんかやけがを負わせない程度の暴力などの出現率が比較的高かったという．その後の経過としては，大人への拒否，不活発，抑うつ，不安，過敏，孤立，気分変動，解離などの安全感や信頼感にかかわる問題の改善は比較的早く，半数が1年半までに改善し，大人との安定した関係と安心できる居場所を得たことの効果と考えられた．一方，注意持続困難，衝動的行動，ルールが守れない，他児とのけんかや攻撃，万引きなどの攻撃的・衝動的・逸脱行動の改善には時間がかかり，半数が改善するのに2年以上を要し，回数は軽減するも退所時に症状の残る子どもも2割前後いるという．さらに知的能力は普通だが学力が低いなどの学力の問題や自信のなさについても改善は長引き，退所時にも一定の割合が存在していた．

筆者の所属する児童相談センターでは，虐待を受けた子どもを一時保護終

了後，アフターケアも兼ねて毎年夏休みに精神科医が面接して，心理的・精神医学的問題の推移や適応水準の推移などの，虐待の影響の縦断的な側面を調査している．安全な生活を得てからの症状の推移は，症状の種類によって特徴があった．身体化症状や多動などの症状は減少していくが，PTSD症状などの精神医学的症状は，軽快し消失する割合と新たに出現する割合がそれほど変わらず，1，2年の経過では全体の割合にあまり変化はなかった．一方，攻撃的行動，反社会的行動，自傷行為などは，安全な環境を手に入れてからのほうが，出現する割合が高いという結果であった．

このように統計的にみると，症状によって改善速度や経過に違いがあるため，個々の子どもをみればさまざまな回復のパターンを示し，経過中には，回復して問題ではなくなった症状と，持続している症状と，新たに出現した症状とが混在している．そのため，その変化を鋭敏にとらえ，その時々に治療・支援計画を立てていくには，継続的に多次元的な評価を実施していくことと，量的な評価方法を使用することが必要となる．

### 生活での育て直しの観点から

子どもが虐待的な環境を離れて児童養護施設や情緒障害児短期治療施設などで生活をしている場合は，日々の世話を通じての育て直しが，回復への支援において中心的な役割を演じる．この育て直しという観点からは，愛着形成がどのぐらい樹立されているか，生活技能がどのくらい獲得されているか，集団行動がどのくらいとれるかなどについて評価をすることが非常に重要である[14]．特に，愛着形成の程度によって信頼と安心の関係を築いていくのにかかる時間や労力や工夫が違ってくるため，その評価は治療・支援計画を立てるうえで第一に考慮されなければならない．さらに，人との安心と信頼の関係で支えられることが回復の土台となるため，人との関係が安定する前にトラウマ治療を始めることは危険を伴う．多次元的な評価がされていれば，治療・支援計画を立てる際に，回復の順番を考慮することも容易となる．

### プラスの資質の評価の重要性

子どもの治療・支援には，子どもの有している潜在的な回復力を高めるという要素が欠かせない．そのためには，虐待を受けた子どもの，問題となっている部分だけでなく，プラスの資質や発達可能性や，さらに子どもの発達を応援してくれる人や場なども評価して，それを強化していくための方策を立

てることが重要である．プラスの資質の強化は，子どもに寄り添う大人との間に安心と信頼の関係を樹立していくことと相俟って，子どもの自己肯定感や自尊感情を育むことを助ける．この自尊感情や高い自己評価は，大人になってからの社会適応をよくするための大きな原動力となる[4,10]．

### d. 多機関，多職種との連携という視点から

虐待を受けた子どもの治療・支援は，一つの機関や一つの職種では担えず，ケアワーカー，心理職，ソーシャルワーカー，精神科医，教師，サークルやクラブ活動指導員，ボランティア，児童相談所担当職員など，子どもをとりまく人々がチームで取り組むことが必要になる．多次元的評価を定量化し，わかりやすくグラフ化することにより，素早い情報の共有を可能にし，各機関や各職種の役割を理解しやすくするなどの効果が期待される．また共通の定量的評価を用いることにより，その支援の効果についての共有が可能になる．前述のChildren's Crisis Care Center[15]における多次元的アセスメントにおいても，わかりやすさと，定量化の重要性を強調している．

## 2. 虐待を受けた子どもの心理アセスメントプロトコール

虐待を受けた子どもを多次元的に評価することの重要性に鑑み，筆者らは，多次元的評価をするための心理アセスメントの標準的なプロトコール（**図1**）を作成した[7-9]．これは，虐待を受け，児童相談所に一時保護された小学生以上の子どもに対し，児童心理司が2～3回にわたって半構造化面接を行い，これに知能テストや子ども用トラウマ症状チェックリスト（TSCC）[1]などや行動観察（ACBL-R[13,27]など）からの情報を加えて，虐待による心理・行動・発達・身体的側面への影響などについて量的・多次元的に評価するためのものである．一時保護中の子どもの評価は，家族との分離の必要性の有無，施設あるいは里親の選定，治療・支援の必要性の有無と程度，治療・支援方法の選択など，その後の方針決定の資料として非常に重要である．一部の質問を除けば，この心理アセスメントプロトコールは，一時保護中の子どもだけでなく，広く虐待を受けた小学生以上の子どものアセスメントに使用できると考え，ここに紹介する．

1. 被虐待児のアセスメント／多次元的評価

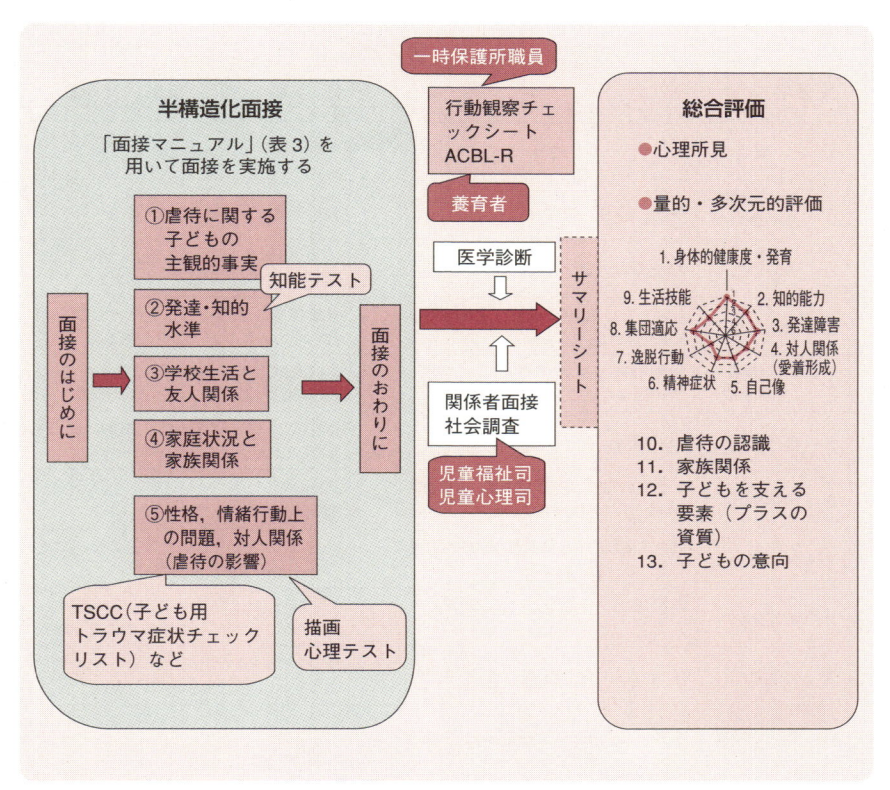

図1 虐待を受けた子どもの心理アセスメントプロトコール（対象は小学生以上）

## a. 総合評価（図2）

「心理アセスメントプロトコール」に則って集めた情報を「心理所見」として自由にまとめるとともに，その情報を使って（表1），総合的な視点から9つの領域（1. 身体的健康度・発育，2. 知的能力，3. 発達障害，4. 対人関係（愛着形成），5. 自己像，6. 精神症状，7. 逸脱行動，8. 集団適応，9. 生活技能）において，定量的な評価（総合評価基準尺度による5段階評価〈表2〉）を実施し，「レーダーチャート」の形でグラフ化する．そして，これに4領域（10. 虐待の認識，11. 家族関係，12. 子どもを支える要素，13. 子どもの意向）を加えた13領域にアセスメントの要点を書く．この13の領域

Ⅱ. 子ども虐待と精神医学

## 総合評価

児童名 ○○ △△　　（男・女）（平成　年　月　日生）（ 7 歳）

| | 項目 | 内容 | 評価 1～5 | コメント |
|---|---|---|---|---|
| 1 | 身体的健康度・発育 | 疾病，発育，運動発達など | 1 | 健康で発育も問題ない． |
| 2 | 知的能力 | IQ と学業成績 | 2 | IQ は 103 で普通値であるが，成績は下位で学業成績とのあいだにギャップがある． |
| 3 | 発達障害 | ADHD，LD，PDD*，不注意，認知の問題，知的能力のばらつきなど | 2 | 学習障害と診断される程度ではないが知的能力のアンバランスがある． |
| 4 | 対人関係（愛着形成） | 愛着形成の障害の程度，共感性，情緒発達など | 3 | 基本的信頼感は不安定ながら獲得されているが，親とは過度に服従的な関係である．他の大人には挑発的． |
| 5 | 自己像 | 自己認識，自己評価など | 3 | 自分に良いところはあまりないと否定的であるが，促されれば，良い自己イメージも浮かべられる． |
| 6 | 精神症状 | トラウマの影響（PTSD，解離，自傷，抑うつなど），神経症的症状など | 3 | 親からの暴力がトラウマとなっていて，外傷記憶の侵入，感情麻痺，不眠があり，治療が必要． |
| 7 | 逸脱行動 | 暴力，衝動的・攻撃的行動，性的逸脱行動，非行的行動など | 4 | 些細なことに腹を立て暴力に及ぶことが多く，薬物療法も考慮． |
| 8 | 集団適応 | 集団参加，協調性，対人関係スキルなど | 2 | 大人の監督や励ましがあれば集団のルールに従って活動を楽しむことができるが，子ども同士では支配・服従関係になりがち． |
| 9 | 生活技能 | 生活習慣，身辺自立 | 3 | 挨拶や食事のマナーなど身についていないことも多く，生活指導が必要である． |
| 10 | 虐待の認識 | 否認，虐待者への感情など | | 自分が悪い子だから殴られたと思っている．虐待者である母を理想化し慕っている． |
| 11 | 家族関係 | 家族への思い・所属感など | | 近所に住んでいる母方祖母にかわいがられており，兄弟仲も悪くはない． |
| 12 | 子どもを支える要素 | 人，場所，得意な活動など | | 祖母とは信頼関係が樹立．担任とも関係がよい．学童クラブが安心の場．絵を描くことが大好き． |
| 13 | 子どもの意向 | | | 母から殴られたり兄弟で差別されるのはつらいけれど家で生活したい． |

虐待の重症度（主に社会調査の情報より）：　5 ・ ④ ・ 3 ・ 2 ・ 1
（いずれかに○をつける）

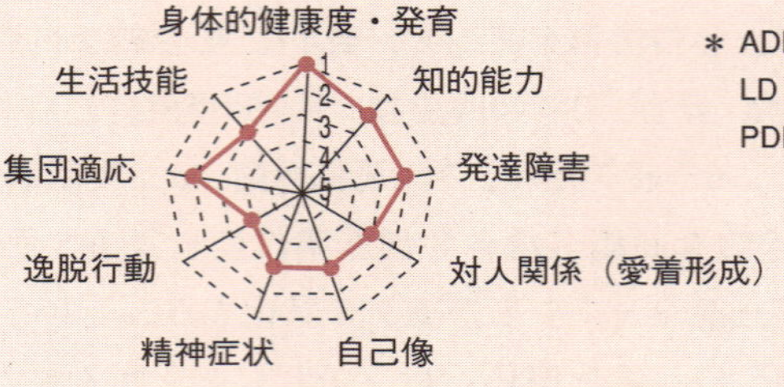

\* ADHD（注意欠如・多動(性)障害）
　LD（学習障害）
　PDD（広汎性発達障害）

図2　総合評価・記入例

は，治療・支援計画が立てやすいということと，医師や臨床心理士以外の職種にも理解しやすいという観点から選ばれている．そして，多方面にわたる虐待の心身への影響は，DESNOS（Disorder of Extreme Stress Not Otherwise Specified；他に特定されない極度のストレス障害)[23]の症状も含めて，これらの13の領域でとらえられるようになっている．

定量的に多次元的に評価することにより，脆弱な部分と，問題となっている部分と，健康的で肯定的な資質を有している部分が総合的に評価できる．そしてこれは，治療・支援の経過における子どもの状態の推移を鋭敏にとらえることを可能にする．

さらにグラフ化することにより，治療・支援のポイントとして示したいことがわかりやすく視覚化され，治療・支援に携わる多職種，多機関で共有しやすいという利点がある．

評価する際に，判断の根拠とする情報源と半構造化面接のポイント番号を**表1**に記す．また9つの領域において，5段階評価をするときに使用する総合評価基準尺度の基本的な考え方を**表2**に示す．実際に使用するものは，それぞれの領域の基準尺度に具体的な例を載せ，判断基準がよりわかりやすくなっている．

## b. 半構造化面接

### 基本的な考え方[26]

（1）アセスメントだけを目的にした面接ではなく，「子どもとの関係づくり」「面接のなかでのケア（治療の一環）」「今後の見通しを伝える」等も包含する．

（2）子どもが「安心」「自由」「自信」をもてるように面接者として配慮して行う．

（3）最初に子どもにわかる言葉で守秘義務について伝え，何を話しても子どもに不都合なことは起こらないことを保障し，面接の場を安全な場にする．

（4）面接のおわりには，家族のなかで起こっていることについて自分の責任と思いこみやすい虐待を受けた子どもへの配慮から「あなたが悪いのではない」と確実に伝え，面接で把握したことをどのように生かすのかを説明する．また，子どもの状態に応じたケアをできる範囲で行う．さらに，どうしてほしいのか子どもの意向を確認する．

## Ⅱ. 子ども虐待と精神医学

表1 13の領域の評価の判断と根拠となる情報源と半構造化面接のポイント番号

| 領域 | | 半構造化面接・情報源 |
|---|---|---|
| 身体 | 1. 身体的健康度・発育 | 半構造化面接②*<br>社会調査（病歴、生育歴） |
| 認知・知的能力・発達障害 | 2. 知的能力（学業成績） | 知能検査（WISCⅢ、K-ABCなど）<br>半構造化面接②、③<br>学業成績の調査 |
| | 3. 発達障害（ADHD・LD・PDD、知的能力のアンバランスなど） | 半構造化面接②<br>行動観察<br>医学診断<br>（CPT、こころの理論課題テスト、ストーリーテストなど） |
| パーソナリティ | 4. 対人関係（愛着形成） | 半構造化面接⑤<br>（描画・心理テスト）<br>ACBL-R（虐待を受けた子どもの行動チェックリスト改訂版）*1<br>子どもの行動観察チェックシート（一時保護所用）*2 |
| | 5. 自己像 | 半構造化面接⑤<br>（描画・心理テスト）<br>TSCC（子ども用トラウマ症状チェックリスト）*3 |
| 情緒・行動上の問題 | 6. 精神症状（トラウマの影響：PTSD、解離症状、抑うつなど） | 半構造化面接⑤<br>（描画・心理テスト）<br>TSCC<br>A-DES（思春期用解離性スケール）*4<br>CDI（小児抑うつ評価尺度）*5<br>IES-R（改訂 出来事インパクト尺度）*6<br>ACBL-R<br>行動観察（一時保護所用）<br>CDC（子ども版解離評価尺度）*7 |
| | 7. 逸脱行動（感情制御困難、暴力、性的逸脱行動など） | 半構造化面接⑤<br>TSCC<br>ACBL-R<br>行動観察（一時保護所用） |
| 社会技能 | 8. 集団適応（対人関係スキル） | 半構造化面接③、⑤<br>ACBL-R<br>行動観察（一時保護所用） |
| | 9. 生活技能 | 行動観察（一時保護所用）<br>社会調査（養育者面接） |

＊半構造化面接の①～⑤については70～75頁参照．

(表1　つづき)

| | |
|---|---|
| 10. 虐待の認識 | 半構造化面接①，④ |
| 11. 家族関係 | 半構造化面接①，④，⑤<br>(描画・心理テスト) |
| 12. 子どもを支える要素(子どものプラスの資質) | 半構造化面接③，④，⑤ |
| 13. 子どもの意向 | 半構造化面接(おわりに) |

*1 ACBL-R(虐待を受けた子どもの行動チェックリスト改訂版)：虐待を受けた子どもの行動に特化した行動評価尺度．次項の「B. 心理アセスメント」に詳しく説明されているので参照[13, 27]．

*2 子どもの行動観察チェックシート(一時保護所用)：ACBL-Rの項目(一部改変)に生活全般の状況(睡眠，食事，排泄，入浴・洗面，身辺整理，健康状態)に関する質問を加えて，一時保護中の行動観察用に筆者らが作成．

*3 TSCC(Trauma Symptom Checklist for Children；子ども用トラウマ症状チェックリスト)[1, 12]：8歳から16歳の子どもを対象とした，トラウマ性の体験の後に生じる精神的反応や心理的症状の評価を目的とした，自記式質問紙．次項の「B. 心理アセスメント」に詳しく説明されているので参照．

*4 A-DES(Adolescent Dissociative Experience Scale；思春期用解離性スケール)[17]：11歳から20歳の子どもを対象とした，解離症状を把握するための自記式の質問紙法である．

*5 CDI(Children's Depression Inventory；小児抑うつ評価尺度)[11]：8歳から13歳の子どもを対象とした，抑うつ状態を把握するための自記式の質問紙法である．

*6 IES-R(Impact of Event Scale-Revised；改訂 出来事インパクト尺度)[25]：心的外傷性ストレス症状を把握するための，自記式の質問紙法である．

*7 CDC(Child Dissociative Checklist；子ども版解離評価尺度)[17]：5歳から11歳の子どもを対象に，解離症状を把握するために養育者が観察して評価する質問紙法である．

表2　総合評価基準尺度

| レベル | 基本的考え方 |
|---|---|
| 5 | 通常の生活に多くの困難を伴う，疾患，障害，それに準ずる状態の場合で，専門的治療・対応の範囲．<br>入院，専門施設での対応が必要となる． |
| 4 | 問題が多い．<br>専門的支援を受けながら通常の生活をしているが，日常的に多くの援助が必要である． |
| 3 | 問題がある．<br>通常の生活のなかで，時に応じて援助が必要となる． |
| 2 | 一応通常の生活でやれるが注意を要し，今後の経過によっては援助が必要となる可能性がある． |
| 1 | 問題はない． |

(5) 事実を問うことは，子どものマイナスの状況に焦点を当てがちになるため，子どもの状況や内的資質のプラスの面（安心できる場，信頼できる人，得意な活動，優れた能力，楽しめる活動，成功体験など）を引き出すような質問を加えて，子どもに安心感を与え自信の回復に寄与できるようにする．また，その後のケアプランにそれらの肯定的資質の強化を盛り込み，子どものもつ回復力を高めることに努める．

### 面接時間

一時保護中の場合は，入所期間に限りがあり，子どもへの負担を考慮しながら，1時間～1時間半のセッション2回を想定している．1セッションおおよそ50分として，3セッションを予定できると時間的にゆとりがもてるし，子どもへの負担も少なくてすむ．追跡面接の場合は，知能テストなどを省略し，自記式のチェックリストをTSCCのみにして，1時間～1時間半のセッションを1回で実施することも可能である．

### 半構造化面接の内容

基本的な質問が書かれた「面接マニュアル」（**表3**）を使用して実施するが，子どもの状態に合わせて面接の順番や質問は柔軟に変えていく．子どもとの自然なやりとりを大事にすることが第一に考慮される．

#### 信頼関係の形成・面接を安心できるものとする

面接に臨むときの子どもの不安を十分に受け止め，面接者はまず自己紹介と仕事の内容を説明し，子どもの理解できる言葉で守秘義務の説明，面接内容の説明をする．子どもがリラックスして答えられそうな質問（好きなテレビ番組，タレント，好きな遊びなど）から始めて緊張をほぐす工夫も必要である．

#### 〈面接ポイント①〉虐待に関する主観的事実

子どもが一時保護所や施設に入所中以外はこれを省く．

「入所の理由をどうとらえているか」を探っていく過程で，虐待についての子ども自身の認識の程度や虐待者をどうとらえているか把握する．子どもにとっては，つらい経験を語ることになるので，ここでの面接者との関係の体験（信頼関係の確立のための第一歩的なもの）は，今後の面接の展開に大きく影響する．そのため，子どもの状況を観察しながら慎重に進める．この段階では，子どもが一時保護された事態（施設に入所した事態）をどうとらえ

1. 被虐待児のアセスメント／多次元的評価

表3　面接マニュアル

1. アセスメント面接のはじめに　（信頼関係の形成，面接を安心できる場にする）
   (1) 自己紹介と仕事の内容の説明
   「こんにちは．心理の○○です．私は子どもたちの話を聞いて，困ったな，心配だな，などと思うことについて，お話を聞いたり，心理テストをしたりして，どうしたらいいかを一緒に考えていく仕事をしています」
   (2) 守秘義務について
   「これからお話しすることについて，○○さんが伝えてほしくない人には話をしないようにしたいと思っています．でも○○さんを守っていくためには，どうしてもほかの人に話さなければいけないことがあるかもしれません．そのときにはその前にあなたに話しますね」
   (3) 面接内容について
   「これから〜時頃までお話を聞いたり，テストなどをするけど，あなたがどんな人で，どんなことを考えたり，感じている人か理解するためなので協力してほしいの．でも話したくないこと，やりたくないことは，無理しなくていいので言ってね」

2. 〈ポイント①〉　虐待に関する子どもの主観的事実　（一時保護所や施設に入所中の場合）
   □「ここに来たのはどうして？」
     ○ 虐待者の問題をあげる場合：「どんなこと？」「そのときどう思った？」など
     ○ 自分の問題（自分が悪い子など）をあげる場合：「どんなところからそう思った？」
       と具体的に聞きながら，「あなたが悪いのではない」というメッセージを伝える．
     ○「わからない」と答えた場合：「児童福祉司さん（あるいは入所のとき付き添っていた大人）にはどんなふうに聞いている？」「それ（聞かされている理由）についてどう思う？」
   □「家で困っていたことはある？」「どんなこと？」「詳しく教えてくれる？」など
   □「今，心配なことはある？」「どんなこと？」「どう思った？」など
   □「ここ（一時保護所あるいは施設）の生活はどう？」「どんなところがいい（いやな）の？」
     と具体的に聞いていく．
   「ここに来たことをどう思っている？」（前のところで聞いていなければ）

3. 〈ポイント②〉　発達・知的水準
   □ 知能テスト実施
   □ 身体発達（身長，体重など），運動発達（粗大，巧緻性）
   □ 発達障害（ADHD，広汎性発達障害（PDD）など）の有無
      ADHD：不注意・衝動性・多動性
      PDD：社会性の障害・コミュニケーションの障害・想像力の障害

4. 〈ポイント③〉　子どもからみた学校生活と友人関係
   集団適応・友人関係・子どもを支えるもの（活動・人）．
   □「学校はどこに行っていたの？（何小・中・高）？」
   □「学校はどう？」「学校で楽しかったこと，嫌だったこと，思い出など」
   □「好きな科目（活動）は何？」「嫌いな科目（活動）は何？」
   □「仲のよい友達はいるかな？」「その子の名前は？」
   □「好きな先生はいる？」「その先生の名前は？」
   □「困ったとき相談できる友達とか先生とかいた？」「名前は？」

（次頁につづく↗）

(表3 つづき)

5. 〈ポイント④〉 子どもからみた家庭状況と家族関係と親子関係
   虐待の実際,虐待の認識・虐待者への感情,家族への思い,子どもを支えるもの,子どもからみた生育史.
   ● 住→間取り図を画用紙に描いてもらいながら聞くと話しやすくわかりやすい
     □「どんなお家に住んでいるの？」
     □「安心できる場所は？」(その理由は？)「嫌いな場所は？」(その理由は？)
     □「あなたがいつもいるお部屋はどこ？」「居場所はあった？」「あなたの物はどこに置いてある？」
   ● 食
     □「夕食は何時ごろ？」「ご飯は誰がつくってくれる？」「誰と食べるの？」
   ● 衣
     □「衣服は誰が買ってくれた？」「洗濯は誰がしていたの？」
   ● 家庭の雰囲気
     □「家の中で楽しいときってどんなとき？」「家の中で嫌なときってどんなとき？」
     □「一日の生活のなかで怖いと思うことある？」
   ● 家族・親戚・その他の人間関係
     → 家系図を画用紙に書いていくと話しやすく情報を整理するのに役に立つ
     □「(その家で)誰が一緒に住んでいるの？」あるいは「何人家族？」「兄弟何人？」
     □「お父さんの仕事？」「どんな人？」「お母さんの仕事？」「どんな人？」
       (順次家族メンバーについて聞いていく)
     □「こわい」あるいは緊張が感じられる場合「たたかれたりする？」
     □「ほめられたことある？」(誰から,どんなときに,どんなことで)
     □「叱られるのは,どんなとき？ 誰に？ どんなことで？ どんなふうに？ いつから？」
       ※「虐待に関する主観的事実の質問」の"困っていること"で話していれば,不要.
     □「困ったとき相談できる人いた？」「信頼できる人は誰？」「こわい人は誰？」
     □「おじいちゃん,おばあちゃんに会ったことある？」「どんな人？」
   ● 子どもからみた自分と家族の歴史
     健忘(記憶の欠落している時期)の有無,強く印象づけられている出来事(離婚,転校など).
     → 誕生日から現在の年齢までの年表を一緒に画用紙に書き,そこに主な出来事を書きこんでいくとわかりやすく,思い出しやすい
     □「いちばん小さい頃の思い出って何？」あるいは「いちばん古い記憶って何？」
     □「幼稚園(あるいは保育園)の頃どうだった？ 何か覚えていることある？」
     □「小学校の頃どうだった？ 何か覚えていることある？」
     □「中学校の頃どうだった？ 何か覚えていることある？」

6. 〈ポイント⑤〉 性格,情緒・行動上の問題,対人関係 (虐待の心身への影響)
   ● HTP等の描画,SCT等の心理テストを実施
   ● TSCC(子ども用トラウマ症状チェックリスト)実施
     不安,抑うつ,怒りの調節困難,PTSD,解離症状の把握
     (時間があれば)
       抑うつ状態が推定される場合で8歳以上であればCDI実施.
       解離が推定される場合で11歳以上であれば,A-DES実施.
         5歳から12歳であれば,養育者・観察者が記入する形のCDCを実施.
       PTSDが推定される場合で8歳以上であればIES-Rの実施.

1. 被虐待児のアセスメント／多次元的評価

（表3　つづき）

> ⇒抑うつ，解離，PTSD，自傷行為，自殺企図，激しい暴力や衝動性等の存在が疑われるときは精神科への診察につなげる．
> 
> ● 怒り・ストレスの対処法
>   □「いらいらしたときや腹が立ったときどうしている？」
>   □「不安なとき，悲しいとき，つらいとき，怖いときどうしている？」
> ● 自己像・自己認識：自分自身をどうながめているか
>   □「自分はどんな子だと思う？」
>   □「自分のいいところ（得意に思うところ）ってどんなところ？」
>   □「自分のいやなところってどんなところ？」
>   □「自分のこと好き？」
> ● 将来像・希望
>   □「将来の希望は何？」「将来どうなりたい？」「大きくなったら何になりたい？」
> ● 対人関係
>   面接時や生活のなかの行動・態度や心理テストから判断する部分が大．
>   ・愛着の問題
>   （すでに聞いていれば不要）
>   □「困ったときや不安なときに誰かに助けを求めることはある？」
>   □「一緒にいて安心できる人いる（いた）？」
>   □「大人や友達を頼りにしている？」「信頼できる人いる？」「（特定の）友達いる？」「名前は？」
>   □「自分の気持ちをわかってもらえる人いる？」「あなたがどう思っているか聞いてくれる人いた？」「名前は？」
> ● 子どもを支えてくれる人，安心できる場や時間，楽しい活動
>   （すでに聞いていれば安心できる時間や場のイメージのみをもう一度聞く）
>   □「何をしているときが楽しい？」「好きな遊びは何？」「かわいがっているもの？」
>   □「安心できる場所のイメージ？」
>   □「一緒にいると安心できる人」「信頼できる人？」「あこがれている人？」

7. アセスメント面接のおわりに
　（1）子どもへのケア
　「今日はお話ししてくれてありがとう．言いたくないことや思い出したくないことも話してくれて，たいへんな思いをしましたね．つらくなかったかな」
　（2）今後についての子どもの意向の確認
　「今日話してくれたことを，○○さんが毎日安心して暮らしていくためにはどうしていったらいいのか，考えるために使いたいと思います」
　「（○○さんは△△△にいるけれど，）これからどのようにしたいと思っていますか？ お母さん，お父さんにこんなふうになってほしい，こんなふうに変わってほしいということはあるかな？」
　「何がいちばんいいかみんなで考えていきましょう．何か心配なことやわからないことがあったら，相談してね」
　（3）守秘義務についての念押し
　「面接の前にも言ったように，話してほしくないことは，あなたに黙ってほかの人に話すことはしません．もし話すことが必要なら，最初にあなたに言いますね」
　＊　子どもが興味をもつような肯定的な話題（趣味やテレビの番組など）を取り上げて気分転換を図ることも必要．

HTP：House-Tree-Person Test，SCT：Sentence Completion Test（文章完成テスト）．

ているかを聞くことにとどめ，虐待を否認している場合では，子どもが問題と感じていることを，一緒に考えていくという姿勢を示して徐々に信頼関係を築いていく．虐待の事実については，家での生活の状況（面接ポイント④）を聞くなかで明らかになることもある．

　虐待は否認されることが多く，「自分が悪いから虐待された」など，受けた暴力を自責的に解釈することもまれではないなど，虐待への認知の仕方は子どもによりさまざまである．前述の筆者らが実施している追跡調査[6]では，31％の子どもが一時保護中に虐待を否認していた．虐待者を理想化したり，虐待者のゆがんだ考えを信奉したりすることもよく知られている．これは，虐待的環境で生き延びるための防衛とも考えられるが，虐待否認と適応の悪さとの関連が指摘されており[6]，子どもの安心感の回復や成長の程度をみながら，子どもに寄り添う大人によって現実的な認知を可能にしていくような援助を提供することが，子どもの無力感や自己評価の低さなどを改善していくには必要である．そのため，この時点で子どもの虐待への認知をとらえておき，その後の援助につなげていくことが重要である．

〈面接ポイント②〉知的水準の検査と発達障害の有無

　身体発育の問題（身長，体重など），運動発達（粗大運動，微細運動，協調運動など），知的能力の程度，発達障害の有無等子どもの客観的な状況を把握する．知能テストなどの必要なテストを実施する．子どもによっては評価されることに敏感で，できないことに対して過剰に苦痛な感情を惹起されることもあるため配慮が必要である．

　近年，被虐待児のなかで発達障害の占める割合が大きいことが指摘されている[18,19,24]．発達障害を診断することは，今後の子どもへのケア・援助にとって非常に重要であるとともに，虐待メカニズムの解明につながり，親への援助プランを作成するうえでも欠かせない．また，虐待の影響として生じる愛着障害や，心的外傷による刺激への過剰反応は，発達障害とよく似た症状を示すことはよく知られている．さらに，子ども時代の虐待が脳の正常な発達を阻害することが明らかになってきている[16,22]．したがって，ここでは医学的診断の要否の判断を含め，発達障害の可能性を見立てる．

〈面接ポイント③〉子どもからみた学校生活と友人関係

　学校生活は，多くの友人や教職員との関係があり，さまざまな刺激があり，

頻繁な場面の転換が求められたりするなど,子どもが自分自身のペースでなかなか生活を進められない.ここでは,そういった社会的場面への適応状態について,子どもがどう感じているかを聞き取る.また,学校での好きな(得意な)活動や信頼できる友人や先生の存在を聞くことで,子どもを支えている活動や人を把握することができる.

〈面接ポイント④〉子どもからみた家庭状況と家族関係・親子関係

ここでは,子どもからみた家庭状況(衣・食・住),家族・親族・その他の人間関係,家族の歴史(生育歴)についてどのようにとらえているかを聞く.間取り図や家系図を描いてもらいながら,家庭のなかで,安心できていたか,居場所があったか,信頼できる人がいたか,相談できる人がいたか,自尊心が満たされていたかについて聞いていく[2].そのなかで虐待の事実が打ち明けられ,虐待者への思いが表出される可能性もある.虐待の事実が話される場合は,つらい気持ちを受けとめ,勇気をもって話してくれたことに感謝の意を表し,「自分が悪い子どもであったからひどいことをされた」と自分を責めている子どもには,具体的な事実を聞くなかでそれを和らげることが必要である.基本的には加害者を非難するべきでなく,子どものもっている力に焦点を当てながら,「安心できる生活を送ることができるために」みんなでいちばん良い方法を考えていくことを改めて伝えることが重要である.

子どもからみた家族の歴史については,子どものいちばん古い記憶や,強く印象づけられている出来事や,記憶のない時期や事柄を聞くことにより,子どもが家族や環境の変化をどう受けとめてきたか,記憶や意識の連続性が保たれているか,何がトラウマになっているかなどを推測する.

〈面接ポイント⑤〉性格,情緒・行動上の問題,対人関係などの把握(虐待の影響)

虐待は子どもの本来の人格発達を阻害し,基本的信頼感や自己同一性の獲得を阻み,愛着障害などの対人関係の問題や否定的な自己認識を生じさせる.また虐待的環境では,自己の内的統制力が育ちにくいため,情動調節の悪さを有していたり,虐待行為がトラウマとなり,トラウマに由来する解離やPTSDや抑うつなどの精神症状を抱えてしまうことも多い[5, 10, 17-21, 28].

ここでは,心理テストや描画やチェックリストを実施して,子どもの性格,情緒・行動上の問題の特徴や自己イメージや対人関係のパターンを把握する.さらにトラウマ反応を調べるチェックリストとしてTSCC(Trauma Symptom

Checklist for Children)[1]（**表1**）を実施する．TSCCは虐待等の慢性のトラウマおよび急性のトラウマの影響を評価するために広く使われている自記式の質問紙である．5つの下位尺度（不安尺度，抑うつ尺度，怒り尺度，外傷後ストレス尺度，解離尺度）において評価点が算出される．PTSD症状だけでなく，広範囲のトラウマ反応を評価できるという点で優れている．

抑うつ状態，PTSD，解離状態が臨床域か，あるいは他の情報からそれらの症状の存在が強く疑われる場合は，時間があればより詳しいチェックリスト（CDI[11]，IES-R[25]，A-DES[17]，CDC[17]；**表1**）を実施する．

ここでの質問やテストは子どもの内的体験に焦点を当てることになり，否定的感情や不安を引き出してしまう可能性もあるため，今は安全であることを告げるとともに，子どもの状況や内的資質のプラスの面を引き出すような質問を加えるなどして，子どもの安心感や自信の回復を図ることを心がける．また子どもが試みてきた否定的感情に対する対処法を聞くことにより，過酷な状況のなかで自分を守るために用いてきた防衛方法を把握し，今後の治療・支援につなげていく．

**面接のおわりに**

面接は子どもにとって精神的に負荷がかかるので，面接に応じてくれた子どもへのねぎらいは必須である．このねぎらいについては面接ごとに丁寧に実施する．特に「あなたが悪いのではない」ということ，面接で把握したことをどう生かすか（面接内容のフィードバック，心理検査のフィードバックも含める）をわかる範囲で伝え，どうしてほしいかを再確認するなど，子どもの状態に応じたケアを十分する．

面接の終了時には，子どもが興味をもつような肯定的な話題（趣味やテレビの番組など）を取り上げて気分転換を図ることも必要である．

## c. 心理アセスメントプロトコールの信頼性と妥当性の検討

作成した虐待を受けた子どもの心理アセスメントプロトコールについて，以下の方法で信頼性，妥当性の検討を行った．いずれも対象者数が少ないため質的な検討にとどまった．

**信頼性の検討**[7]

虐待を受け一時保護された子どもを対象に，児童心理司2人（経験年数5年

以上の者と4年以下の者）が一組となって「半構造化面接」を行い，それぞれに段階評価をして「総合評価」を作成し，その一致度をみた．19組の評定者間の一致度はおおむね高く，低かった項目についても面接場面以外から得られた情報の違いの影響であることがわかり，質的には信頼性が確認された．

### 妥当性の検討[8]

　一時保護時から2～6か月後に「半構造化面接」を再施行し，2つの時点での9領域での総合評価点の変化が追跡期間の子どもの状態の予想される変化を反映するかどうかを，児童相談所経験年数5年以上の精神科医と児童心理司9人で分析した．

　追跡面接は29事例（男子14，女子15）について行った．年齢は6～15歳（平均10.9歳），追跡平均期間は5.1か月で，受けた虐待（重複）は，ネグレクト18人（62.1％），身体的虐待17人（58.6％），心理的虐待13人（44.8％；うちDV目撃5人），性的虐待4人（13.8％）であった．

　評価点の変化の特徴により，以下の4つのグループに分けて分析した．1つは，主にネグレクトを受け，養育環境の安定化とともに改善している事例（6事例）で，こういった予想されるプラスへの変化[20]が「知的能力」（学力の向上），「自己像」（自己評価の向上），「集団適応」（集団適応の改善），「生活技能」（生活習慣が身につく）の各評価点の改善に反映されていた．2つ目は，主に身体的虐待を受け，養育環境の安定化とともに攻撃的・逸脱的行動が新たに出現，あるいは悪化している事例（5事例）で，それらの現象[6,20]が「対人関係（愛着形成）」「逸脱行動」「集団適応」などの評価点の変化としてとらえられていた．3つ目は評価点の変化のなかった事例で，それぞれの理由（子どもの健康度の高さと良好な環境〈3事例〉，知的障害や発達障害の影響が虐待の影響より大きい〈3事例〉など）で，環境の変化による状態の変化がみられず，評価点の不変はそれを反映していると考えられた．4つ目は一定の傾向がない事例で個々に検討した．

　分析の結果，29事例中28事例（96.6％）については，評価点の変化（不変）に根拠があり，子どもの状態の変化（不変）を鋭敏にとらえていることが示されたため，質的には妥当性が確認された．

　以上により，虐待を受けた子どもの心理アセスメントプロトコールを使用すれば，経験の乏しい児童心理司であっても一定のレベルでの心理診断が可

能であること,虐待を受けた子どもの支援・治療の経過中の心身の状態の推移を鋭敏にとらえることができることが立証された.

今後,信頼性と妥当性の確認された心理アセスメントプロトコールを用いて追跡調査を実施し,虐待を受けた子どもの心身の状態の推移を,心理・行動・発達・社会的側面など9つの次元でとらえ,その時々の治療・支援の種類や方法の検討,予後の良悪に影響する因子の検討などが必要である.そういった知見が加わることにより,最初の心理診断の時点で,子どもの状態を的確に理解し,その後の経過について正しく見極め,その予想に基づいて予後をよくするための治療・支援の具体的な計画を立てることが可能になる.

虐待の心身への影響は,安全な生活を確保された後も形を変えながら長期間続くことが明らかになっている.適切な治療・支援を提供するためには,量的・多次元的アセスメントを用いた追跡調査による縦断的なデータの蓄積が望まれる.

(犬塚峰子)

■ 文献
1) Briere J. Trauma Symptom Checklist for Children (TSCC): Professional Manual. Psychological Assessment Resources: Lutz FL ; 1996.
2) 藤澤陽子.暁学園の子どものアセスメント面接プログラム.児童虐待防止対策支援・治療研究会(編).子ども・家族への支援・治療するために―虐待を受けた子どもとその家族と向き合うあなたへ.東京:日本児童福祉協会;2004. pp121-128.
3) Garland AF, et al. Type of maltreatment as a predictor of mental health service use for children in foster care. *Child Abuse Negl* 1996 ; 20 : 675-688.
4) Heller SS, et al. Research on resilience to child maltreatment : Empirical considerations. *Child Abuse Negl* 1999 ; 23 : 321-338.
5) Herman JL. Trauma and Recovery. New York : Basic Books ; 1992./中井久夫(訳).心的外傷と回復.東京:みすず書房;1996.
6) 犬塚峰子ほか.児童相談所における子ども・家族のアセスメントに関する研究―児童相談所で保護した被虐待児の前方視的追跡調査.厚生労働科学研究(子ども家庭総合研究事業)「児童福祉機関における心理的アセスメントの導入に関する研究」平成15年度研究報告書.2004.
7) 犬塚峰子ほか.虐待を受けた子どもの心理診断のための半構造化面接法の開発(1).厚生労働科学研究(子ども家庭総合研究事業)「児童福祉機関における心理的アセスメントの導入に関する研究」平成16年度研究報告書.2005.
8) 犬塚峰子ほか.虐待を受けた子どもの心理診断のための半構造化面接法の開発(2).厚生労働科学研究(子ども家庭総合研究事業)「児童福祉機関における心理的アセスメントの導入に関する研究」平成17年度研究報告書.2006.

9) 犬塚峰子ほか．虐待を受けた子どもの心理診断の手引き―回復への支援に向けて．東京：東京都児童相談所；2007．
10) 小林美智子．虐待された子どもの成長・発達・こころをまもるとは―世代間連鎖を断つことを目指して．子どもの虹情報研修センター紀要2006；4：1-15．
11) Kovacs M. The Children's Depression Inventory（CDI）. *Psychopharmacol Bull* 1985；21：995-998．
12) 西澤　哲ほか．被虐待児のトラウマ反応と解離症状に関する研究．厚生科学研究費補助金（子ども家庭総合研究事業）1999年総括研究報告書「被虐待児童の処遇及び対応に関する総合的研究」．2000．
13) 西澤　哲ほか．虐待を受けた子どもの行動チェックリストの臨床的妥当性および有用性の検討．厚生労働科学研究（子ども家庭総合研究事業）「児童福祉機関における心理的アセスメントの導入に関する研究」平成17年度研究報告書．2006．
14) 生地　新．児童養護施設におけるメンタルケアの現状．小野善郎（編著）．子どもの福祉とメンタルヘルス．東京：明石書店；2006．pp150-174．
15) Perry BD, et al. The Children's Crisis Care Center Model：A Proactive Multi-dimensional Child and Family Assessment Process. Web version.
http://www.childtrauma.org/ctamaterials/cccc_paper.asp
16) Perry BD, Pollard R. Altered brain development following global neglect eary childhood. Proceedings from the society for neuroscience annual meeting（abstract）. 1997.
17) Putnam FW. Dissociation in Children and Adolescents：A Developmental Perspective. New York：Guilford Press；1997．／中井久夫（訳）．解離―若年期における病理と治療．東京：みすず書房；2001．
18) 杉山登志郎．子どもの虐待という第4の発達障害．東京：学習研究社；2007．
19) 杉山登志郎．発達障害の子どもたち．講談社現代新書．東京：2007．
20) 滝川一廣ほか．児童虐待に対する情緒障害児短期治療施設の有効利用に関する縦断的研究」平成16年研究報告書．横浜：子どもの虹情報研修センター；2005．
21) Terr LC. Childhood trauma：An outline and overview. *Am J Psychiatry* 1991；148：10-20.
22) 友田明美（著）．Teicher MH（監修）．いやされない傷―児童虐待と傷ついていく脳．東京：診断と治療社；2006．
23) van der Kolk B. The complexity of adaptation to trauma. van der Kolk B, et al（ed）. Traumatic Stress. New York：Guilford Press；1996．／西澤　哲（監訳）．トラウマティック・ストレス．東京：誠信書房；2001．
24) 渡辺　隆．子ども虐待と発達障害．東京：東洋館出版社；2007．
25) Weiss DS, Marmar CR. The Impact of Event Scale-Revised. In：Wilson JP, et al（eds）. Assessing Psychological Trauma and PTSD. New York：Guilford Press；1997. pp399-411.
26) Winton MA, Mara BA. Child Abuse and Neglect：Multidisciplinary Approaches. Boston：Allyn and Bacon；2001．／岩崎浩三（訳）．児童虐待とネグレクト―学際的アプローチの実際．東京：筒井書房；2002．
27) 山本知加ほか．虐待を受けた子どもの行動チェックリスト（ACBL-R）の標準化の試み．子どもの虐待とネグレクト2008；10(1)：124-136．
28) 吉田敬子，武井康郎，山下　洋．精神医学領域における児童虐待に関する多元的評価の意義―被虐待児とその養育者への適切な心理的社会的介入のために．児童青年精神医学とその近接領域2002；43：498-525．

# 1. 被虐待児のアセスメント
## B. 心理アセスメント

### 1. 虐待と精神疾患

　親からの虐待という幼少期のトラウマ性の体験が，子どもの心理や行動に深刻な否定的影響をもたらし，PTSD（post-traumatic stress disorder；心的外傷後ストレス障害），反応性愛着障害，注意欠如・多動（性）障害（ADHD），素行障害，気分障害，解離性障害，自傷行為，境界性パーソナリティ障害，反社会性パーソナリティ障害など，パーソナリティ障害を含むさまざまな精神障害の原因もしくは誘因となることは，症例研究を中心としたこれまでの知見より明らかである．

　こうした子どもに治療やケアを提供しようとする場合，単に「被虐待児」という把握だけでは不十分であり，虐待体験がその子どもの心理にどのような影響をもたらしているのかを的確に把握することが必要となる．

　本項では，虐待やトラウマ体験が子どもに与える影響の心理アセスメントの手法を簡単に概観したうえで，自記式質問紙法として世界的に広く用いられているTSCC（Trauma Symptom Checklist for Children；子ども用トラウマ症状チェックリスト）[2]と，虐待に特化した行動観察による他者評定法として筆者らが作成したACBL-R（Abused Child's Behavior Checklist-Revised；虐待を受けた子どもの行動チェックリスト改訂版）[22]についてみていくことにする．

### 2. 心理アセスメントの全体像

　子どもの心理アセスメントは，子どもの抱えている心理的な問題を精神力動的な観点や社会心理学的な観点から理解するための方法であり，診断面接，

評価尺度などの自記式質問紙や投影法などの心理検査，および他者評定法を含めた行動観察から成る．通常は，評価対象者やその症状，問題のタイプに応じたテスト・バッテリーを組み，それに診断面接や行動観察を組み合わせて総合的なアセスメントを行う．本項では，家庭内における保護者からの慢性的な虐待を経験した子どものアセスメントのツールを，面接法，自記式質問紙，行動観察などによる他者評定法に分けて概観する．

## a. 面接法

### CAPS-C

CAPS-C（Clinician Administered PTSD Scale, Child and Adolescent Version）[16]は，DSM-IVのPTSDの診断基準や，複雑で長期にわたるトラウマ性の体験に由来する子どもの症状に関する研究結果[32]に基づいた，小児期および思春期の子どもを対象としたPTSDの症状のアセスメントのための構造化面接法である．CAPS-Cは，DSMの診断基準のB〜D（侵入性症状，回避・麻痺性症状，過覚醒症状）に関する項目，退行に関する項目，社会的学業的機能に関する項目，症状や状態の全般的な重度性に関する項目，子どもの報告の妥当性に関する項目から成っており，基本的にはPTSDの診断基準を満たすかどうかの検討が中心となっている．

### DICAのPTSDスケール

DICA（Diagnostic Interview for Children and Adolescents）[27]は，DSM-IVの診断基準に従って全般的な精神科診断を行うための半構造化面接法であり，PTSDの診断のためのスケールが含まれている．このスケールには，6歳から12歳の子どものためのものと，13歳から17歳の子どものためのものがある．

PTSDスケールには，DSM-IVの診断基準のB〜Dの3症状群に関する項目と症状の持続性および重度性に関する項目，子どもに対する親の関心，対人関係の変化，および学校での変化を評価するための項目が含まれている．本面接法も，CAPS-Cと同様，基本的にPTSDの診断基準を満たすかどうかを判定するためのものとなっている．なお，同様の構造化面接法に，DISC（Diagnostic Interview Schedule for Children）[29]のPTSDスケジュールがある．

## b. 自記式質問紙

### CRTES

CRTES (Child's Reaction to Traumatic Events Scale)[13] は，IES-C (Impact of Event Scale for Children) の改訂版であり，ストレスとなる出来事に対する子どもの心理的反応の評価を目的とした15項目から成る自記式質問紙である．CRTES は，DSM-III-R の PTSD の症状のなかで侵入性症状と回避・麻痺性症状に焦点を当てたものとなっており，過覚醒症状を評価するための項目は含まれていない．そのため，本尺度の結果から PTSD の診断を確定することはできない．

CRTES は，これまでに，火災被害に遭遇した子ども[14] や，ハリケーンの被害にあった子どもたち[12] の心理的評価に用いられてきている．

### CITES-R

CITES-R (Children's Impact of Traumatic Events Scale-Revised)[35] は，主として性的虐待が子どもに与える影響を評価するために作成された自記式質問紙である．8～16歳の子どもを対象としており，78項目，11の下位尺度から構成されている．11の下位尺度は，「PTSD」，「社会的反応」，「虐待の原因の帰属」，「性的感覚」という4つのディメンジョンに分類される．

「PTSD」のディメンジョンには，侵入性思考，回避，過覚醒，および性的不安の下位尺度が含まれている．これらの下位尺度は，IES (Impact of Event Scale) と DSM-III-R に基づいて作成されている．また，性的不安の下位尺度は，性的虐待がトラウマとなる要因に関する理論[6] に基づき，無力感，裏切り，烙印づけ，トラウマ性の性化という要素から成っている．「社会的反応」のディメンジョンには，他者からの拒否的反応と社会的サポートに関する下位尺度が，「虐待の原因の帰属」のディメンジョンには，自己非難/罪悪感，エンパワメント，脆弱性，および危険な世界の下位尺度が含まれている．

CITES-R は，さまざまな種別のトラウマを体験した子どものアセスメントに適用可能であるが，主たる対象は前述のように性的虐待を受けた子どもである．そのため，DSM の PTSD の症状を網羅しているわけではない．一方で，大人への信頼の喪失や不信感に関する項目など，PTSD に属さない特徴が含まれている．こうした特徴はトラウマ性の体験をした子どものなかでも，特に

複雑性PTSDの状態を呈するものによくみられるものである．つまり，CITES-Rは，性的虐待を中心とした長期にわたる慢性的なトラウマを経験した子どもの特徴をとらえることを主たる目的としたものであるといえよう．

虐待が子どもに及ぼす心理的影響をとらえるための自記式質問紙としては，上記以外にTSCCがある．TSCCについては後述する．

## c. 他者評定法

### CDC

CDC（Child Dissociative Checklist）[25]は，多重人格性障害（現在の解離性同一性障害）の子どもの頃の予見因子に関するPutnamによる研究をベースに作成されたもので，質問項目は解離性障害と診断された子どもの臨床的観察に基づいて考案されている．

CDCは観察者による他者評定法という形式をとっており，対象となる子どもを過去12か月にわたってみてきた大人（保護者，学校の教師，施設のケアワーカーなど）が記入するようになっている．

CDCは20の質問項目から成っており，「解離性健忘」，「態度，情報，知識，能力，および行動の年齢相応性の急激な変化」，「幻覚」，「アイデンティティの変容」，「攻撃的行動」および「性的行動」という6つのタイプの解離性行動を評価できるようになっている．

このように，CDCは，虐待の心理的影響の全般的な評価を目的としたものではなく，解離現象や解離性障害に焦点を当てた評価尺度となっている．これまでの研究では，性的虐待を受けた女子のCDCの得点は，対照群の子どもの得点に比べて有意に高いことが示されている[26]．

### CSBI

CSBI（Child Sexual Behavior Inventory）[7]は，性的虐待を受けた子どもの行動上の特徴を評価することを目的とした他者評定尺度である．CSBIは38項目から成り（バージョンによって項目数は若干異なる），子どもの通常の発達過程でみられる性的行動に関する項目群（Developmentally Related Sexual Behaviors：DRSB）と，性的虐待を受けた子どもに特徴的な性的行動に関する項目群（Sexual Abuse Specific Items：SASI）とに分類される．CSBIは，性的虐待を疑われる子どものスクリーニングに広く活用されている．わが国では，

藤澤と西澤[9]が，児童養護施設に入所している134人の子どもを対象にCSBIを用いた予備的研究を実施し，わが国においてもCSBIが有効に活用される可能性があることを示している．

## 3. TSCC（子ども用トラウマ症状チェックリスト）

### a. TSCCの概要

TSCC（Trauma Symptom Checklist for Children；子ども用トラウマ症状チェックリスト）は，Briere[2]によって作成された，8歳から16歳の子どもを対象とした自記式質問紙であり，トラウマ性の体験の後に生じる精神的反応や心理的症状の評価を目的としている．TSCCが想定している子どものトラウマ性体験とは，身体的虐待や性的虐待，子ども間の身体的もしくは性的暴力の被害，深刻な喪失体験，他者の暴力被害の目撃，あるいは自然災害など広範囲に及んでいるが，これまでの臨床研究では，後述するように，主として身体的虐待および性的虐待の被害を受けた子どものアセスメントのために用いられている．

TSCCは54の質問項目から成り，2つの妥当性尺度（過少反応尺度と過剰反応尺度）と，トラウマ体験に起因すると考えられる6つの臨床尺度が設定されている．妥当性尺度とは，そのTSCCの結果が，子どもの精神的な状態を適切に反映しているかどうかを判断するためのものである．過少反応尺度の得点が高い場合には，子どもに否認傾向や全般的な過少反応傾向がみられるため，また過剰反応尺度の得点が高い場合には，症状を過度にアピールしたいという欲求や全般的な過剰反応傾向がみられるため，そのTSCCの結果に妥当性が認められないことを示唆する．

臨床尺度には，不安尺度，抑うつ尺度，怒りの尺度，心的外傷後ストレス尺度，解離尺度，性的関心尺度がある（表1）．不安尺度は，全般的不安や過覚醒，特定的な恐怖（男性への恐怖，女性への恐怖，暗闇への恐怖，殺されることへのおそれ），漠然とした不安，および危険の切迫感を評価する．抑うつ尺度は悲しみ，不幸感，孤独感，罪悪感や自己卑下などの抑うつ的認知，および自己毀損や自殺傾向の程度を評価する．怒りの尺度は，怒りの思考，

## 表1 TSCCの臨床尺度と項目例

| 臨床尺度 | 項目例 |
| --- | --- |
| 不安尺度 | ・悪いことが起こるのではないかと思って,怖くなる<br>・男の人を怖いと感じる<br>・いらいらしたり,落ち着かない |
| 抑うつ尺度 | ・ひとりぼっちだと感じる<br>・自分自身をひどいめにあわせたくなる<br>・わたしのことを好いてくれる人なんて,誰もいない |
| 怒りの尺度 | ・大声で叫んだり,ものを壊したくなる<br>・人に向かって大声でひどいことを言いたくなる<br>・人を憎んでいるような感じがする |
| 心的外傷後ストレス尺度 | ・悪い夢やとても怖い夢をみる<br>・怖い考えや怖い場面が,頭の中にとつぜん浮かび上がってくる<br>・前にあった嫌なことを思い出してしまう |
| 解離尺度 | ・周りのものや出来事が,にせ物のような気がする<br>・自分が自分自身の身体の中にいないような感じがする<br>・頭が空っぽになったり,真っ白になったりする |
| 性的関心尺度 | ・エッチで汚い言葉を言いたくなる<br>・自分のおちんちんやおまたのところを触りすぎる<br>・私とセックスをしたいと思っているかもしれないから,他の人は信用できない |

(Briere J. Trauma Symptom Checklist for Children : Professional Maunal. 1996[2] より)

感情および行動や,怒りのコントロールの困難さ,他者を傷つけたいとの欲求などを評価する.心的外傷後ストレス尺度は,過去の苦痛な出来事にまつわる思考,感覚,および記憶の侵入などの心的外傷後の侵入性症状や,恐怖,苦痛となる感情の認知的回避などを評価する.解離尺度は,現実感喪失などの解離性症状群,感情麻痺,記憶の問題,および解離性回避を評価する.そして性的関心尺度は,性的な思考や感情で通常期待されるよりも早期に,もしくは通常よりも頻繁に起こるもの,性的葛藤,性的刺激に対する否定的反応,および性的搾取へのおそれを評価する.なお,子どもに対して性的な内容を質問することに抵抗がある場合に備えて,TSCCには,性的関心尺度を含まない44項目のバージョン(TSCC-A)が用意されている.

## b. 標準化と信頼性および妥当性に関するデータ

　TSCCは，イリノイ，コロラド，およびミネソタ州で実施された3つの研究[5,8,30]の対照群となった8歳から16歳の3,008人の子どものデータによって標準化され，$T$得点が算出されている．$T$得点が65以上（臨床域）であればなんらかの臨床的な介入を必要とする程度の症状が，また，60〜64（準臨床域）であれば臨床的な介入を必要とする程度ではないものの子ども自身が強い苦しみを感じている程度の症状が存在する可能性を示唆するとされている．

　性的関心尺度を除いた5つの臨床尺度のα係数は0.82から0.89と高く，また，性的関心尺度のα係数は0.77と中程度であることから，TSCCは十分な信頼性を備えているとされている．また，いくつかの研究によってTSCCの妥当性が確認されている．BriereとLanktree[1]は，約60人の子どもを対象に，TSCCとCBCL（Child Behavior Checklist）およびCDI（Children's Depression Inventory）との相関をみている．その結果，これらの尺度間には有意な相関があることが示された．Nelson-Gardell[17]は，性的虐待を受けた女子103人を対象に，TSCC，CBCL，CSDQ（Children's Social Desirability Questionnaire）の関係を調べており，これらの尺度間に有意な相関を見出している．また，Smithら[31]は，性的虐待の被害が確認されている35人の女子と4人の男子を対象に，性的虐待の精神的影響を評価するためのCITES-Rとの関係をみている．その結果，TSCCの心的外傷後ストレス尺度とCITES-Rの侵入性思考尺度，TSCCの抑うつ尺度とCITES-Rの自責感尺度およびエンパワメント尺度，そしてTSCCの性的関心尺度とCITES-Rの性的不安尺度およびエロティシズム尺度のあいだに高い有意相関が認められている．こうした結果から，TSCCの基準関連妥当性が確認されているといえよう．

　さらに，TSCCの構成概念妥当性の検討を目的とした研究もいくつか行われている．Singerら[30]は，一般人口の子ども3,735人を対象に暴力への曝露体験（家庭，学校，居住地域での性的もしくは身体的暴力の目撃）とTSCCの各尺度の関連をみている．その結果，暴力への曝露体験は，TSCC-Aの全臨床尺度の得点の分散量を有意に説明することが示された．

　Elliottら[4]は，302人の女子を対象に，子どもが経験した虐待の種別とTSCC尺度の得点の関連をみた．その結果，性的虐待は怒りの尺度を除く

TSCCの5つの臨床尺度と，身体的虐待は性的関心尺度以外の5つの尺度と，そしてネグレクトは抑うつ尺度および解離尺度と関連していることが示された．また，Lanktree[15] やCohenとMannarino[3] は，性的虐待を受けた子どもを対象に，虐待の影響の軽減を目的とした個人心理療法やグループ療法の提供が，子どものTSCCの臨床尺度得点の低下をもたらすことを見出している．

TSCCは，心的外傷体験がもたらす心理的影響を把握することを目的とした心理検査である．したがって，上述のように，トラウマ性の体験の程度とTSCCの得点に関連があること，子どもが経験した虐待の種別によってTSCCのパターンに違いが認められること，および，虐待の影響の軽減を目指した心理療法の提供がTSCCの得点を低下させることは，TSCCの構成概念妥当性を支持するエビデンスだといえよう．

### c. 日本語版TSCCについて

筆者らは，TSCCの著作権保持者であるPAR（Psychological Assessment Resources）社の許可を得てその日本語訳を作成し，一般家庭の子どもや虐待を受けて児童養護施設で生活する子どもを対象とした調査を重ねてきている．また，児童養護施設に入所中の子どもを対象とした調査と並行して，一般家庭の子ども1,968人のデータに基づきTSCCの$T$得点を算出している．

筆者ら[19] は，児童養護施設に入所している115人の子どもを対象に，虐待経験の有無や経験した虐待の種別によってTSCCの各臨床尺度の得点に違いがみられるかどうかを検討した．この研究では，身体的虐待の体験のある子どもは，身体的虐待の体験のない子どもに比べて，抑うつ尺度の得点が有意に高く，心理的虐待の体験のある子どもは，心理的虐待の体験のない子どもに比べて，抑うつ尺度，怒り尺度，心的外傷後ストレス尺度の得点が有意に高く，また，性的虐待の体験のある子どもは，性的虐待の体験のない子どもに比べて抑うつ尺度の得点が有意傾向ではあるが高いとの結果が得られている．

また，筆者ら[20] は，虐待を受けた子どもの大半はいくつかの種別の虐待を重複して受けているために一つの種別の虐待が子どもに与える心理的影響を特定することが困難であるとの認識から，児童養護施設で生活している767人の子どもを対象に，AEI（虐待経験評価尺度[21]）の得点のクラスター分析で

得られた主たる虐待によって分類された7群（非虐待群，身体的虐待群，ネグレクト群，心理的虐待群，性的虐待群，DV〈domestic violence〉の目撃群，重複虐待群）のTSCC得点の特徴を分析した．その結果，心理的虐待群，身体的虐待群，DVの目撃群の3群で，抑うつ尺度，解離尺度，および解離尺度の下位尺度である明らかな解離尺度の各得点が虐待群において有意に高く，不安尺度，怒りの尺度，心的外傷後ストレス尺度については傾向差であるものの虐待群が高いことが示された．性的虐待群では，怒りの尺度とファンタジー尺度（解離尺度の下位尺度）が傾向差であった以外は，5つの臨床尺度について有意差が認められ，性的虐待群の得点が高かった．また，ネグレクト群では，抑うつ尺度で有意差が認められ，解離尺度およびその下位尺度である明らかな解離尺度では傾向差が認められた．

このように，日本人の子どもを対象としたいくつかの研究で，TSCCの日本語版は原版と同様に虐待による心理的影響を評価する評価尺度として適応可能であることが示唆されている．なお，現在，TSCCの日本語版とそれを用いたいくつかの臨床的研究のまとめが行われており，2008年中の出版が予定されている．

## 4. ACBL-R（虐待を受けた子どもの行動チェックリスト改訂版）

### a. ACBL-Rの概要

虐待を受けた子どもが示す行動特徴に関しては，虐待的人間関係の再現性や感情調整機能の障害[18]，PTSDや愛着の問題[24]，多動性や知的発達の問題[28]，暴力行為や気分変動の激しさ[11]など，これまでにさまざまな報告が行われてきている．しかし，これらの報告の多くは臨床研究に基づくものであって定量的な研究はほとんど行われておらず，人文社会科学の領域でも重要視されるようになったエビデンスが不足しているといえよう．

定量的な研究が行われない理由の一つに，虐待を受けた子どもの行動上の問題を評価するための適切なツールがないことがあげられよう．子どもの行動上の問題の評価に広く用いられるツールとしてはCBCLがある．坪井[33]は，

1. 被虐待児のアセスメント／心理アセスメント

児童養護施設に入所している虐待を受けた子どもと受けていない子どものCBCLを比較し，その結果，虐待を受けた子どもでは，社会性の問題，思考の問題，注意の問題，非行的行動，攻撃的行動の各尺度と外向尺度および総得点が高くなることを見出している．この結果は，臨床的に把握されている虐待を受けた子どもの特徴とほぼ一致はしているものの，その内容はやや一般的で詳細さに欠けており，虐待による影響の評価尺度としてのCBCLの限界性を示しているといえる．

こうした認識に基づき，筆者ら[21-23]は，虐待を受けた子どもの行動に特化した行動評価尺度である「虐待を受けた子どもの行動チェックリスト」（ACBLおよびその改訂版であるACBL-R）を作成してきた．ACBL-Rは，施設のケアワーカーや里親など，子どもの養育にあたるものが子どもの行動の観察に基づいて行う51項目から成る他者評定尺度であり，児童養護施設で生活する810人の子どものACBL-Rの因子分析の結果から，「暴力的な人間関係パターン（虐待的人間関係の再現傾向/力による対人関係）」，「自信の欠如」，「注意/多動の問題」，「学校不適応」，「感情の抑制/抑圧」，「性的逸脱行動」，「希死念慮/自傷性」，「反社会的逸脱行動」，「食物固執」，および「感情調整障害」という10の下位因子に分類されている（表2）．

## b. ACBL-Rの信頼性と妥当性の検討

ACBL-Rの総得点のクロンバックの$\alpha$係数は0.96であり，十分な信頼性があると考えられる．また，下位因子の$\alpha$係数は，「希死念慮/自傷性」と「反社会的逸脱行動」の2因子（$\alpha = 0.77$）を除くすべての因子で0.80以上であり，下位因子には十分な信頼性があると判断されている．また，各下位因子間の相関分析の結果，「感情の抑制/抑圧」と「性的逸脱行動」，「反社会的逸脱行動」，「感情調整障害」とのあいだが弱い有意相関であった以外は，すべての因子間で中程度から強い有意相関が認められ，内的整合性が確認されている．

また，ACBL-Rの妥当性を検討するため，虐待を理由に児童養護施設で生活している子ども（施設虐待群，$n = 513$），虐待以外の理由により施設で生活している子ども（施設非虐待群，$n = 297$），一般家庭で生活している子ども（一般群，$n = 2,066$）の3群間での得点の比較を行った．また，従来の研究[33, 34]で，虐待などのトラウマ体験の評価に有用であるとされているCBCL

表2 ACBL-Rの下位因子と項目例

| 下位因子 | 項目例 |
| --- | --- |
| 暴力的な人間関係パターン（虐待的人間関係の再現傾向/力による対人関係） | ・大人に対して反抗的な態度を示す<br>・大人や年長者に対して挑発的な態度をとる<br>・強者に対する態度と弱者に対する態度が極端に異なる |
| 自信の欠如 | ・スポーツや趣味で得意だったり，自信をもっていることがない<br>・何事につけても自信がない<br>・将来の夢がまったくもてない |
| 注意/多動の問題 | ・多動でじっとしていることができない<br>・落ち着きがない<br>・学用品などの物をよくなくす |
| 学校不適応 | ・無断欠席が多い<br>・昼夜逆転がある<br>・朝起きられない |
| 感情の抑制/抑圧 | ・感情が表情に表れない<br>・悲しいときに無表情である<br>・泣かない |
| 性的逸脱行動 | ・この子が身体接触をもとめてくるとき，どこか「性的ニュアンス」を感じる<br>・異性の身体にベタベタ触れたがる<br>・他の子と性的な遊びをする |
| 希死念慮/自傷性 | ・生まれてこなければよかったなどと口にする<br>・「死にたい」ともらす<br>・興奮したときに壁にぶつけるなど自分の身体を痛めつける行為をする |
| 反社会的逸脱行動 | ・万引きをする<br>・放火や弄火（火遊び）がある<br>・喫煙する |
| 食物固執 | ・食べ物に執着する<br>・常におやつを求める<br>・過食がある |
| 感情調整障害 | ・大暴れをして物を壊したり人に殴りかかったりするなど，いわゆる「パニック状態」がある<br>・怒りをもつと大暴れする<br>・パニックを起こしたときなどに自分の持ち物を破いたり壊したりする |

（西澤　哲ほか．2005[22]より）

の33項目から構成した尺度（CBCL-T尺度）の合計得点との相関分析を行った．施設虐待群，施設非虐待群，および一般群の得点に関する分散分析と多重比較の結果，ACBL-Rの総得点およびすべての下位因子尺度の得点について有意差が認められ，一般群，施設非虐待群，施設虐待群の順に有意に高くなることがわかった．また，CBCL-T尺度の合計得点との相関分析の結果，CBCL-T尺度の総得点とACBL-Rの総得点およびすべての下位因子得点のあいだには中等度から強い相関が認められた．これらの結果から，ACBL-Rは十分な収束的妥当性および内容的妥当性を備えていると考えられる．

## c. ACBL-Rによる虐待を受けた子どもの行動の特徴の検討

筆者ら[22]は，虐待の種別によって子どもの行動に与える影響がどのように異なるかを検討するため，「虐待経験評価尺度」（AEI-R）とACBL-Rの関係をみた．なお，虐待の種別を分類するにあたっては，いくつかの異なった種別の虐待を重複して経験している子どもの割合が67％と高くなっていることから，AEI-Rの得点を単純に集計しただけでは適切な結果が得られないため，AEI-Rの得点をクラスター分析することによって経験した虐待のパターンごとに子どもたちを群に分類する手法を採用した．クラスター分析の結果，「ネグレクト群」，「低虐待群」，「DVの目撃群」，「重複虐待群」，「身体的虐待群」，および「性的虐待群」の6群が抽出された．

クラスター分析によって得られた各群の特徴を検討するため，各群のACBL-R得点の分散分析を行った．その結果，ACBL-Rのすべての下位尺度について有意差が認められ，全下位尺度を通して重複虐待群の得点が最も高く低虐待群の得点が最も低いという，虐待の種別の重複が多くなるほどACBL-Rの得点が有意に高くなるとの結果となった．さらに，重複虐待群と低虐待群を除いた4群を対象とした分散分析の結果，経験した虐待の種別によってACBL-Rで把握される子どもの行動特徴に一定の違いがみられることが示された（図1）．

身体的虐待群は，「暴力的な人間関係パターン（虐待的人間関係/力による対人関係）」，「感情調整障害」，「感情の抑制/抑圧」および「食物固執」において4群中最も高い値を示した．この結果は，身体的虐待が暴力的な対人関係や感情コントロールの問題につながるとの従来の臨床的知見と一致するも

II. 子ども虐待と精神医学

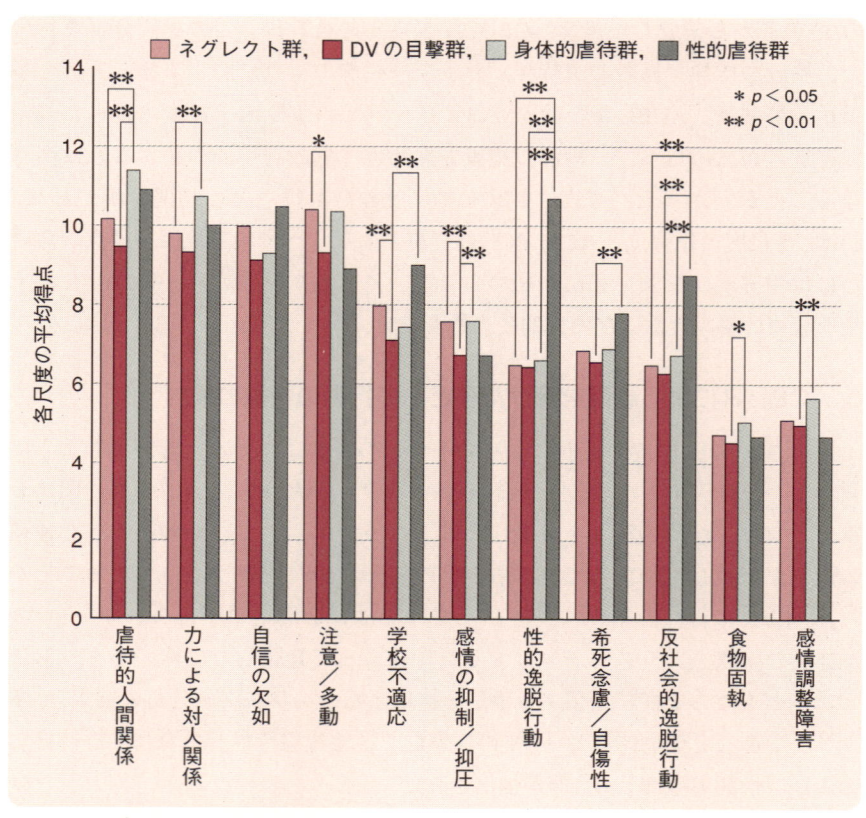

**図1 各虐待種別のACBL-R下位尺度得点**

のであった．ネグレクト群は，「注意/多動の問題」において4群中最も高い値を示し，「感情調整障害」と「感情の抑制/抑圧」では身体的虐待群に次いで2番目に高い値となっていた．ネグレクトと注意や多動の問題とが関連するとの結果の背景には，おそらく愛着（attachment）の問題が存在すると考えられる．性的虐待群は「性的逸脱行動」の得点が著しく高く，また，「希死念慮/自傷性」の得点も4群中最も高くなっており，これも従来の臨床的観察と一致した結果となっている．DVの目撃群は，「注意/多動の問題」，「感情の抑制/抑圧」，および「感情調整障害」を除く8つの尺度で4群中最低の値であり（この3つの尺度については，性的虐待群が最も低い値となり，DVの目撃群はそれに次いで低い値であった），問題行動の程度が低いことが示唆された．

しかし，低虐待群との比較では，「自信の欠如」，「注意/多動の問題」，「学校不適応」，「感情の抑制/抑圧」，「希死念慮/自傷性」，「反社会的逸脱行動」，「食物固執」の7つの尺度において有意に高い得点を示した．子ども自身が暴力被害を受けていなくても，DVを目撃すること自体が虐待に準じた影響を子どもに与える可能性があるという従来の知見を裏づける結果となったといえよう．

このように，ACBL-Rによって把握される虐待種別ごとの行動特徴は，従来の臨床研究の結果や日常的な観察と一致するといえる．これは，ACBL-Rの評価尺度としての妥当性を示すばかりではなく，虐待を受けた子どもの行動の評価ツールとしての有用性を示しているといえよう．

また，筆者ら[23]は，虐待を主訴に児童相談所に一時保護された子どもとその家族の，保護から数か月後の状況を追跡調査した．調査対象となったのは41事例であったが，そのうち保護時と追跡時ともにACBL-Rによる子どもの評価が可能であったのは12事例であった．この12事例の子どもは，追跡調査の時点で児童養護施設に入所していた．保護時と追跡時のACBL-Rの得点の変化をみたところ，下位尺度によって得点の変化に一定のパターンがあると考えられた．

「虐待的人間関係の再現性」，「力による対人関係」，「自信の欠如」，「注意/多動の問題」，「感情の抑制/抑圧」および「性的逸脱行動」の6項目は保護時よりも追跡時のほうが高い得点，つまり問題の増加がみられ，保護時よりも追跡時に得点が低下していたのは「食物固執」の1項目のみであった．「希死念慮/自傷性」と「感情調整障害」の2項目は両時点で変化はなく，「学校不適応」と「反社会的逸脱行動」の2項目には一定のパターンが認められなかった．

この結果は，ACBL-Rが把握する子どもの症状や問題行動の多くは，時間の経過に伴って一時保護時よりもさらに悪化する傾向があることを示唆している．子どもの問題行動が援助の開始後に悪化する傾向があることは，従来から指摘されており（たとえば，犬塚らの報告[10]など），この追跡調査の結果は，ACBL-Rが，子どもの症状や行動の変化を評価するうえで臨床的な有用性を備えた尺度であることを示したものであるといえよう．

## Ⅱ. 子ども虐待と精神医学

　ここ数年，わが国における子ども虐待事例の発生件数は欧米諸国に匹敵するほどの増加傾向をみせており，虐待事例への対応が今日の子ども家庭福祉の中心的な課題となっている．このような現状においては，虐待を受けた子どもの的確な心理アセスメント，それに基づいた適切な支援・治療計画の立案と実施，および支援・治療の効果測定が必要とされる．しかし，本項でみてきたように，わが国においては，虐待などのトラウマ性の体験が子どもに与える影響を把握するために，活用可能なアセスメントのツールがほとんどないといった状況である．虐待を経験した子どもやその家族に対して適切な支援を提供するためには，虐待に関連した心理アセスメント技法の整備が喫緊の課題であるといえよう．

（西澤　哲）

### ■ 文献

1) Briere J, Lanktree CB. The Trauma Symptom Checklist for Children (TSCC): Preliminary psychometric characteristics. Unpublished manuscript, Dep. of Psychiatry, University of Southern California School of Medicine, 1995.
2) Briere J. Trauma Symptom Checklist for Children (TSCC): Professional Manual. Psychological Assessment Resource, 1996.
3) Cohen JA, Mannarino AP. The effectiveness of short-term group psychotherapy for sexually abused girls : A pilot study. Grand Rounds presentation, University of Pittsburgh School of Medicine, Pittsburgh, PA, 1992.
4) Elliott DM, et al. Multivariate impacts of sexual molestation, physical abuse, and neglect in a forensic sample. Paper presented at the 4th International Family Violence Research Conference, Durham, NH, 1995.
5) Evans JJ, et al. Reliability and validity of the Trauma Symptom Checklist for Children in a normal sample. Paper presented at the San Diego Conference on Responding to Child Maltreatment, San Diego, CA, 1994.
6) Finkelhor D, Browne A. The traumatic impact of child sexual abuse : A conceptualization. *Am J Orthopsychiatry* 1985 ; 55 : 536–541.
7) Friedrich WN, et al. Child Sexual Behavior Inventory : Normative and clinical comparison. *Psychological Assessment* 1992 ; 4 : 303–311.
8) Friedrich WN, Jaworski TM. Measuring dissociative and sexual behaviors in adolescents and children. Unpublished manuscript, Mayo Clinic, Rochester, MN, 1995.
9) 藤澤陽子，西澤　哲．性的虐待を受けた子どもの性化行動に関する研究：Child Sexual Behavior Inventory（CSBI）を用いた評価の試み．2006年度明治安田こころの健康財団研究助成論文集 2007 ; 42 : 156–165.
10) 犬塚峰子．児童養護施設における子ども・家族のアセスメントに関する研究：児童相談所で保護した被虐待児の前方視的追跡調査．平成15年度厚生労働科学補助金（子ども家庭総合事業），分担研究（Ⅰ）報告書．2004.

11) 伊東ゆたかほか．児童養護施設で生活する被虐待児に関する研究（2）―ケア・対応の現状と課題について．子どもの虐待とネグレクト 2003；5：367-378．
12) Jones RT, Frary B, Cunningham PB. Predictors of child and adolescent functioning following trauma-related events. Paper presented at a symposium "Children's Reaction to Natural Disasters" at the annual meeting of The American Psychological Association Convention, Toronto, Ontario, 1993.
13) Jones RT. Child's Reaction to Traumatic Events Scale（CRTES）: A self report traumatic stress measure. Dep. of Psychology, Virginia Polytechnic Institute and State University, 1994.
14) Jones RT, Ribbe DP, Cunningham P. Psychosocial correlates of fire disaster among children and adolescents. *J Trauma Stress* 1994；7(1)：117-122.
15) Lanktree CB, Briere J. Outcome of therapy for sexually abused children : A repeated measures study. *Child Abuse Negl* 1995；19：1145-1155.
16) Nader KO, et al. Clinician Administered PTSD Scale, Child and Adolescent Version（CAPS-C）. National Center for PTSD, 1994.
17) Nelson-Gardell D. Validation of a treatment outcome measurement tool : Research for and with human service agencies. Paper presented at the 35th annual workshop of the National Association for Welfare Research and Statistics, Jackson, NY, 1992.
18) 西澤　哲．トラウマの臨床心理学．東京：金剛出版；1999．
19) 西澤　哲．児童養護施設に入所中の子どもの心的外傷反応のタイプに関する研究．日本社会事業研究所年報 2000；36：117-126．
20) 西澤　哲．虐待が子どもにもたらす精神科的症状．未発表原稿．全国養護施設協議会調査．2004．
21) 西澤　哲ほか．児童養護施設におけるアセスメントのあり方に関する研究．平成15年度厚生労働科学研究費補助金（子ども家庭総合研究），児童福祉機関における思春期児童等に対する心理的アセスメントの導入に関する研究，分担研究報告書．2004．
22) 西澤　哲ほか．子どもの虐待経験と虐待による行動特徴の評価に関する研究．平成16年度厚生労働科学研究費補助金（子ども家庭総合研究），児童福祉機関における思春期児童等に対する心理的アセスメントの導入に関する研究，分担研究報告書．2005．
23) 西澤　哲ほか．虐待を受けた子どもの行動チェックリストの臨床的妥当性および有用性の検討．平成17年度厚生労働科学研究費補助金（子ども家庭総合研究），児童福祉機関における思春期児童等に対する心理的アセスメントの導入に関する研究，分担研究報告書．2006．
24) 奥山眞紀子．児童虐待と心のケア．母子保健情報 2000；42：74-81．
25) Putnam FW. Child Dissociative Checklist. National Institute of Mental Health, 1988.
26) Putnam FW, Peterson G. Further validation of a child dissociative checklist. *Dissociation* 1994；7：204-211.
27) Reich W, Shayka JJ, Taibleson C. Diagnostic Interview for Children and Adolescents（DICA）, Washington University Press, 1991.
28) 斉藤　学．全国養護施設に入所してきた被虐待児とその親に関する研究．子どもの虐待とネグレクト 2001；3：332-359．
29) Shaffer D, Fisher P, Piacentini J. Diagnostic Interview Schedule for Children（DISC）. Columbia NIMH DISC Training Center, 1992.
30) Singer ML, et al. Adolescent's exposure to violence and associated symptoms of psychological trauma. *J Am Med Assoc* 1995；273：477-482.

31) Smith DW, et al. Trauma Symptom Checklist for Children and Children's Impact of Events-Revised scores in sexually abused children. Unpublished manuscript, 1995.
32) Terr L. Childhood Trauma : An outline and overview. *Am J Psychiatry* 1991 ; 148 : 10-20.
33) 坪井裕子．Child Behavior Checklist/4-18（CBCL）による被虐待児の行動と情緒の特徴．教育心理学研究 2005 ; 53 : 110-121.
34) Wolfe VV, Gentile C, Wolfe DA. The impact of sexual abuse on children : A PTSD formulation. *Behavior Therapy* 1989 ; 20 : 215-228.
35) Wolfe VV, Gentile C. Chidren's Impact of Traumatic Events Scale-Revised（CITES-R）. Dep. of Psychology, London Health Science Center, 1991.

# 2. 子ども虐待と関連する精神医学的診断
## A. 愛着障害

　虐待特異的な乳幼児期の精神病理は，心的外傷後ストレス障害（post-traumatic stress disorder：PTSD）と「愛着の問題・障害」とであると考えられている[25, 42]．そのため，被虐待乳幼児症例に対するアプローチにおいて，本稿のテーマである「愛着の問題や障害」についての評価・治療は必須のものと考えられる．ところが，その臨床的重要さにかかわらず，「愛着の問題」については，研究や臨床において概念的な混乱がしばしばみてとれる．さらには「愛着の障害」（精神障害として）の診断基準に基づいた症例の検討や実証的研究は，欧米においてすら1990年代から始まったといってよく，現時点でなんとか診断基準の信頼性・妥当性が確立しつつあるといった研究の段階にある[1]．さらには診断，評価についての実証的研究も，主に劣悪な施設養育による子どもたちの研究が主であり[12, 23, 24, 54-56, 61-64, 68, 73-75, 84, 86]，虐待による狭義の愛着障害についての症例検討は少なく[35, 37]，ましてや実証的研究については，Zeanahらのグループがわずかに行っている程度である[13, 16, 85]．したがって，同障害の疫学，確立された治療法，予後などのデータはほぼないといってよい[1, 57]．わが国における愛着障害の研究は，概念の紹介[7, 9, 41, 43, 65]，RAD分類を用いた症例検討[51]，Zeanahらの愛着障害診断基準を用いた症例検討[8]，施設児についての実証的研究[72]などがまれに見出せるのみの研究状況にある．

　こういった研究状況にあるために，現時点で疫学や治療などの重要項目をほぼ確立されたものとして記載することはできない．そこで本稿では，まず概念・用語の整理のために，「愛着の問題」についての研究を俯瞰する．その後，「愛着の障害」の研究の歴史を簡単に振り返り，次に現時点までに得られている同障害の疫学，病因論，症状および診断，検査所見，治療，予後について所見をまとめることにする．

Ⅱ. 子ども虐待と精神医学

# 1. 乳幼児期の「愛着の問題」について：２つの研究の流れ ── 型分類と精神障害

　乳幼児期の愛着の形成に精神-心理-社会的問題が生じた場合，それを「愛着の問題」と本稿では定義する．この「愛着の問題」についての研究を俯瞰すると，２つの大きな研究の流れがある．一つは発達心理学の領域において非安全型に分類される乳幼児の研究であり，もう一つが臨床研究における精神疾患としての「愛着障害」についての研究である．本稿のテーマは後者の「愛着障害」であるが，この概念を明確にするためにも，まず発達心理学におけるいわゆる愛着研究が探求している「愛着の問題」について簡単にふれる．

## a. 発達心理学における愛着研究 ── 非安全型について

　Bowlby[18]が発見的・独創的な愛着理論を提出して以来，愛着についての実証的研究，いわゆる愛着研究は，主に発達心理学の領域で爆発的に発展してきている．すなわちAinsworthらの愛着の分類[3]，Mainらの愛着の分類におけるdisorganized/disoriented（無秩序・無方向）型の発見[53]，そして成人の愛着を分類する方法（アダルト・アタッチメント・インタビュー〈adult attachment interview：AAI〉）の開発[52]，などの主要な研究が報告され，さらに，これらの評価法を用いた多くの研究が輩出されてきた（テキストとして，"Handbook of Attachment"[22]）．そして発達心理学の領域におけるこれらの莫大な量の研究により，主要な養育者への乳幼児の愛着形成が，後の心理社会的発達に大きな影響を与えることが明らかとなってきている．たとえば，Carlson[20]は，月齢12か月における児のdisorganized/disorientedの愛着の型（非安全型のサブタイプで最も非適応的と考えられている型）が，小学校・中学校での問題行動や青年期の精神病理および解離症状の危険因子であることを実証している．これら研究の集積から，乳幼児期の非安全型の愛着は，後の心理社会的発達の危険因子である（安全型は保護因子である）ことが明らかとなってきた．すなわち，非安全型の乳幼児は「愛着の問題」をもっていると考えられる．このように，これらの研究の基礎となっているAinsworthやMainが規定した愛着の型は，主にストレンジシチュエーション（strange situation procedure：SSP）という約20分の検査法により同定される心理社会的発達の予想因子と

して研究されてきたものである．また愛着研究は，親の養育感受性が乳幼児の愛着形成の一義的な要因であることを繰り返し示してきた[3,77]．典型的には被虐待児の愛着の型は，約90％が最も非適応的な型，disorganized/disoriented型であるとの研究がある[21,27,28,49]．後に病因論の項で述べるが，これらの研究からも，虐待は乳幼児の愛着形成に「問題」を生じさせることが明確となっている．

これまで述べてきたように，発達心理学においては，「愛着の問題」とは主に非安全型の愛着形成を意味する．一方，「愛着の障害」という場合，それは精神障害・疾患を示している．精神障害の診断は一般に，児の日常生活における問題行動や症状の広範な評価が必要である．したがって，約20分の特定場面で施行されるSSPにより分類された非安全型は，概念的にも精神障害・疾病そのものを指し示してはいない[57,71,81]．さらには愛着の型分類は，乳幼児が特定の愛着対象を有していることを前提としており（focused attachment），その愛着対象への愛着のありようを分類している．ところが，以下に示すように特定の愛着対象すらもたない子どもたち，すなわち反応性愛着障害の一部に該当する子どもたちの病理は，発達心理学における愛着の型分類の研究において，念頭になかったと想像される．

そこで，愛着の問題を将来の危険因子としてとらえるのではなく，その時点ですでに精神病理の中核となっている乳幼児を，「愛着の障害」と位置づけて評価・診断し，治療・介入を行おうとする臨床的な方向性が一方で生まれた．国際的に発表され認知されているこの精神病理の診断名・病名には大きく3つある．一つがDSM（精神疾患の診断・統計マニュアル）-IV（Diagnostic and Statistical Manual of Mental Disorders, 4th edition）[6]にある「反応性愛着障害（reactive attachment disorder：RAD）」であり，第二がこれとほぼ同一の概念としてICD-10「精神および行動の障害」マニュアル（International Statistical Classification of Diseases and Related Health Problems, 10th version）[78]にある「反応性愛着障害」と「脱抑制性愛着障害（disinhibited attachment disorder）」である．最後が，Zeanahら[79,81,83]が提案している「愛着障害（attachment disorder：AD）」である．

これら精神障害としての「愛着の障害」の歴史について以下簡単に振り返る．

## b. 臨床領域における「愛着の障害」の研究

　精神病理としての愛着の障害（臨床的アプローチが必要と考えられる）についての研究は，1940年代のBowlby[17]，Spitz[69,70]の研究にさかのぼることができる（前述）．その後，この臨床的問題について，主に2つの対象の乳幼児に関する研究が進んだ．すなわち，施設児についての研究[17,31,32,59,66,69,70,73,75]と，被虐待・ネグレクト乳幼児についての研究[29,30,36,40]である．そして，これら研究の集積のうえに，1980年，DSM-III[4]において「愛着の障害」が正式な診断分類として反応性愛着障害（reactive attachment disorder：RAD）の名の下に初めて登場した．その後，この疾患分類は改変され，DSM-III-R（1987）[5]，DSM-IV（1994）[6]のRADに引き継がれた．しかし，同障害の診断基準についての研究は，DSM-IVによるRADの診断基準（**表1**）を用いたRichtersとVolkmar[60]の症例検討まで皆無であった．

　さて近年，ZeanahらのグループはDSMによるRAD診断基準を批判的に検討した[13,16,79-81,83]．すなわち，①RADには，近年の愛着についての実証的研究が取り入れられていない．その結果，②RADの症状記載のなかに愛着行動がふれられておらず，愛着対象以外の人間に対する一般的な社会的行動の異常のみが診断アイテムを構成しているために，DSM-IVのRADが「愛着の障害」といえるかどうかとの根本的疑問がある．③RADは特定の愛着対象をもたない最重度の愛着の問題をもつ乳幼児の行動特性を記述していると考えられ，選択的な愛着対象は有するものの，その愛着の質が病理の中核を成す乳幼児を含んでいないようにみえる．さらに，④RAD診断基準のクラスターCには病因論として「病的な養育」があげられているが，そのために評価者間信頼性が低くなる可能性が高い——すなわち「病的な養育」があるか否かの評定は意見が分かれることが予想される——，などの点である．

　③については臨床上特に重要であるので，以下にさらに加えて述べる．DSM-IVの反応性愛着障害をもつ乳幼児は，特定の愛着対象をもっていないことが示唆されている．すなわち，診断基準のA項目に「……ほとんどの状況において著しく障害され十分に発達していない対人関係で……」とあり，A項目の（2）には「拡散された愛着」との用語もある．さらにその病因としてC項目に「病的な養育」環境をあげている．実際，DSMのRADの作成にあた

## 表1 DSM-IVによる反応性愛着障害（RAD）の診断基準

A 5歳未満に始まり，ほとんどの状況において著しく障害され十分に発達していない対人関係で，以下の（1）または（2）によって示される．
　(1) 対人的相互作用のほとんどで，発達的に適切な形で開始したり反応したりできないことが持続しており，それは過度に抑制された，非常に警戒した，または非常に両価的で矛盾した反応という形で明らかになる（たとえば，子どもは世話人に対して接近，回避および気楽にさせることへの抵抗の混合で反応する，また固く緊張した警戒を示すかもしれない）．
　(2) 拡散した愛着で，それは適切に選択的な愛着を示す能力の著しい欠如（たとえば，あまりよく知らない人に対しての過度のなれなれしさ，または愛着の対象人物選びにおける選択力の欠如）を伴う無分別な社交性という形で明らかになる．

B 基準Aの障害は発達の遅れ（精神遅滞のような）のみではうまく説明されず，広汎性発達障害の診断基準も満たされない．

C 以下の少なくとも1つによって示される病的な養育：
　(1) 安楽，刺激および愛着に対する子どもの基本的な情緒的欲求の持続的無視．
　(2) 子どもの基本的な身体的欲求の無視．
　(3) 第一次世話人が繰り返し変わることによる安定した愛着形成の阻害（たとえば，養父母が頻繁に変わること）．

D 基準Cにあげた養育が基準Aにあげた行動障害の原因であるとみなされる（たとえば，基準Aにあげた障害が基準Cにあげた病的な養育に続いて始まった）．

▶病型を特定すること：
　抑制型　基準A1が臨床像で優勢な場合．
　脱抑制型　基準A2が臨床像で優勢な場合．

（高橋三郎ほか訳．DSM-IV 精神疾患の診断・統計マニュアル．東京：医学書院；1996 より）

って，劣悪であった時代の乳児院や最重度の虐待の後にいくつも里親を変わった子どもたちのデータが用いられたと考えられることから，Zeanahと Emde[80]はRADの子どもたちは，特定の愛着対象すらもたない子どもたち（Zeanahらのいう non-attachment）であろうと推測した．とすると，養育者には愛着はしているものの，その愛着関係が著しく不適応である子どもはRADに含まれず，臨床上看過される可能性がある．これらの理由から，Zeanahらは，新しい愛着障害（attachment disorder：以下，AD）の診断基準を提案し，改定を重ねている[46, 79, 83]（1995年版を表2，この日本語訳を表3〈DSM-IVにおける該当も含む〉に示す）．このZeanahらの愛着障害の診断基準は，概観すると，DSM-IVのRADにあたる最重度の愛着障害 non-attachment に，愛着の問題をもった乳幼児の臨床記載である secure base distortions（安全基地のゆが

表2 Zeanahらの愛着障害の診断基準

| disorder | description |
|---|---|
| non-attachment with emotional withdrawal | No evidence of attachment to caregiver, no pattern of comfort seeking ; constricted affect ; little social pleasure or exploration |
| non-attachment with indiscriminate sociability | Lack of age-appropriate cautiousness about approaching, being held by, or engaging with relative strangers ; shallow, perhaps brittle affect |
| disordered attachment with inhibition | Has focused attachment figure, but either clings anxiously around unfamiliar people when caregiver present (less so when caregiver absent) with constricted affect or has inhibition characterized by fear and hypervigilance with exaggerated compliance and lack of pleasure |
| disordered attachment with self-endangerment | Has focused attachment figure, but does not use this person to monitor cues about danger ; reckless, accident-prone, and displays aggressive behaviors in the context of the relationship |
| disordered attachment with role reversal | Has focused attachment figure, but exhibits heightened or precocious concern for that caregiver's well-being ; caretaking of self or others may alternate with bossy and punitive hehavior |
| disrupted attachment disorders | Prolonged separation from caregiver before onset of search behaviors ; refusal to accept comfort from others ; emotional withdrawal ; sleep and eating disturbance and regression |

(Lieberman A, Zeanah C. *Child Adolesc Psychiatr Clin North Am* 1995.[46])

み)[44,45]を加える形で構成されている．

　具体的にはZeanahらによる1995年版のADの診断基準は，3つに分類される（表2，3）．第一がdisorders of non-attachment（選択的な愛着をもたない障害）であり，これがほぼDSM-IVのRAD（ICD-10の反応性愛着障害と脱抑制性愛着障害）に相当すると考えられ，下位分類としてwith emotional withdrawal（感情的にひきこもった，DSM-IVによるRADの抑制型，ICD-10の反応性愛着障害）とwith indiscriminate sociability（無差別な社交性をもった，DSM-IVによるRADの脱抑制型，ICD-10の脱抑制性愛着障害）があげられている．第二がsecure base distortions（安全基地のゆがみ）で，下位分類としてwith inhibition（抑制された），with self-endangerment（自己を危険にさらす），with role reversal（役割逆転），があげられている．第三がdisrupted attachment disorders（中断された愛着障害）である．

表3　Zeanahらの愛着障害の診断基準（日本語）とDSM-IVにおける該当

| 障害 | | 行動の特徴 | DSM-IVにおける該当 |
|---|---|---|---|
| 選択的な愛着をもたない障害 | 感情的にひきこもった | 養育者への愛着の証拠が認められず，慰めを求めるパターンが存在しない．情緒が制限されている．社交的な喜びや探求がほとんどない． | RAD 抑制型 |
| | 無差別な社交性をもった | ほとんど知らない人に対して近づくこと，抱かれること，かかわることについての年齢に適した注意深さの欠如．見知らぬ人に慰めを求める．浅く，おそらく不安定な情緒． | RAD 脱抑制型 |
| 安全基地のゆがみ | 抑制された | 特定の愛着対象はもつが，養育者がいるときに（養育者が不在のときはそういった特徴をあまり示さない），見知らぬ人がいると情緒が制限され養育者に不安げにしがみつく．もしくは，おそれによって特徴づけられた抑制と，過服従と喜びの欠如した強度の用心深さ（警戒）がある． | |
| | 自己を危険にさらす | 特定の愛着対象はもつが，この対象を危険をモニターするためには用いない．すなわち，無鉄砲で，事故を起こしやすく，関係性の文脈では攻撃的な行動を示す． | |
| | 役割逆転 | 特定の愛着対象はもつが，養育者の幸せ・安寧に強く早熟な関心を示す．自分自身や他者の世話をよくすると思うと，命令的で懲罰的行動を示すかもしれない． | |
| 中断された愛着障害 | | 以下の一連の行動の前に継続した養育者との分離がある．他者からの慰めを受け入れない．情緒的ひきこもり．睡眠や摂食の障害，発達の退行． | |

　Zeanahらは，臨床対象を用いてこの新しいAD診断基準とDSM-IVによるRAD診断基準とを比較・検討した[13,16]．その結果，おおむね彼らの診断基準，DSM-IVのRADともに評価者間信頼性は適切で，Zeanahらの診断基準について妥当性を与える準備的データも得られている．その研究の過程で彼らは診断基準のprocedural validity（評定法の妥当性）の確立を目指して，ADの診断のための構造化された2つの手順を開発した．これら手順については，愛着障害の検査法の項で述べる．

### c. 愛着の型分類と愛着障害の関係

　では，ここまで述べてきた，発達心理学の研究の成果である愛着の型分類

## 愛着の適応レベルの連続性

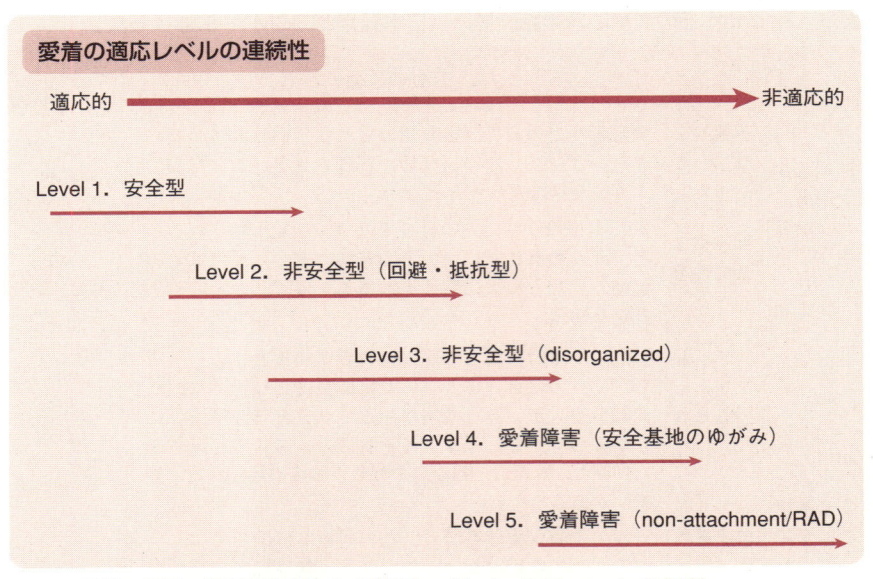

```
適応的 ──────────────────────────────→ 非適応的

Level 1. 安全型 ──→

    Level 2. 非安全型（回避・抵抗型） ──→

        Level 3. 非安全型（disorganized） ──→

            Level 4. 愛着障害（安全基地のゆがみ） ──→

                Level 5. 愛着障害（non-attachment/RAD） ──→
```

**図1 愛着の型と「愛着障害」との関係――Boris & Zeanah の仮説**
(Boris N, Zeanah C. *Infant Ment Health J* 1999[14] より)

と反応性愛着障害やZeanahらの定義する愛着障害との関係はどのようなものであろうか？ 臨床において目の前にいる乳幼児の愛着がどの程度障害されているかを評価するとき，この疑問は重要なものである．しかし，反応性愛着障害の診断とZeanahらの定義する愛着障害の診断研究が遅れているために，現時点では十分な証拠をもってこの問題に答える段階にない．これまでの種々の研究結果や愛着障害概念の歴史から，BorisとZeanahらはとりあえず，以下に説明するように，**図1**のような関連にあると推測している[14]．

愛着を型分類や診断分類することは，愛着のカテゴリカルな区分けである．一方，愛着の適応度を一つのスペクトラムとしてとらえることもできる．愛着の型分類の一つである安全型は，非安全型より適応性が高いと考えられる．そこでBorisとZeanahらは，左に行けば行くほど適応性が高く，右に行くほど適応性が低いスペクトラムのなかに愛着型分類と愛着障害を配置し，これらの関係を仮説した．反応性愛着障害は適応度が最も低い位置におかれ，安全型が最も適応度が高いと仮説されている．すなわち，現時点で「愛着障害」

は，その定義からも当然ではあるが，重度の「愛着の問題」をもっていると仮定してよかろう．

## 2. 愛着障害

以下，主に「愛着の障害」として，DSM-IV の反応性愛着障害と Zeanah らの提案している愛着障害について，① 疫学，② 病因論，③ 症状および診断，④ 検査所見，⑤ 治療，⑥ 予後，の順に現時点での知見を記載することとする．

### a. 疫学

疫学についても，診断基準についての研究が遅れているために確立されたデータがない．反応性愛着障害は，愛着対象すらもっていないと推測されているため，罹患率の高い疾患とは考えられない．Richters と Volkmar[60] は，論文で一般児童の罹患率を 1％以下と推定している．Zeanah らが愛着障害の診断をより軽症に広げようとしたゆえんである．

しかし一方，極端に劣悪な環境での報告では，その罹患率の高さに驚かされる．Smyke ら[68] は，ルーマニアの劣悪な施設環境での罹患率を 40％と報告している．Zeanah ら[85] の報告では，ニューオリンズの被虐待児の調査で反応性愛着障害と診断がついた児は約 40％であった．わが国での唯一の実証研究である Tadano の施設児についての調査[72] では，61％が反応性愛着障害（抑制型）と診断されている．

### b. 病因論

反応性愛着障害については，すでに述べたように，診断基準に「病的な養育」――（1）子どもの情緒的欲求の持続的無視，（2）子どもの基本的な身体的欲求の無視，（3）主要な世話人が繰り返し変わる，の項目がある．虐待・ネグレクトや，劣悪な施設養育が反応性愛着障害の病因としてあげられるゆえんである．しかし現時点においても，本稿のテーマである，虐待による愛着障害の生成のメカニズム――たとえば虐待やネグレクトがどのようにして，無差別的社交性を発現させるのかについては，いまだ不明瞭のままである．しかし，おおまかには，病的養育が「愛着障害」を生むメカニズムについて，

以下に示す愛着理論からの説明が受け入れられている．

　Bowlby[18]を起源とする愛着研究者・理論家たちは，愛着を行動制御システムの一つとしてとらえた．愛着システムは，痛み，恐怖，親との分離，見知らぬ場面など（愛着の活性化因子）により活性化して，2つの目標に向かう．第一の目標は，外的な目標で，愛着の対象（通常，親）に接近することである（たとえば，泣いて母親に駆け寄り抱きつく）．第二の目標は，内的なもので安全感・安心感を得ることである（母親に抱きついた乳幼児はほっとする）．感受性のある愛着対象（通常，親）は接近してくる乳幼児に慰めを与える（たとえば，しっかり抱きかかえ「大丈夫よ」と声をかける）．こうして目標が達成されると，愛着システムは脱活性化して，乳幼児は再び親から少しずつ離れて外界を探索できるようになる．乳幼児は愛着対象との関係のなかで，幾度も安全感を体験することによって，他人に対する基本的な信頼感や自己の肯定感を獲得していくものと考えられている．

　愛着システムは鳥類や哺乳類にも認められるもので，極端に悪性の環境にさらされなければ「すくすく」と発達する個体に組み込まれた生物学的なシステムである．しかし，劣悪な養育状況にある乳児院で育ったり，虐待やネグレクトを受けると，愛着の形成が著しく障害される．たとえば身体的虐待の場合，暴力を受けている乳幼児は身体的苦痛や危険を感じる．そのため，児の愛着システムは活性化して，本来なら愛着対象である親に物理的に接近して安全感を得ようとするはずである．ところが，愛着対象自体から暴力を受けているために，乳幼児が親に近づくことはかえって危険であり，愛着システムは根本的に機能しない．そのため，被虐待乳幼児の愛着形成は深刻な打撃を受けて，愛着障害が発症すると考えられる．

## c. 症状および診断

### 診断基準

　**表1**にDSM-IVの反応性愛着障害[6]，**表2，3**にZeanahらの愛着障害の診断基準[46]を示す．DSM-IVの反応性愛着障害にしろZeanahらによる愛着障害にしろ，これら障害の病態は，愛着形成の重篤な障害である．

### 症状（問題行動）

　最重度の虐待やネグレクトを受けた場合や，施設児で特定の職員のかかわ

## 2. 子ども虐待と関連する精神医学的診断／愛着障害

りが極端に制限されている場合，すなわち，**表1**のDSM-IVによる診断基準のCを受けた場合，乳幼児は愛着対象すらもちえない状態となる．この最重症の病態が反応性愛着障害であると考えられている．そのためにZeanahらは，この病態を彼らの定義する愛着障害のなかの一分類として，"選択的な愛着をもたない障害（non-attachment）"と定義した．

これら最重症の愛着障害をもつ乳幼児には，2つの問題行動の特性が報告されている．その一つは，抑制的・ひきこもりの傾向の強い次のようなパターンである．すなわち，養育者への愛着の証拠が認められず，慰めを求めることがなく，情緒が制限されており，社交的な喜びや探求がほとんどないといったパターンである．この行動特性をもつ障害が，DSM-IVによる「反応性愛着障害：抑制型」に相当し，Zeanahらの「non-attachment；感情的にひきこもった」に該当する．問題行動特徴の第二のパターンは抑制型と好対照をなし，誰にでも無差別に接近するパターンである．すなわち，ほとんど知らない人に対してなんのためらいもなく近づいたり，抱きついたり，慰めを求めたりし，浅く，おそらく不安定な情緒が観察されるという心理社会的特徴を示す．この特徴をもつ障害が，DSM-IVによる「反応性愛着障害：脱抑制型」に相当し，Zeanahらによる「non-attachment；無差別な社交性をもった」に該当する．

さらにZeanahらは，養育者に愛着はしているが（したがって反応性愛着障害ではなくnon-attachmentでもないが），その愛着の質に重度の障害を示す病態を安全基地のゆがみ（secure base distortions）として，彼らの定義する愛着障害のなかに位置づけた．安全基地現象とは，乳幼児は"這い這い"ができるようになる時期から，愛着対象（通常，親）を安全基地として，そこから周りの物理的世界を探索し，少し時間が経つとあるいは危険を感じると，親のもとに戻ってくる現象をいう．愛着が障害されるとこの現象にゆがみがみられることから，Zeanahらはこの愛着障害の下位分類を安全基地のゆがみと名づけ，さらに以下の3つに下位分類した．すなわち，

① 抑制された：特定の愛着対象はもつが，養育者がいるときに（養育者が不在のときはそういった特徴をあまり示さない），見知らぬ人がいると情緒が制限され養育者に不安げにしがみつく．もしくは，おそれによって特徴づけられた抑制と，過服従と喜びの欠如した強度の用心深さ（警戒）がある．

② 自己を危険にさらす：特定の愛着対象はもつが，この対象を危険をモニターするためには用いない．すなわち，無鉄砲で，事故を起こしやすく，関係性の文脈では攻撃的な行動を示す．

③ 役割逆転：特定の愛着対象はもつが，養育者の幸せ・安寧に強く早熟な関心を示す．自分自身や他者の世話をよくすると思うと，命令的で懲罰的行動を示すかもしれない．

の3つの分類である．

## d. 検査所見

愛着障害診断のための確立された検査はない．しかし，研究に用いられている検査法はある．以下，① 一般的な評価の原則，② 診断に用いることのできる検査法について述べる．

### 一般的な評価の原則

この障害の評価として最も重要な点は，児の行動の観察である[1, 58, 83]．この障害の特徴的行動の有無を評価するために，直接観察には，主要な養育者への愛着行動や愛着パターン，見知らぬ人に対する反応などが含まれる．これら直接観察は構造化された形で行われることが望ましい[1, 8, 15, 16, 58, 83]．また，他機関からの情報の聴取を含め，児の養育歴に対して包括的に調べる（特に被虐待歴の有無）ことも欠かすことができない[1, 83]．発達，言語，医学的なスクリーニングも，ハイリスク群に発生する可能性の高いこれら子どもには必要とされている[1]．養育者の養育行動と児に対する認知の評価も行われることが望まれる[1, 54, 83]．

### 診断に用いることのできる検査法

乳幼児の精神障害の診断には，2つのアプローチが必要とされる．一つがその児を最もよく知っている成人（通常養育者・親）からその児の行動について聴取する方法であり，もう一つが乳幼児の行動の直接観察である．Zeanahらの開発した愛着障害の診断法も同様のアプローチをとっている．

養育者に対する半構造化面接（disturbance of attachment interview；愛着ディスターバンス面接，以下 DAI）[67] が，養育者からの情報の聴取法である．DAIは彼らの診断基準の最新版[83]の各診断項目を養育者に質問・確認する形で構成されている．

一方，DAIの評定は養育者の観察の偏りに左右される可能性があるために，乳幼児-養育者を直接観察するアプローチをして，彼らは構造化された手順であるclinical observation assessment（臨床観察評価法，以下COA, Boris & Zeanah, unpublished manuscript）を開発した．COAは彼らの診断基準のアイテムを行動として可能な限り観察できるようにつくられており，自由遊びに始まり，strangerの接近と抱っこから，怖い玩具の導入へと続き，養育者との分離・再会で終わる各エピソードで構成されている．ちなみに，DAIの日本語版は筆者らのグループがZeanahらの許可を得て翻訳している[33]．

診断基準の信頼性・妥当性についてふれると，DSM-IVにおける反応性愛着障害（表1）とZeanahらの提案する愛着障害（表2, 3）に，ともにおおむね信頼性・妥当性をもって診断できるとの証拠は重なりつつある[16, 68, 84]．反応性愛着障害診断の問題点の一つは，抑制型と脱抑制型が同一の児で多い点である[68, 85]．今後さらに特に構造化された診断法を用いた診断の研究が待たれる．

### e. 治療

#### 分離を含めた安全な環境および感受性のある養育者の提供

「病的な養育」がこの障害の病因であり，精神病理の重症度も重いと考えられるために，虐待の通報を受ける機関（児童相談所など）への報告が第一の緊急的介入となる[1, 83]．そのうえで，愛着の適応的な形成を促すために，情緒的および物理・身体的に児を世話できる養育者を実際に提供することが必要となる[1, 54, 83]．より具体的には，児を養育環境から分離した後に施設や里親による養育を提供することである．このように，少なくともアメリカにおいては，反応性愛着障害の場合，養育者からの分離がほぼ前提になっているといってよかろう．介入の効果研究としては，ルーマニアの劣悪な施設環境が病因となり生じたこの障害の子どもが，里親に児童が移されることによって症状が改善するとの研究がある[84, 85]．

#### 養育者との安全な愛着形成

安全な環境が与えられた後も，反応性愛着障害の子どもは里親との関係に問題を生じやすく[23, 24, 31, 32, 38, 39, 54]，被虐待乳幼児は施設の職員に対して非安全な関係を築きやすいとの準備的研究がある[11]．そのため分離されている場合，

代理養育者すなわち施設職員や里親を協同治療者としてその養育者との陽性の相互交流（関係性）を育てるなどして[1,10,83]，安全な愛着形成を促進する必要がある[34]．

一方で，虐待者（「病的養育」を与えた養育者）との再統合を目標として（あるいは在宅の状況にある場合），多元的・包括的な介入が，そのリスクの高さゆえに必要とされている[82]．その多元的介入の中心の一つとなるのが，養育者との愛着関係の改善を目標とした乳幼児-親治療である[1,10,83]．乳幼児-親治療の技法としては，乳幼児-親精神療法・心理療法[7,10,47,48]や相互交渉ガイダンス[50]が代表的なものである．乳幼児期については児への個人治療は，付加的な程度の意味しか与えられていない．というのも，乳幼児に表象の発達の限界があることや[25]，介入による効果研究から，乳幼児個人を標的とした治療は乳幼児の愛着の改善について最も有効性が低いという所見[76]が得られているためである．

AACAPのpractice parameter[1]では，いくつかのデータから[19]反応性愛着障害でかつ攻撃的行動を伴う場合は，反抗挑戦性障害や行為障害の治療モデルを加えることはある程度有効であるとしている．一方，反応性愛着障害とそれら障害との鑑別や併存については研究がないことも指摘している．

さて，AACAPのpractice parameter[1]は，是認・推薦されない治療法として，身体的強制・抑制を伴う「治療的抱擁（therapeutic holding）[26]」「再誕生（rebirthing）治療」「再愛着のための退行の促進」をあげている．効果の実証的研究がないうえに，死を含む身体的障害を招いたとの報告があるためである[2]．

## f. 予後

自然経過・予後についても証拠が不足しているが，以下のような証拠から予後は不良であると考えられる．1970年代の施設児研究では，反応性愛着障害と考えられる児たちの予後研究はある．TizardとReesの調査[73]では，8歳時の教師の評価で外向性症状が多く，16歳では35〜50％の児が反抗的で，いらつきが強く，同年代との暴力も多い．また愛着障害が疑われる施設児は大人によりかかわりをもち，同年代とのかかわりに困難である．1990年代のルーマニアの施設児の研究で，脱抑制型の反応性愛着障害の児は，反応性愛着

## 2. 子ども虐待と関連する精神医学的診断／愛着障害

障害ではなくなっても，里親との関係に障害があり[23,24,31,32,38,39,54]，里親に愛着しても11か月後，39か月後，11歳時の調査では，無差別的社交性が残ることが報告されている[23,24,56,64]．

本稿では，虐待関連の精神障害としての「愛着障害」について，現時点までの情報をまとめた．繰り返しになるが，わが国においても乳幼児虐待を含んだ児童虐待が精神保健の最重要の課題となり，臨床の現場で「愛着の障害」へのアプローチが強く求められている．それにもかかわらず，同障害の研究は欧米においてすら他の障害に比して進んでいるとは言い難い．今後わが国においても，多くの臨床的試みと並行して症例研究や実証的研究が期待される．

(青木　豊)

### ■ 文献

1) AACAP official action. Practice parameters for the assessment and treatment of children and adolescents with reactive attachment disorder of infancy and early childhood. *J Am Acad Child Adolesc Psychiatry* 2005 ; 44 : 1206-1219.
2) Adams B. Families struggle to bond with kids. The Salt Lake Tribune. September 29, 2002.
3) Ainsworth M, et al. Patterns of Attachment : a Psychological Study of the Strange Situation. Hillsdale, NJ: Lawrence Erlbaum Associates ; 1978.
4) American Psychiatric Association. Diagnostic and Statistical Manual of Mental Disorders, 3rd edition. Washington, DC: APA ; 1980.
5) American Psychiatric Association. Diagnostic and Statistical Manual of Mental Disorders, 3rd edition, revision. Washington, DC: APA ; 1987.
6) American Psychiatric Association. Diagnostic and Statistical Manual of Mental Disorders, 4th edition. Washington, DC: APA ; 1994.
7) 青木　豊．乳幼児期の愛着障害について．児童青年精神医学とその近接領域 2005 ; 46 : 537-549.
8) 青木　豊ほか．乳幼児の愛着障害―3症例による診断基準の検討．児童青年精神医学とその近接領域 2005 ; 46 : 318-337.
9) 青木　豊．乳幼児の愛着障害．小児内科 2006 ; 38(1) : 42-45.
10) 青木　豊，松本英夫．愛着研究・理論に基礎付けられた乳幼児虐待に対するアプローチについて．児童青年精神医学とその近接領域 2006 ; 47 : 1-15.
11) 青木　豊ほか．「愛着に方向付けられた治療の研究」平成18年度厚生労働省科学研究報告書．
12) Beckett C, et al. Do the effects of early severe deprivation on cognition persists into early adolescence? Findings from the English and Romanian adoptees study. *Child Dev* 2006 ; 77 : 696-711.
13) Boris N, et al. Attachment disorders in infancy and early childhood. A preliminary investigation

of diagnostic criteria. *Am J Psychiatry* 1998 ; 155 : 295-297.
14) Boris N, Zeanah C. Disturbances and disorders of attachment in infancy: An overview. *Infant Ment Health J* 1999 ; 20 : 1-9.
15) Boris N, Aoki Y, Zeanah C. The Development of infant-parent attachment: Considerations for assessment. *Infants and Young Children* 1999 ; 11 : 1-10.
16) Boris N, et al. Comparing criteria for attachment disorders: Establishing reliability and validity in high-risk samples. *J Am Acad Child Adolesc Psychiatry* 2004 ; 43 : 568-577.
17) Bowlby J. Forty-four juvenile thieves. *Int J Psychoanal* 1944 ; 25 : 19-53.
18) Bowlby J. Attachment and Loss, Vol 1, Attachment. New York : Basic Books ; 1982.（Original work published 1969）
19) Brestan E, Eyberg S. Effective psychosocial treatment of conduct-disordered children and adolescents: 29 years, 82 studies, and 5272 kids. *J Clin Child Psychol* 1998 ; 27 : 179-188.
20) Carlson E. A prospective longitudinal study of attachment disorganization/disorientation. *Child Dev* 1998 ; 69 : 1107-1128.
21) Carlson V, et al. Disorganized/ Disoriented attachment relationships in maltreated infants. *Dev Psychol* 1989 ; 25 : 525-531.
22) Cassidy J, et al（eds）. Handbook of Attachment: Theory, Research, and Clinical Applications. New York: Guilford Press ; 1999.
23) Chisholm K, et al. Attachment security and indiscriminately friendly behavior in children adopted from Romanian orphanages. *Dev Psychopathol* 1995 ; 7 : 283-294.
24) Chisholm K. A three year follow-up of attachment and indiscriminate friendliness in children adopted from Romanian orphanages. *Child Dev* 1998 ; 69 : 1092-1106.
25) Cicchetti D, Toth S. Child maltreatment and attachment organization. In : Goldberg S, et al（eds）. Attachment Theory: Social, Developmental, and Clinical Perspectives. Hillsdale, NJ : Analytic Press ; 2000. pp279-308.
26) Cline F. Hope for High Risk and Rage Filled Children. Evergreen, CO: EC Publication ; 1992.
27) Crittenden P. Maltreated infants: Vulnerability and resilience. *J Child Psychol Psychiatry* 1985 ; 26 : 85-96.
28) Crittenden P. Children's strategies for coping with adverse home environments: An interpretation using attachment theory. *Child Abuse Negl* 1992 ; 16 : 329-343.
29) Gaensbauer T, Sands S. Distorted affective communications in abused/neglected infants and their potential impact on caretakers. *J Am Acad Child Adolesc Psychiatry* 1979 ; 18 : 236-250.
30) George C, Main M. Social interactions of young abused children: Approach, avoidance, and aggression. *Child Dev* 1979 ; 50 : 306-318.
31) Goldfarb W. Effects of early institutional care on adolescent personality. *Journal of Experimental Education* 1943 ; 12 : 106-129.
32) Goldfarb W. Effects of psychological deprivation in infancy and subsequent stimulation. *Am J Psychiatry* 1945 ; 102 : 18-33.
33) 八賀　薫ほか．愛着障害の診断法 Disturbance of attachment interview 日本語版および Clinical observation assessment について，第46回日本児童青年精神医学会総会，177. 2005.
34) Hart A, Thomas H. Controversial attachments: The indirect treatment of fostered and adopted children via parent co-therapy. *Attachment Hum Dev* 2000 ; 2 : 306-327.
35) Heller S, et al. Reactive attachment disorder in maltreated twins follow-up: From 18 months to 8

years. *Attachment Hum Dev* 2006 ; 8 : 63-86.
36) Herrenkohl R, Herrenkohl E. Some antecedents and developmental consequences of child maltreatment. *New Dir Child Dev* 1981 ; II : 57-76.
37) Hinshaw-Fuselier S, Boris N, Zeanah C. Reactive attachment disorder in maltreated twins. *Infant Ment Health J* 1999 ; 20 : 42-59.
38) Hodges J, Tizard B. The effect of institutional rearing on the development of eight-year-old children. *J Child Psychol Psychiatry* 1978 ; 19 : 99-118.
39) Hodges J, Tizard B. Social and family relationships of ex-institutional adolescents. *J Child Psychol Psychiatry* 1989 ; 30 : 77-97.
40) Hoffman-Plotkin D, Twentyman C. A multimodal assessment of behavioral and cognitive deficits in abused and neglected preschoolers. *Child Dev* 1984 ; 55 : 794-802.
41) 本城秀次．乳幼児の行動評価．精神療法 2003；29： 543-550.
42) Kaufman J, Henrich C. Exposure to violence and early childhood trauma. In : Zeanah CH（ed）. Handbook of Infant Mental Health. New York ; Guilford Press ; 2000. pp195-208.
43) 北川　恵．アタッチメントと病理・障害．数井みゆきほか（編）．アタッチメント．京都：ミネルヴァ書房；2005．pp245-262.
44) Lieberman A, Pawl J. Clinical applications of attachment theory. In : Belsky J, et al（eds）. Clinical Implications of Attachment. Hillsdale, NJ: Erlbaum ; 1988. pp327-351.
45) Lieberman A, Pawl J. Disorders of attachment and secure base behavior in the second year of life: Conceptual issues and clinical intervention. In : Greenberg M,（eds）. Attachment in the Preschool Years. Chicago: the University of Chicago Press ; 1990. pp375-398.
46) Lieberman A, Zeanah C. Disorders of attachment in infancy. *Child Adolesc Psychiatr Clin North Am* 1995 ; 4 : 571-587.
47) Lieberman A, Zeanah C. Contributions of attachment theory to infant-parent psychotherapy and other interventions with infants and young children. In : Cassidy J, et al（eds）. Handbook of Attachment: Theory, Research, and Clinical Applications. New York: Guilford Press ; 1999. pp55-574.
48) Lieberman A, Silverman R, Pawl J. Infant-parent psychotherapy: Core concept and current approaches. In : Zeanah CH（ed）. Handbook of Infant Mental Health. New York : Guilford Press ; 2000. pp472-484.
49) Lyons-Ruth K. Disturbed caregiving system: Relations among childhood trauma, maternal caregiving, and infant affect and attachment. *Infant Ment Health J* 1996 ; 17 : 257-275.
50) MacDonagh S. Interactional Guidance: An approach for difficult-to-engage families. In : Zeanah CH（ed）. Handbook of Infant Mental Health. New York : Guilford Press ; 2000. pp485-494.
51) 前垣よし乃，森　俊彦．ネグレクトの1例．臨床小児医学 2001；48： 99-102.
52) Main M, Caplan N, Cassidy J. Security in infancy, childhood and adulthood: A move to the level of representation. In : Bretherton I, et al（eds）. Growing Points of Attachment Theory and Research（Monogr Soc Res Child Dev No209）. Chicago : The University of Chicago Press ; 1985. pp66-104.
53) Main M, Solomon J. Procedure for identifying infants as disorganized / disoritented during the Ainsworth strange stuation. In : Greenberg M, et al（eds）. Attachment in the Preschool Years. Chicago:the University of Chicago Press ; 2000. pp121-160.
54) O'Connor T, Bredenkamp D, Rutter M. Attachment disturbances and disorders in children exposed to early severe deprivation. *Infant Ment Health J* 1999 ; 20 : 10-29.

55) O'Connor T, et al. The effects of global severe privation on cognitive competence:Extension and longitudinal follow-up. *Child Dev* 2000 ; 71 : 376-390.
56) O'Connor T, Rutter M, and English Romanian Adoptees Study Team. Attachment disorder behavior following early severe deprivation: Extension and longitudinal follow-up. *J Am Acad Child Adoesc Psychiatry* 2000 ; 39 : 703-712.
57) O'Connor T. Attachment disorders of infancy and childhood. In : Rutter M, et al (eds). Child and Adolescent Psychiatry, 4th edition. Oxford: Blackwell ; 2002. pp776-792.
58) O'Connor T, Zeanah C. Attachment disorders: Assessment strategies and treatment approaches. *Attachment Hum Dev* 2003 ; 5 : 223-244.
59) Provence S, Lipton R. Infants Reared in Institutions. New York : International University Press ; 1962.
60) Richters M, Volkmar F. Reactive attachment disorder of infancy or early childhood. *J Am Acad Child Adolesc Psychiatry* 1994 ; 33 : 328-332.
61) Roy P, Rutter M, Pickles A. Institutional care: Association between overactivity and lack of selectivity in social relationships. *J Child Psychol Psychiatry* 2004 ; 45 : 866-873.
62) Rutter M, et al. Quasi-autistic patterns following severe early global privation. *J Child Psychol Psychiatry* 1999 ; 40 : 537-549.
63) Rutter M, Kreppner J, O'Connor T. Specificity and heterogeneity in children's responses to profound institutional privation. *Br J Psychiatry* 2001 ; 179 : 97-103.
64) Rutter M, et al. Early adolescent outcomes for institutionally-deprived and non-deprived adoptees. Ⅰ : Disinhibited attachment. *J Child Psychol Psychiatry* 2007 ; 48 : 17-30.
65) 庄司順一．子どもの養育環境の問題と愛着障害．乳幼児医学・心理学研究 2001 ； 10 ： 35-41．
66) Skeels H. Adult status of children with contrasting early life experiences. *Monogr Soc Res Child Dev* 1966 ; 31 (Serial no. 105).
67) Smyke A, Zeanah C. Disturbance of Attachment Interview, DAI. Unpublished manuscript. 2000.
68) Smyke A, Dumitrescu A, Zeanah C. Attachment disturbances in young children, Ⅰ : The continuum of caretaking casualty. *J Am Acad Child Adolesc Psychiatry* 2002 ; 41 : 972-982.
69) Spitz R. Hospitalism: An inquiry into the genesis of psychiatric condition in early childhood. *Psychoanal Study Child* 1945 ; 1 : 53-74.
70) Spitz R. Anaclitic depression: An inquiry into the genesis of psychiatric condition in early childhood Ⅱ. *Psychoanal Study Child* 1946 ; 2 : 313-342.
71) Sroufe A. The role of infant-caregiver attachment in development. In : Belsky J, et al (eds). Clinical Implications of Attachment. Hillsdale, NJ: Erlbaum ; 1988. pp18-40.
72) Tadano F. Clinical manifestations of behavioral problems and social skill development of institutionalized children with reactive attachment disorder (IDC-10). *Jpn J Child Adolesc Psychiatry* 2002 ; 43 (Supplement): 56-70.
73) Tizard B, Rees J. A comparison of the effects of adoption, restoration of the natural mother, and continued institutionalization on the cognitive development of four-year-old children. *Child Dev* 1974 ; 45 : 92-99.
74) Tizard B, Rees J. The effect of early institutional rearing on the behaviour problems and affectional relationships of four-year-old children. *J Child Psychol Psychiatry* 1975 ; 16 : 61-73.
75) Tizard B, Hodges J. The effect of early institutional rearing on the development of eight-year-old children. *J Child Psychol Psychiatry* 1978 ; 19 : 99-118.

76) van IJzendoorn M, Juffer F, Duyvesteyn M. Breaking the intergenerational cycle of insecure attachment: A review of the effects of attachment-based interventions on maternal sensitivity and infant security. *J Child Psychol Psychiatry* 1995 ; 36 : 225-248.
77) van IJzendoorn M. Adult attachment representations, parental responsiveness, and infant attachment: A meta-analysis on the predictive validity of the adult attachment interview. *Psychol Bull* 1995 ; 117 : 387-403.
78) World Health Organization. The ICD-10 Classification of Mental and Behavioral Disorders : Clinical Descriptions and Diagnostic Guidelines. Geneva : WHO ; 1993.
79) Zeanah C, Mammen O, Lieberman A. Disorders of attachment. In : Zeanah C (ed). Handbook of Infant Mental Health. New York : Guilford Press ; 1993. pp332-349.
80) Zeanah C, Emde R. Attachment disorders in infancy. In : Rutter M, et al (eds). Child and Adolescent Psychiatry: Modern Approaches. Oxford: Blackwell ; 1994. pp490-504.
81) Zeanah C. Beyond insecurity: A reconceptualization of attachment disorders of infancy. *J Consult Clin Psychol* 1996 ; 64 : 42-52.
82) Zeanah C, Larrieu J. Intensive intervention for maltreated infants and toddlers in foster care. *Child Adolesc Psychiatr Clin North Am* 1998 ; 7 : 357-371.
83) Zeanah C, Boris N. Disturbances and Disorders of attachment in early childhood. In : Zeanah C (ed). Handbook of Infant Mental Health. New York: Guilford Press ; 2000. pp353-368.
84) Zeanah C, Smyke A, Dumitrescu A. Attachment disturbances in young children. II : Indiscriminate behavior and institutional care. *J Am Acad Child Adolesc Psychiatry* 2002 ; 41 : 983-989.
85) Zeanah C, et al. Reactive attachment disorder in maltreated toddlers. *Child Abuse Negl* 2004 ; 28 : 877-888.
86) Zeanah C, et al. Attachment in institutionalized and community children in Romania. *Child Dev* 2005 ; 76 : 1015-1028.

## 2. 子ども虐待と関連する精神医学的診断
## B. 不安障害と気分障害
――心的外傷後ストレス障害とうつ病性障害を中心に

　幼少期の被虐待体験は，思春期年代のうつ病，素行障害（行為障害），物質乱用など，さまざまな精神医学的問題を引き起こすことが明らかにされてきている[16]．また，被虐待児に不安障害（なかでも全般性不安障害，過剰不安障害，広場恐怖）[14,18]が有意に多く見られること，特に性的虐待と心的外傷後ストレス障害の関連があること[24,31]，被虐待体験と大うつ病の関連が強く示唆されること[40]などがこれまでに報告されてきている．さらに，不安とうつは，子どもの精神的問題として互いに併存しあうこともしばしばであり，臨床的対応においては切り離して考えることはできない症状である．ここでは，子ども虐待に関連する不安障害と気分障害について，特に心的外傷後ストレス障害とうつ病性障害について解説する．

## 1. 不安障害

　不安障害（anxiety disorder）は，不安，恐怖，ストレスなどによって引き起こされる病的な状態の総称で，パニック障害，特定の恐怖症，社会恐怖（社会不安障害），強迫性障害，心的外傷後ストレス障害，急性ストレス障害，全般性ストレス障害などの診断分類が含まれる．また，ストレス因子に対する反応として現れる適応障害でも不安症状が優勢に認められるタイプがある．これらの不安障害はすべての年代の人々に認められる精神疾患であるが，小児期にみられる不安障害としては分離不安障害や選択性緘黙がある．小児期の社会不安障害や分離不安障害は親の過保護や厳格さといった養育の特徴との関連が示唆される側面もあり[23]，その意味では被虐待体験やネグレクトとは両極にあるかのように思われるかもしれないが，混乱家庭に育ち，心理的

虐待を受けてきた子どもに社会恐怖がみられたり，父親のドメスティックバイオレンスから逃れた後に母親から離れられなくなった幼児や，登校できずひきこもった小学生など，実際の臨床場面ではまさに分離不安障害と診断されるケースと出会うこともある．また，小さい子どものトラウマ反応としての分離不安もしばしば出会う症状である．しかし，子ども虐待ともっとも密接に関連があることが知られている不安障害は心的外傷後ストレス障害（post-traumatic stress disorder：PTSD）であるので，ここではPTSDについて詳しく説明することにする．

## a. PTSDの概念

　PTSDの診断は，1970年代のアメリカにおけるベトナム戦争帰還兵および性犯罪被害者である成人女性にみられた特徴的な心的トラウマ症状の研究から生まれ，中核症状として，再体験・侵入症状，持続的回避・麻痺症状，過覚醒の3つが診断基準にも挙げられている．その後，原因となるストレス因子としては戦闘やレイプのみならず，日常生活に潜むさまざまな衝撃的な体験によっても同様の症状群を呈することがわかってきた．さらに，子どもの場合，精神発達の途上にあることや言語化が困難なために，これらの診断基準の各症状の表れ方や表現がしばしば成人とは異なることも指摘されてきた．

　PTSDの診断は「実際にまたは危うく死にそうになったり，大けがをしそうになったり，またはその他の自分の統合性に脅威が及んだりするような出来事を直接個人的に体験する」こと[1]に基づく強いストレス反応とされるが，子どもの場合はそのような個人的体験を十分に認識して表現することができないこともあり，出来事の脅威そのものを評価することも困難な場合は少なくない．したがって，特に子どもの場合には，症状の面からもストレス因子の面からも，PTSDに相当するほどの重症な心的ストレス反応を呈していたとしても，PTSDと診断できないケースも生じてくる．このように，子どものPTSDを診断するうえにはさまざまな問題があることはこれまでも指摘されてきているが[15]，これらの問題について現在のところ明確な解答は得られておらず，以下には現時点において得られている子どものPTSDに関する見地に基づき，関連する諸症状について述べる．

## b. 疫学

　PTSDの発生率は，これまでの海外の研究では，危険にさらされた子どもの3～100％と大変幅広い結果が報告されている[8]．これは，診断基準や評価尺度が一定ではないことや，外傷的出来事の種類の違い，対象年齢のばらつき，外傷的出来事からの測定期間のばらつきなどが関与している結果と考えられる[15]．このなかで，虐待とPTSDの関連については，性的虐待を受けた子どもに高率にPTSDが認められることが明らかになってきている．たとえば，性的虐待を受けた子どもの42.3％にPTSDが認められ，これは性的虐待を受けていない子どものPTSD罹患率に比べて有意に高率であること[25]，身体的虐待を受けた子どもと比較しても高率にPTSDをきたすこと[8]などが指摘されている．わが国では杉山が病院を受診したケースの集計において，性的虐待を受けた子どもの56％にPTSDが併存しており，これはその他の虐待を受けた子どものPTSD併存率（30.6％）と比較しても高いことを報告している[36]．なお，身体的虐待はPTSDの原因になりうるが，PTSD発生率は対照群との比較で，有意に高率ではないという報告がある[31]．

　PTSDの発生には性差が検討されており，女子では男子より重症になりやすく長期化しやすいという指摘がある[8]．また，トラウマへの曝露の時期の差によるPTSDの重症度についても検討されてきているが，この点については現在のところ一貫した研究結果ではなく[8]，子どものトラウマへの曝露年齢と症状の関連は今のところ証明されていない．

## c. 病因論

　これまでの研究の積み重ねにより，PTSDは「異常な状況に対する正常な反応」である[21]という考え方に方向づけられてきている．すなわち，PTSDの発生には，異常な状況としての明確なストレス因子が認められる．診断基準上では，「(1) 実際にまたは危うく死ぬまたは重症を負うような出来事を，1度または数度，あるいは自分または他人の身体の保全に迫る危険を，その人が体験し，目撃し，または直面した．(2) その人の反応は強い恐怖，無力感または戦慄に関するものである．(注：子どもの場合はむしろ，まとまりのないまたは興奮した行動によって表現されることがある)」と示されている．

直接体験される外傷的出来事としては，戦闘，個人的な暴行（性的暴行，身体的攻撃，略奪，強盗），誘拐されること，人質になること，テロリストの襲撃，拷問，強制収容所への監禁，自然災害または人災，激しい自動車事故または致命的な病気であると診断されることなどが挙げられ，子どもでは，性的な外傷的出来事において，脅かされたり暴力を受けていなくても，成長段階に照らして不適切と判断される性体験も含まれる[1]．また，目撃による心的トラウマも重大な原因となり，暴行，事故，戦争または災害による他者の大きなけがや不自然な死を目撃すること，または死体や死体の一部を思いがけず目撃すること，家族や身近な親しい人物が体験した個人的暴行（筆者注：ドメスティックバイオレンスの目撃は，それ自体が児童虐待と位置づけられている），激しい事故，大けがの目撃なども含まれる[1]．

## d. 症状および診断

PTSDの診断に限ったことではないが，子どもの精神医学的診断には精神発達の要素を加味しなくてはならない．一般に，子どもが成熟するにつれて，成人と同様のPTSD症状を呈するようになるが，学童期の子どもにはあてはまりにくい症状が少なくないために，適切に診断ができない可能性が指摘され続けていることは先に述べた通りである．

Terrは，子どものトラウマを「子どもを一時的に無力にいたらしめ，子どもがこれまでにもっていた通常の対処方法や防衛機制を破壊するような，単回性の突然の打撃，もしくは一連の繰り返される打撃の結果おちいる心理状態」と定義し[37]，トラウマとなる条件を，①子ども自身が危険な状態にあることを理解しているか，もしくは何らかの戦慄的なことを目撃している，②極度の無力感を感じている，③外傷的な記憶を知覚しているか，あるいはその記憶をどこかに貯蔵していること，をあげている[35]．単回性トラウマをⅠ型，慢性反復性トラウマをⅡ型とする分類は，現在のところそれほど明確に分けられるものではないと考えられてきているが，共通する症状として，反復され視覚化された記憶，反復的行動，トラウマに関連した特定の恐怖，人生や将来に対する基本的な態度の変容があげられている．

現在の診断基準の3つの中核症状は，子どもの診断上も重要であるが，小さい子どもでは大人の症状との相違点は大きい．再体験・侵入症状では，侵

入的想起はポスト・トラウマティックプレイである場合があること，夢は内容のはっきりしない恐ろしい夢であること，再体験の感覚・錯覚・解離性フラッシュバックなどは外傷特異的再演となる場合があることなどが診断基準にも示されている[1]．

　持続的回避・麻痺症状は，子どものトラウマ反応として評価することが特に難しい項目である．筆者の経験でも，中学生年代に診察していた女子で幼少期に心理的虐待とネグレクトがあり，さらに身体の外傷性変形について母親に叩かれたためであることは淡々と認めたものの，そのけがについては多く語らなかった患児が，偶然成人後に再受診することとなった際，変形を残すほどのけがを受傷したときの状況を怒りと複雑な悲哀感を伴ってありありと語ったり，幼児期に性的被害を繰り返し受けていた女性が，中学生年代に解離・転換症状を発症し，16歳のときに初めて被害について明確に語り，「そのことを忘れていたわけじゃない」と述べたことがあった[19]．これらは，いずれも思春期の診察当時には「回避」していた可能性があるが，事実が判然としない過去の個人的出来事について，それらを「回避」と評価することはきわめて難しいところがある．この点について，DSMなどの診断基準においても記載に乏しく，この項目に深く関連する解離症状については，思春期の慢性的なPTSDとの関連などが指摘されているものの[8]，今後の検討が必要な課題として残されている．

　これらに比べて，過覚醒症状としての睡眠障害，易怒性，集中困難，過剰な驚愕反応は，子どもにも明確に認められ，比較的評価しやすい症状である．これらの中核症状以外に，学童期以前の子どものトラウマ反応として一般的な症状には分離不安や全般性不安，いったん獲得した発達技能の退行などがある．これらを加味して，Sheeringaらは発達年代の問題を考慮した診断基準の試案を提示している[34]（**表1**）．

　虐待を受けた子どものトラウマ反応には，慢性的で複雑化した症状や，人格形成の問題に至るまで考慮すべき点は多く，特に性的虐待と解離症状の問題は数多く指摘されている．これらの問題点から，複雑性PTSDあるいはDESNOS（Disorder of Extreme Stress Not Otherwise Specified）[39]という基準が提示されている（**表2**）．これらは，現段階では公式な診断分類に採用されていないが，被虐待児の症状理解に際しては有用なことがしばしばある．

## 表1　Sheeringaらによる就学前児童用PTSD診断基準案

A．その人（子）は、以下の2つがともに認められる外傷的な出来事に曝露されたことがある：
(1) 実際にまたは危うく死ぬまたは重傷を負うような出来事を、1度または数度、あるいは自分または他人の身体の保全に迫る危険を、その人が体験し、目撃し、または直面した．
（A〔2〕は、求められない．なぜならば、前言語期の子どもが外傷的出来事を体験したときの反応を語れないし、大人が子どもの反応を観察できないかもしれないからである）

B．外傷的な出来事が、以下の1つ（またはそれ以上）の形で再体験され続けている．
(1) 出来事の反復的、侵入的想起（必ずしも苦痛を伴わない）で、それは心像、思考、または知覚を含む．
　　注：乳幼児の場合、外傷の主題または側面を表現する遊びを繰り返すことがある．
(2) 出来事についての反復的で苦痛な夢
　　注：乳幼児の場合は、はっきりとした内容のない恐ろしい夢であることがある．
(3) 他覚的で行動に表出されるフラッシュバックが観察されるが、その人（子）はその体験の内容を言語化できない．
(4) 外傷的出来事の1つの側面を象徴し、または類似している内容または外的きっかけに曝露された時に生じる強い心理的苦痛
(5) 外傷的出来事の1つの側面を象徴し、または類似している内容または外的きっかけに曝露された時の生理学的反応性

C．以下の1つ（またはそれ以上）によって示される（外傷以前には存在していなかった）外傷と関連した刺激の持続的回避と全般的反応性の麻痺：
(1) 外傷を想起させる活動、場所、または人物を避けようとする努力
(2) 重要な活動への関心または参加の著しい減退
　　注：乳幼児の場合、これは主に遊びの幅の狭まりとして観察される．
(3) 他の人から孤立している、または疎遠になっているという感覚
　　注：乳幼児の場合、これは主に社会的ひきこもりとして観察される．
(4) 感情の範囲の縮小（例：愛の感情をもつことができない）
(5) 未来が短縮した感覚（例：仕事、結婚、子ども、または正常な寿命を期待しない）

D．（外傷以前には存在していなかった）持続的な覚醒亢進症状で、以下の1つ（またはそれ以上）によって示される．
(1) 入眠、または睡眠持続の困難
(2) 易刺激性または怒りの爆発、または激しいかんしゃくとむずかり
(3) 集中困難
(4) 過度の警戒心

新しいクラスター．以下の少なくとも1つ（またはそれ以上）によって示される
(1) 新たな分離不安
(2) 新たな攻撃性の兆候
(3) 外傷とは明らかな関連のない新たな恐怖感（例：一人での入浴を怖がったり、暗闇を怖がる）

赤字箇所はDSM-IVからの変更部分．
(Sheeringa MS, et al. *J Am Acad Child Adolesc Psychiatry* 2003[34]；廣常秀人ほか．トラウマティック・ストレス 2005[15] より)

表2 他に特定されない極度のストレス障害（DESNOS）──診断基準の試案

A．感情覚醒の制御における変化
　（1）慢性的な感情の制御障害
　（2）怒りの調整困難
　（3）自己破壊行動および自殺行動
　（4）性的な関係の制御困難
　（5）衝動的で危険を求める行動

B．注意や意識における変化
　（1）健忘
　（2）解離

C．身体化

D．慢性的な人格変化
　（1）自己認識における変化：慢性的な罪悪感と恥辱感，自責感，自分は役に立たない人間だという感覚，とりかえしのつかないダメージを受けているという感覚
　（2）加害者に対する認識の変化：加害者から採り込んだ歪んだ信念，加害者の理想化
　（3）他者との関係の変化
　　（a）他者を信頼して人間関係を維持することができないこと
　　（b）再び被害者となる傾向
　　（c）他者に被害を及ぼす傾向

E．意味体系における変化
　（1）絶望感と希望の喪失
　（2）以前の自分を支えていた信念の喪失

（van der Kolk BA，西澤哲監訳．トラウマティック・ストレス．2001[39] より）

## e. 評価方法

　子どものトラウマ体験やその症状を評価するために，各種の評価尺度を用いることは役に立つが，現在，わが国では子ども用のトラウマ体験評価尺度として正式に開発されているものはなく，海外のものを転用するか，もしくは，ある一定年齢以上の子どもには成人用の尺度を適用して検討している段階である．PTSD 臨床診断面接尺度児童思春期用（DSM-IV 版）CAPS-CA（Clinician Administered PTSD Scale, Child and Adolescent Version）[29] は，出来事の詳細を確認しつつ症状をていねいに問診して診断するための面接用尺度である．この尺度では，出来事に対する衝撃を自己評価する方法として絵の中から選択する「強度評価シート」を用いており，これは，文字の読めない子どもや幼児にも有用であるうえに，侵襲が少なく治療的でもあると思われる

が，出来事の詳細を明らかにするための質問が慎重に組み合わされているために，正式な評価には大変膨大な時間がかかる（1人の子どもの評価に2～3時間）．改訂出来事インパクト尺度（IES-R）[2]は成人用に開発された22項目（各項目につき5段階評価）から成る評価尺度であり，日本語版ではPTSD症状のハイリスク者をスクリーニングするためのカットオフポイント24/25点が推奨されている．これは，項目の意味を理解できる発達水準の子どもには，臨床場面でも使いやすい．その他，親や身近な保護者が評価する尺度があるが，これらはいずれも日本語版による妥当性等の検討が不十分な段階であるうえに，保護者が虐待者（ネグレクトを含む）である場合や，父親の性的虐待を黙認している母親などからは，適切な評価は得にくいかもしれない．評価尺度の利用に関しては，現時点ではこれらの尺度の各項目を知ったうえで診察を行うことによって，臨床上の子どもの症状評価に役立てる段階にあると思われる．

## f. 治療の注意点

子ども虐待によるPTSDの治療については，本章の「3．治療」（p.199）に詳しく説明されているので，ここではPTSDの子どもの治療におけるいくつかの注意点について簡単に記述する．

### 安全確認と保護的環境の維持

虐待を受けている，あるいはその可能性が高い子どもにトラウマ反応が見られた場合，まず，診察の時点での子どもの安全がどの程度確保されているのかを確認する必要がある．生命的に差し迫った危険はないか，脅かされる頻度や程度はどれくらいか，日常生活において年齢にふさわしいケアや保護を受けられているか，身体的問題の有無とそれに対する適切な医療が受けられているか，教育の機会は適切に与えられているか等が判断されなければならない．これらの安全が確保されていない場合は，まず，保護者や関係各機関と検討して，子どもの安全が確保されることが最優先である．保護的環境が確保されたならば，できる限り穏やかで安定した日常生活を維持してもらう．まず，睡眠，食事といった生活習慣の時間を一定にするなど，基本的な生活リズムを整える．安全で落ち着いた環境においてもなお症状が続くか否かも症状評価には重要である．

### 身体診察と身体的苦痛へのケアの重要性

　PTSD症状のある子どもが医療機関を受診した初期の段階では，身体症状を評価し，身体的苦痛を軽減することは重要である．痛みや「重大な病気ではないか」「大けがをしてしまって治らないのではないか」という不安を抱え続けること自体，心理的負担になることは言うまでもない．さらに，トラウマの原因たる出来事が特定できないような場合には，その子どものおかれた状況を知る手がかりを得る可能性もある．特に性的虐待の疑いがある場合には，子ども自身がその出来事を認識して語ることは難しい場合も多く，小児科，婦人科あるいは泌尿器科の協力を得て，性感染症の有無と外性器や膣，肛門の状態を診察しておくことが望ましい．その際，これ以上トラウマを繰り返さないためにも，どのようなことを行うのか，身体の状態を診察することの重要性を本人の年代や理解力に応じてよく説明したうえで，できる限り痛みなどを伴わないように配慮しつつ行い，治療が必要なものは，その原因が明らかでないとしても速やかに治療を開始する．身体的に絶対的入院適応でない場合でも，保護目的で入院治療にもちこむこともあるが，この際，保護者が虐待者であるとその後の治療関係が継続できなくなる場合も考えられるので，身体的所見については，そのつど，カルテ上に客観的記載（写真による記録も含む）をできるだけ詳細に残すことが必要である．

### 精神状態の観察と評価

　症状発現の初期段階では，子どもの精神状態については経過観察を行い，症状が1か月以上続くものであるか，PTSDに準じる水準の重症度をもった状態であるか等を見きわめる必要がある．急性ストレス反応が顕著である場合や，不眠や混乱が激しい場合には，一時的対症的に薬物を併用することも考慮されるが，まず症状観察が必要である．診察場面の安全を確保してできるだけ子どもへのストレスを少なく配慮した環境や診察者の態度で診察するべきであることは言うまでもないが，子どもにとっては，症状や病態が大したことがないのに病院へ連れて来られること自体がむしろストレスになる場合があることも配慮を要する．その場合，身近で保護的な大人に観察を依頼し，簡便な対処法を指示しておくことも必要となる．虐待者ではない保護者が，子どもと同時に被害者である場合（ドメスティックバイオレンスの被害を受けている場合など）には，その保護者自身にトラウマ反応があればその大人

への対応が必要である．親の精神状態が悪い場合，子どもの精神的状態への影響があるので，その後の子どもの治療の進展を考慮しても，子どもの治療者とは別に保護者自身を支える治療者を立てることが望ましい．

観察期間においては，子どもとのラポール形成をしながら，子どもの身に起こった出来事がどのような問題であったのか，客観的に情報を得る努力を行うとともに，その子ども自身がその出来事をどのように主観したのかということを評価する．この際，いわゆる誘導尋問のようにならないように配慮し，治療者の先入観に基づく質問や意見は控え，事前に得られている情報などによって，子ども自身の体験に対する主観的感じ方をゆがめてしまうような言動は避けなければならない．また，不適切な養育のなかでは，家庭内で子どもには知らせないまま経過している衝撃的事実（たとえば，両親間の殺人や，他殺・自殺，犯罪など）がある場合も少なからずあり，これらが治療上子どもとの間で扱うことができる問題か，その子どもの精神発達や病態水準を考慮して判断しておく必要があるだろう．

### 精神療法/心理療法

トラウマ反応が遷延したり重症である場合，子ども自身への精神療法あるいは心理療法は重要である．技法は年齢に応じて選択される必要があるが，幼児期・学童期にはプレイセラピーを用いることが多い．この場合，支持的なプレイセラピーよりもトラウマに焦点を当てたプレイセラピーが必要である．また，虐待状況に長年さらされた結果，複雑な症状が出現している子どもや，幼少期に繰り返されたトラウマによるアイデンティティの混乱をきたしている思春期例の治療には，相当の時間と力量を要するので，治療者はできる限り持続可能な治療契約を結び，治療経過のなかで対峙しなければならない希死念慮や行動化に耐えうる治療構造を保つことが重要である．短期間での治療者の交代や，頻繁な治療構造の変更は，虐待を受けてきた子どもにとっては「また，裏切られた」という体験を塗り重ねることになったり，「どうせ，大人は信用できない」という気持ちを助長するだろう．虐待という過酷な状況を生き延びてきた彼らの治療において，治療関係の安定までがひとつの大きな山でもある．通常の精神療法の治療契約と比べて，治療者-患者関係の安定には大きなエネルギーを注ぐ必要があるものと思われる．

また，精神療法のなかでも，心理教育的アプローチは必要である．心的ト

ラウマに対する心身の反応は，それ自体が子どもを脅かす症状ともなりえるし，抑うつ感や不安・恐怖などを子どもの自我は抱えきれない．その症状が引き起こされるメカニズムや身体反応の仕組みを，わかりやすく教えることによって，不安の一部は和らげられる場合もある．

**薬物療法**

虐待を受けた子どものトラウマ反応に特別に有用な薬物療法があるわけではなく，トラウマ反応への一般的な薬物療法のアルゴリズムに従って適用される．注意すべきは，虐待者ではなくても，ケアするべき保護者の機能が脆弱であることが多いために，服薬が子ども自身のコントロールにゆだねられたりすることがあるので，希死念慮をもつ思春期ケースなどには致死量に相当するような日数分の処方は控えるべきであろう．

**その他の注意点**

子どもの精神的問題のすべてに共通することではあるが，治療においては単にその症状をなくしたり軽減することに主眼をおきすぎると，時に，その子ども本来の精神発達をスポイルしてしまう可能性に気づきにくくなることがある．特に，PTSDの症状は，恐怖や不安がその中核症状に存在するために，さまざまな社会的体験や新しい経験を回避しがちであるので，必要な時期にタイミングを見はからって，社会的成長を支えるようにアプローチすることが必要である．

また，子ども自身の問題ではなく親側の問題として，代理によるMunchausen症候群（Munchausen syndrome by proxy : MSBP）や詐病としてのPTSD症状の訴えの可能性があることは念頭におくべきである．これは，子どもの心理的問題を主訴に，事故や事件の訴訟のための診断書などを求められるが，診断書を書いたとたんに通院しなくなってしまうケースや，子どもは全く症状について語らず，親が再体験，回避，麻痺の症状を代弁するように訴えたりするケースがある．医療の現場では，特に治療開始当初は，基本的には親の訴えや周辺の状況から事態を把握することしかできないので，原因となるストレス因子を容易に断定することはできない．したがって，安易にPTSDという診断書を出すことはできないし，場合によってはその診断によって，子どもがさらなる搾取にあう可能性があることを，臨床医は思考の片隅においておく必要がある．

## 2. 気分障害

　気分障害（mood disorders）は，気分の高揚，誇大性，易怒性などを呈する躁病相と，活力と興味の喪失，罪責感，注意集中困難，食欲不振，希死念慮などを示すうつ病相とから成る精神医学診断分類で，成人ではもっとも一般的に認められる精神疾患のひとつである．気分障害は，うつ病相のみを示すうつ病性障害と，躁病または軽躁病エピソードを伴う双極性障害とに大別されるが，子ども虐待との関連では，抑うつは不安とともにもっとも重要な症状として知られており[40]，被虐待児には抑うつ症状が高頻度に認められていることから，ここではうつ病性障害について説明する．

### a. 概念

　うつ病性障害は，持続的で全般的な悲哀，興味喪失，倦怠，いらだちのために日常生活の機能に支障があり，楽しい活動や他者との相互関係に反応が乏しくなる状態によって特徴づけられる．うつ病性障害の状態は，子どもの「正常な気分の浮き沈み」とは異なって，日常生活に機能的障害をきたす程度であることで区別される．うつ病性障害にはいくつかの病型があり，うつ病エピソードの基準を満たすが躁病，軽躁病エピソードのない大うつ病性障害や，大うつ病性障害の基準は満たさないが慢性的抑うつ気分が持続する気分変調性障害などがある．また，はっきりと同定されるストレス因子に対する心理的反応として抑うつ気分が現れる場合は適応障害と診断されるものもある[4]．

　1970年代までは子どものうつ病は精神医学のなかでほとんど関心をもたれることがなかったばかりか，児童期のうつ病は存在しないと主張する研究者も存在していた[6]．その結果，子どものうつ病についての理解は非常に限られたものであったが，1980年代に入ってDSM-IIIに代表される操作的診断基準が導入されるようになると，大人と同じ抑うつ症状を示す子どもの存在が注目されるようになり，今日では児童青年期にもうつ病が存在することが認識され，臨床的に関心をもたれることも多くなってきている[10]．

## b. 疫学

　欧米の研究では，子どものうつ病の時点有病率は前思春期においては1～2％であるが，思春期以降には3～8％に増加する．また，20歳までにうつ病を経験する生涯有病率はおよそ20％とされており，子どものうつ病は決してまれな病態ではない[4]．わが国においては，小中学生の比較的大規模なサンプルに対して自記式抑うつ評価尺度を用いた調査データに基づいて，小学生と中学生のうつ病の有病率はそれぞれ1.6～2.6％，4.56～5.89％と推定されており，わが国でも子どものうつ病は決して少なくないことが示されている[12, 27]．しかしながら，わが国の児童青年精神科臨床においては気分障害の診断はあまり一般的ではない傾向が持続しており，子どもの抑うつ症状が臨床場面においても過小評価されている可能性がある．このことは，被虐待児の症状を評価する場合においても十分に留意される必要がある．

　被虐待児におけるうつ病の有病率は，被虐待児の年齢，社会経済状況，家族の特徴，虐待の重症度などにより異なるが，頻度は一般人口の子どもたちよりもはるかに高いことが報告されている．Kaufmanは7～12歳の被虐待児56人について半構造化面接による診断を行い，10人（18％）が大うつ病，14人（25％）が気分変調性障害の診断基準を満たしたことを報告している[20]．大うつ病と気分変調性障害は小児期の性的虐待とも関連が強く，性的虐待の被虐待経験のある女性の大うつ病の生涯有病率は被虐待経験のない女性の3～5倍になるとされている[32]．

　小児期の子ども虐待は青年期や成人期のうつ病性障害にも関連していることが縦断的研究によって証明されてきている．Brownらは1～10歳の子どもたち776人のコホートを17年間追跡し，小児期に虐待を受けた青年または若年成人は，虐待のなかった人たちよりもうつ病性障害と自殺企図のリスクが3倍高いことを示した[5]．また，Widomらは裁判所が虐待と認定した11歳未満の子ども676人のコホートを若年成人期（平均28.7歳）まで追跡し，診断面接によって診断された大うつ病性障害の生涯有病率と時点有病率とを虐待を受けていない対照群と比較したところ，子ども虐待群の若年成人の時点有病率は対照群よりも有意に高いことを報告した．虐待の種別では，身体的虐待や複数の虐待を受けていた人たちについては生涯有病率の有意な上昇が，ネ

グレクトを受けていた人たちでは時点有病率の有意な上昇が認められたが，性的虐待についてはそれまでの研究と異なり，時点，生涯ともに大うつ病性障害の有病率の有意な上昇は認められなかった[42]．虐待種別とうつ病性障害のリスクとの関連については，さらに研究が必要と思われる．

## c. 病因論

子どものうつ病性障害の病因はまだ完全に解明されていないが，さまざまな要因が複雑に関連していると考えられている．これらの要因は，遺伝的要因や体質的素因などの生物学的要因と，家庭環境やストレスの高いライフイベントなどの心理社会的要因に大別することができる．気分障害では遺伝などの生物学的要因の影響も大きいことが知られているが，ここでは主として子ども虐待が関係する心理社会的要因について説明する．

身体的虐待と性的虐待は，PTSD，物質乱用，素行障害（行為障害），自殺行動などに加え，うつ病の発症と再発のもっとも重要な家族−環境的リスク因子のひとつとして知られている．また，心理的虐待も抑うつ症状との関連が強いことが報告されている[30]．しかしながら，実際の被虐待児においては，親の気分障害，物質乱用，犯罪行為，親の低学歴と低収入，夫婦の不和など，うつ病のリスクとして知られているさまざまな家庭環境や養育の問題が伴っていることが多く，子ども虐待のうつ病の発症に対する直接的な関連を明らかにすることは難しい[4]．また，多くの場合，子ども虐待はひとつだけではなく複数のタイプの虐待が併存しているため，特定のタイプの虐待，たとえば身体的虐待とうつ病との関連をはっきりと示すことも難しい．それでも，虐待のタイプによる子どもへの影響を調べた研究では，単一タイプの虐待を受けていた子どもよりも，複数のタイプの虐待を受けていた子どものほうがうつ病のリスクが高くなることが示されており[42]，虐待や機能不全家族など小児期の逆境体験が多いほどうつ病のリスクが高くなるという用量依存的な関係も認められている[7]．

子ども虐待が抑うつや不安と関連が強いことは多くの研究によって支持されてきているが[14,18,40]，虐待を受けた子どものすべてがPTSDやうつ病を発症するわけではないことも事実で，このようなリスク因子によって精神障害を発症することから個体を護るメカニズムの存在が注目されてきている．児童

青年期のうつ病のリスク因子に対する保護因子としては，良好な親子関係，親の積極的な子どもへの関与，親が子どもに対して行動や勉強の明確な指針を示すこと，親子で余暇や食事を共にすること，子どもが安定的に登校していること，良い仲間関係をもっていることなどがあげられている[4]．反復的な身体的虐待や性的虐待を受けている子どもたちは，これらの保護因子に欠けるために精神障害を発症するリスクが高いが，それでも小児期から成人期までの良好な対人関係を通してリスク因子に対するリジリエンス（resilience；回復力）を高めることで，成人期の精神的健康状態を向上させる可能性が示唆されている[9, 13]．

## d. 症状および診断

現在用いられているDSM-IV-TRにおける「大うつ病エピソード」の診断基準では，うつ病の症状として，①抑うつ気分，②興味または喜びの喪失，③食欲障害，④睡眠障害，⑤焦燥感あるいは行動制止，⑥易疲労感，気力減退，⑦無価値感，罪責感，⑧集中困難，決断困難，⑨自殺念慮の9つをあげ，このうち5つの症状が存在し，それらの症状の少なくともひとつは①または②でなければならないとされている．児童青年期の症例では，①の抑うつ気分はいらいらした気分であってもよく，③の食欲障害のなかの体重減少は期待される体重増加がみられないことでもよいとされている[1]．今日では子どものうつ病は大人のうつ病と大きな相違点はないとされるが，子どもにおいては「うつ」という体験をうまく言語的に表現することができないために，それらが身体的愁訴，易怒性，社会的ひきこもりなどとして認められることも多いとされている[11]．

うつ病の診断を正しく理解するためには，何が本質的な症状かを知ることが重要である．傳田は子どものうつ病の症状を，もっとも基本的でうつ病に共通して存在する症状（中核症状）と，個人の人間性（性格，年齢，国民性など）を介して現れる二次的な症状（二次症状）に分け，それらを精神症状，身体症状，行動症状に分けて，**表3**のように整理した[10]．それによれば，子どものうつ病の精神症状の中核症状は，興味・関心の減退，意欲・気力の減退，知的活動の減退とされるが，これらの症状は子どもの主観的体験であるため，周囲の大人からは理解されにくく，怠けているとかやる気がないなど

## 表3 子どものうつ病の症状

**精神症状**

〈中核症状〉
- 興味・関心の減退：好きなことも楽しめない，趣味にも気持ちが向かない
- 意欲・気力の減退：何をするのも億劫，気力がわかない，何事も面倒
- 知的活動の減退：何も頭に入らない，能率低下，集中力低下，学業成績の低下

〈二次症状〉
- 抑制的な表情・態度：しゃべらない，表情が乏しい，生き生きした表情の欠如
- 抑うつ気分：落ち込み，憂うつ，悲哀感，淋しさ，希望がない，涙もろい
- 不安・不穏：いらいら，そわそわ，落ち着かない，興奮
- 思考の障害：思考制止，決断不能，自責感，微小妄想，罪業妄想，心気妄想，貧困妄想

**身体症状**

〈中核症状〉
- 睡眠障害：途中で目が覚める（中途覚醒），早朝に目が覚める（早朝覚醒），寝つきが悪い，ぐっすり寝た気がしない，時に眠り過ぎる（過眠）
- 食欲障害：食欲低下，体重減少（子どもの場合，期待される体重増加がない）時に食欲亢進，体重増加
- 身体のだるさ：全身が重い，疲れやすい，身体の力が抜けたような感じ
- 日内変動：朝が最も悪く，夕方から楽になる

〈二次症状〉
- その他の症状：頭痛，頭重感，肩こり，胸が締めつけられて苦しい，動悸，口渇，発汗，寝汗，悪心，嘔吐，胃部不快感，腹部膨満感，めまい，手足の冷え，知覚異常，四肢痛，便秘，下痢

**行動症状**

〈二次症状〉
- 行動抑制：動作が緩慢，動きが少なくなる
- 学業問題：不登校，社会的ひきこもり
- 落ち着きのなさ：多動，徘徊，じっとしていられない
- 問題行動：攻撃的言動，衝動性，自殺企図，自傷行為，非行，行為障害

（傳田健三．子どものうつ病―見逃されてきた重大な疾患．2002[10] より）

と誤解されやすい．それに対して，身体症状の二次症状にあげられている頭痛，頭重感をはじめとする身体的な訴えは子どものうつ病で頻繁に認められるものであるが，身体的な問題として対処され，うつ病の存在に気づかれないことになりやすいので注意が必要である．臨床的には，不眠や食欲低下を伴う身体的愁訴が見られる場合には，うつ病の可能性を強く疑うことが重要である．

気分障害にはうつ病エピソード、躁病エピソード、混合性エピソード、軽躁病エピソードの4つの気分エピソードの組み合わせによって、さまざまなうつ病性障害と双極性障害が定義されており、過去の気分エピソードの既往や今後の経過も踏まえて病型を診断する必要がある[1]。また、子どもの気分障害に伴うさまざまな二次症状は、不安障害、注意欠如・多動（性）障害（ADHD）、反抗挑戦性障害、物質乱用などの精神障害と慎重に鑑別を行う必要があるが、その一方で、子どもの気分障害にはこれらの精神障害が併存していることも非常に多いため、常に関連する精神障害を念頭において診断をするように心がけなければならない[4]。

子ども虐待のために児童相談所に一時保護されたり児童福祉施設に入所した子どもについては、家庭からの分離に伴う不安やとまどい、新しい環境への不適応などにより、抑うつ的になりやすい状況であることも十分に理解しておかなければならない。しかし、抑うつや不安などの精神症状は保護後すぐに現れなくても、一時保護中から児童福祉施設に措置後に顕在化してくることも多いので、定期的に経過を見守ることが望ましい[17]。

## e. 評価方法

うつ病に限らず児童青年期の精神医学診断では、複数の情報源からの詳細な生育歴、既往歴、現病歴の聴取が重要な要素となる。しかしながら、子ども虐待の臨床では保護者から直接情報を得ることが困難であったり協力を得られない場合もあり、この場合は児童相談所や学校などの関係機関からの情報も活用しながら診断評価を進めていかなければならない。既に述べたように、子どもはうつ病の中核症状である抑うつ気分を表現することが十分にできないことも多いため、それ以外の二次症状や身体的あるいは行動的な症状を慎重に観察することも重要である。それでもなお、もっとも重要な評価方法は子どもとの直接的な面接によって得られる現在症であり、抑うつ症状を言語化できない場合でも子どもの態度、表情、反応をていねいに観察することが診断評価の基本であることに変わりはない。

うつ病の疫学的研究などでは構造化面接や半構造化面接が用いられ、児童青年期のうつ病の診断のために開発されたものが欧米では使用されているが、現在のところわが国で使用可能なものはない。それに対して、児童青年期の

うつ病のスクリーニングを目的とした自己記入式評価尺度が子どもの抑うつの調査研究などで使用されている．CDRS-R（Children's Depression Rating Scale-Revised）は，Poznanskiが6〜12歳の子どもの抑うつ症状を把握できるように開発した評価尺度で，17項目から成り，フルスコアは113点で，抑うつ気分，身体症状，抑うつ的な考え，行動制止の4つのカテゴリーに分けられる[26]．DSRSC（Depression Self-Rating Scale for Children）は，Birlesonが子どもの抑うつ状態のスクリーニングのために作成した質問紙で，18項目の質問で構成されている．子ども自身が3段階評価を行い，フルスコアは36点で，カットオフ・スコアは16点である[28]．これらの評価尺度は，被虐待児の抑うつ気分のスクリーニングや経過観察にも有効であると思われる．

### f. 治療の注意点

#### 治療環境の確保

うつ病性障害を示す被虐待児の治療においても，PTSDを示している場合と同様に，安全確認と保護的環境の維持，身体的観察と身体的苦痛へのケア，精神状態の観察と評価に十分注意する必要がある．子ども虐待が存在する親子関係や家族機能そのものが子どものうつ病のリスク因子でもあるので，さらなる虐待から子どもを守り，安全な環境を確保することでリスク因子を軽減し，安定した治療関係や対人関係を構築することで子どものリジリエンスを高めることが基本的な治療構造として重要である．そのうえで，合理的な精神療法/心理療法や薬物療法が行われることが求められる．

#### 精神療法/心理療法

子どもの気分障害の治療における精神療法の位置づけは，現在のところ，重要な治療であるが，有効性に関するエビデンスは必ずしも十分ではない状況にある．児童思春期のうつ病に関する精神療法の効果について35の報告（認知療法的介入，愛着基盤の家族療法，問題解決法，グループサポート，対人関係療法，リラクゼーション訓練法，ロールプレイ，社会技能訓練法，構造化された学習療法，システム化された家族行動療法を含む．すべて無作為対照比較研究）をメタ分析した研究では，全般的に子どものうつ病への精神療法の効果はささやかなものと評価されている[41]．ただし，認知行動療法（cognitive-behavior therapy：CBT）については比較的高い有効性が報告されて

おり，Kleinらは新旧のCBTの評価を比較したうえで，思春期のうつ病の治療としてのCBTの有用性を支持している[22]．また，力動的精神療法については，その技法上システマティックな研究対象になりにくく評価されにくいものであるが，うつ状態にある若者に付随する発達面や対人関係，仲間関係，学習機能などの重要な問題に幅広く対応できるものであり[3]，Trowellらは，児童思春期の気分障害（うつ病，気分変調症を含む）に個人力動的精神療法と家族療法を施行し，どちらも症状の改善をもたらし，半年後のフォローアップにおいても効果が維持されていることを示している[38]．

## 薬物療法

今日の成人のうつ病の治療では抗うつ薬による薬物療法が多用される傾向があるが，子どものうつ病に対する薬物療法の有効性については成人ほどはっきりとした効果は証明されていないため，薬物療法を第一選択の治療とすることには合理的な根拠がない．子どものうつ病の治療に関して，これまでにもっともよく研究されているのはfluoxetineで，十分な有効性と安全性が認められている[4]．しかしながら，fluoxetineはわが国では未発売であるため，それ以外の選択的セロトニン再取り込み阻害薬（selective serotonin reuptake inhibitor：SSRI）であるフルボキサミン（ルボックス®/デプロメール®），パロキセチン（パキシル®），セルトラリン（ジェイゾロフト®）などが一般に使用されている．SSRIの一般的な副作用としては，焦燥，腹痛と下痢（消化器症状），易刺激性，興奮，頭痛，睡眠障害などがあり，投与初期に十分に注意する必要がある[43]．

薬物療法を行う場合には有効性と安全性に十分注意をする必要があり，効果がない薬物を漫然と投与し続けることは避けなければならない．その一方で，有効性が認められて抑うつ症状が改善した場合には，寛解維持と再発予防のために少なくとも6～12か月間は治療を継続することが推奨されている[4]．いずれにしても，薬物療法の有効性と限界を十分に理解したうえで，環境調整，症状や経過，対処法についての心理教育や支持的マネジメント，CBTなどの精神療法とを組み合わせて治療することが重要である．

## その他の注意点

気分障害は思春期の自殺の重要なリスク因子の一つであるため[33]，気分障害の子どもの治療中には自傷や自殺のリスクを評価し続ける必要がある[22]．

思春期の若者特有のエネルギーにより，いったん希死念慮が起こると行動化の危険はそれなりに高まるものと思われる．また，身近な自殺や社会的に大きく取り上げられる自殺に共感的な場合には要注意である．精神療法では，希死念慮をタブー視すべきではなく，「死にたい」のか「死にたいほどつらい」のか，具体的に考えたり行動したことがあるのかなどを確認しつつ，その若者の死の概念を共有することは自殺予防にもつながるものと思われる．

〈笠原麻里，小野善郎〉

## ■ 文献

1) American Psychiatric Association. Diagnostic and Statistical Manual of Mental Disorders, 4th edition text revision. Washington DC : American Psychiatric Association ; 2000.／高橋三郎ほか(訳)．DSM-IV-TR 精神疾患の診断・統計マニュアル．東京：医学書院；2002.
2) Asukai M, et al. Reliability and validity of the Japanese-language version of the Impact of Event Scale-Revised (IES-R-J): Four studies of different traumatic events. *J Nerv Ment Dis* 2002 ; 190 : 175–182.
3) Birmacher B, Brent D, the AACAP Work Group.Practice parameter for the assessment and treatment of children and adolescents with depressive disorders. *J Am Acad Child Adolesc Psychiatry* 2007 ; 46(11): 1503–1526.
4) Brent D, Weersing VR. Depressive disorders in childhood and adolescence. In : Rutter M, et al (eds). Rutter's Child and Adolescent Psychiatry, 5th edition. Oxford : Blackwell ; 2008. pp587–612.
5) Brown J, et al. Childhood abuse and neglect : Specificity of effects on adolescent and young adult depression and suicidality. *J Am Acad Child Adolesc Psychiatry* 1999 ; 38(12): 1490–1496.
6) Cantwell DP, Carlson GA. Problems and prospects in the study of childhood depression. *J Nerv Ment Dis* 1979 ; 167(9): 522–529.
7) Chapman DP, et al. Adverse childhood experiences and the risk of depressive disorders in adulthood. *J Affect Disord* 2004 ; 82(2): 217–225.
8) Cohen JA, et al. Practice parameters for the assessment and treatment of children and adolescents with posttraumatic stress disorder. *J Am Acad Child Adolesc Psychiatry* 1998 ; 37 (10 suppl): 4S–26S.
9) Collishaw S, et al. Resilience to adult psychopathology following childhood maltreatment: Evidence from a community sample. *Child Abuse Negl* 2007 ; 31(3): 205–209.
10) 傳田健三．子どものうつ病―見逃されてきた重大な疾患．東京：金剛出版；2002.
11) 傳田健三．子どものうつ病と大人のうつ病．精神科治療学 2006；21(4)：355–362.
12) 傳田健三ほか．小・中学生の抑うつ状態に関する研究―Birleson自記式抑うつ評価尺度 (DSRS-C) を用いて．児童青年精神医学とその近接領域2004；45(5)：424–436.
13) DuMont KA, Widom CS, Czaja SJ. Predictors of resilience in abused and neglected children grown up : The role of individual and neighborhood characteristics. *Child Abuse Negl* 2007 ; 31(3): 255–274.
14) Flisher AJ, et al. Psychosocial characteristics of physically abused children and adolescents. *J Am*

*Acad Child Adolesc Psychiatry* 1997 ; 36(1) : 123−131.

15) 廣常秀人ほか．子どもの外傷後ストレス障害（PTSD）—その歴史と概念の変遷．トラウマティック・ストレス　2005 ; 3(2)：129−140.

16) Hussey JM, Chang JJ, Kotch JB. Child maltreatment in the United States : Prevalence, risk factors, and adolescent health consequences. *Pediatrics* 2006 ; 118 : 933−942.

17) 犬塚峰子．児童相談所における精神科医療ニーズ．小野善郎（編）．子どもの福祉とメンタルヘルス—児童福祉領域における子どもの精神保健の取り組み．東京：明石書店；2006．pp89−129.

18) Kaplan SJ, Pelcovitz D, Labruna V. Child and Adolescent Abuse and neglect research : A review of the past 10 years. Part I : Physical and emotional abuse and neglect. *J Am Acad Child Adolesc Psychiatry* 1999 ; 38(10) : 1214−1222.

19) 笠原麻里．すれちがいの親子．こころのライブラリー11　PTSD（心的外傷後ストレス障害）．東京：星和書店；2004．pp165−179.

20) Kaufman J. Depressive disorders in maltreated children. *J Am Acad Child Adolesc Psychiatry* 1991 ; 30(2) : 257−265.

21) 金　吉晴．トラウマ反応と診断．金　吉晴（編）．心的トラウマの理解とケア，第2版．東京：じほう；2006．pp3−15.

22) Klein JB, Jacobs RH, Reinecke MA.Cognitive-behavioral therapy for adolescent depression : A meta-analytic intervention of changes in effect-size estimates. *J Am Acad Child Adolesc Psychiatry* 2007 ; 46(11) : 1403−1413.

23) Klein RG, Pine DS. Anxiety disorders. In : Rutter M,et al (eds). Child and Adolescent Psychiatry, 4th ed. Oxford : Blackwell Science ; 2002. ／長尾圭造，宮本信也(監訳)．児童青年精神医学．東京：明石書店；2007．pp567−591.

24) McLeer SV, et al. Sexually abused children at high risk for post-traumatic stress disorder. *J Am Acad Child Adolesc Psychiatry* 1992 ; 31(5) : 875−879.

25) McLeer SV, et al. Psychiatric disorders in sexually abused children. *J Am Acad Child Adolesc Psychiatry* 1994 ; 33(3) : 313−319.

26) 村田豊久，小林隆児．児童・思春期の抑うつ状態に関する臨床的研究．厚生省「精神・神経研究委託費」62公—3児童・思春期精神障害の成因及び治療に関する研究，昭和62年度報告書．1988．pp69−81.

27) 村田豊久ほか．日本の小学生・中学生の抑うつ傾向．第12回国際児童青年精神医学会論文集編集委員会（編）．児童青年精神医学への挑戦—21世紀に向けて．東京：星和書店；1992．pp532−544.

28) 村田豊久ほか．学校における子どものうつ病—Birlesonの小児期うつ病スケールからの検討．最新精神医学 1996 ; 1：131−138.

29) Nader KO, et al.Clinician administered PTSD scale, child and adolescentversion（CAPS-CA）. White River Junction, VT : National center for PTSD ; 1996.

30) 小野善郎．子どもの心理的虐待の概念・定義と精神医学的意義．児童青年精神医学とその近接領域2007；48(1)：1−20.

31) Pelcovitz D, et al. Post-traumatic stress disorder in physically abused adolescents. *J Am Acad Child Adolesc Psychiatry* 1994 ; 33(3) : 305−312.

32) Putnam F. Ten-year research update review: Child sexual abuse. *J Am Acad Child Adolesc Psychiatry* 2003 ; 42(3) : 269−278.

33) Shaffer D, Pfeffer CR, the Work group on quality issues.Practice parameter for the assessment

and treatment of children and adolescents with suicidal behavior. *J Am Acad Child Adolesc Psychiatry* 2001 ; 40（Suppl）: 24S-51S.
34) Sheeringa MS, et al. New findings on alternative criteria for PTSD in preschool children. *J Am Acad Child Adolesc Psychiatry* 2003 ; 42(5): 561-570.
35) 白川美也子，田中　究．こどものトラウマ―犯罪・いじめ・虐待などを中心に．金　吉晴（編）．心的トラウマの理解とケア，第2版．東京：じほう；2006. pp211-234.
36) 杉山登志郎．性的虐待のトラウマの特徴．トラウマティック・ストレス　2008；6(1)：5-14.
37) Terr LC. Childhood traumas : An outline and overview. *Am J Psychiatry* 1991 ; 148(1): 10-20.
38) Trowell J, et al. Childhood depression: A place for psychotherapy. An outcome study comparing individual psychodynamic psychotherapy and family therapy. *Eur Child Adolesc Psychiatry* 2007 ; 16(3): 157-167.
39) van der Kolk BA. The complexity of adaptation to trauma: Self-regulation, stimulus discrimination, and characterological development.［トラウマへの適応の複雑さ，自己制御，刺激の弁別，および人格発達．］In : van der Kolk BA, et al（eds）. Traumatic Stress : the Effects of Overwhelming Experience on Mind, Body, and Society. New York : Guilford Press ; 1996. ／西澤 哲（監訳）．トラウマティック・ストレス．東京：誠信書房；2001. pp203-242.
40) Warner V, et al. Grandparents, parents, and grandchildren at high risk for depression: A three-generation study. *J Am Acad Child Adolesc Psychiatry* 1999 ; 38(3): 289-296.
41) Weitz JR, McCarty CA, Valeri SM. Effects of psychotherapy for depression in children and adolescents : A meta-analysis. *Psychol Bull* 2006 ; 132 : 132-149.
42) Widom CS, DuMont K, Czaja SJ. A prospective investigation of major depressive disorder and comorbidity in abused and neglected children grown up. *Arch Gen Psychiatry* 2007 ; 64 : 49-56.
43) Wilens TE. Straight Talk about Psychiatric Medications for Kids. New York : Guilford Press ; 2004. ／岡田　俊，大村正樹（訳）．わかりやすい子どもの精神科薬物療法ガイドブック．東京：星和書店；2006.

## 2. 子ども虐待と関連する精神医学的診断
# C. 破壊的行動障害

## 1. 破壊的行動障害の多面性

　破壊的行動障害（disruptive behavior disorder：DBD）は，アメリカ精神医学会作成の『精神疾患の診断・統計マニュアル 第4版（Diagnostic and Statistical Manual of Mental Disorders, 4th edition：DSM-IV）』において，反抗挑戦性障害（oppositional defiant disorder：ODD），素行障害（conduct disorder）の2つの診断カテゴリーが含まれる．周知のように，このグループは注意欠如/多動（性）障害（attention-deficit / hyperactivity disorder：ADHD）を加え，"注意欠陥および破壊的行動障害"という一つのグループをつくっている．

　この三者が一つのグループをつくる理由として，各々が相互に関連していることが示されてきた．ADHD，反抗挑戦性障害，素行障害の三者の関係について，Birdら[3]はプエルトリコの調査でADHDの35％に反抗挑戦性障害の併存を報告し，Kadesjöら[12]はスウェーデンの調査でADHDの60％に反抗挑戦性障害が合併していると報告し，Eliaら[9]はアメリカの調査でADHDの40.6％に反抗挑戦性障害が合併していると報告した．Biedermanら[2]は，ADHDの30〜50％に素行障害の合併を認めると報告した．Carlsonら[7]による約3,000人の学童における悉皆調査では，ADHDは全体の18％であった．混合型のADHDは全体の5％にみられ，そのうち64％には反抗挑戦性障害が合併していた．また，不注意型のADHDは全体の11％にみられ，その16％に反抗挑戦性障害が合併し，多動衝動型のADHDは全体の2％にみられ，そのうちの41％は反抗挑戦性障害を合併していた．そして，逆に反抗挑戦性障害におけるADHDの合併率をみてみると65％（混合型37％，不注意型19％，多動衝動型9％）という高いものであり，ADHDと反抗挑戦性障害の強い関

連が示された．これらの研究を総合すれば，ADHDの6割から7割には反抗挑戦性障害が合併し，反抗挑戦性障害をもつもののほうが，もたないものよりも約4倍素行障害を生じやすいということになる[16]．

双生児研究による大規模な疫学的調査では，Willcuttら[23]による，ADHDを伴う105人，ADHDを伴わない95人の対照児の双生児の構造化面接による調査では，ADHD児のなかでも多動や衝動性を伴う群に有意に多く反抗挑戦性障害や素行障害の合併が認められた．その一方で，不注意を伴う群とうつ病の関連が示唆されている．また，1,412組の双生児について調査が行われた，有名なバージニア双生児研究[8, 11]においても，ADHD，反抗挑戦性障害，素行障害のいずれも遺伝負因が果たす役割が大きいが，反抗挑戦性障害および素行障害に関しては若干の環境因の影響も認められるという結果となった．これらの研究をふまえ齊藤[18]は，多動性行動障害と素行障害との関連を年齢による変化という視点でとらえ直し，ADHDから反抗挑戦性障害，素行障害，反社会性パーソナリティ障害へと横滑りしていく一群の児童の過程を，アレルギーマーチにならって「破壊的行動障害（DBD）マーチ」と名づけた．ADHD児のなかの一部が反抗挑戦性障害に展開し，大半は援助とともに回復していくが，その一部は複数の非行を繰り返す素行障害に展開し，この素行障害に展開した児童の一部が反社会性パーソナリティ障害に展開すると指摘した．これは，近年になって注目されるようになった発達精神病理学における異型連続性（heterotypic continuity）[5]の一例にほかならない．異型連続性とは，さまざまな発現型を変えながら一連の病理的な問題が継続するという現象である．

児童，青年期の反社会的行動に関与する要因はきわめて多面的で，相互に部分的に関連する多くの因子をもつ．一例をあげれば，先に述べた反抗挑戦性障害から素行障害への移行は，男児においてのみ非常に明確であるが，特に比較的高い年齢で初発する素行障害において，女児は男児ほどの高い移行率を示さないことが示されている．つまり女児においては，反抗挑戦性障害抜きで素行障害を生じる一群が存在する[19]．反社会的行動に至る要因としては，生物学的な問題としてはセロトニントランスポーターの低機能という問題からコルチゾールの代謝の機能障害，さらに心拍の低下に示される自律神経系の低覚醒が指摘されており，環境因的な問題としては妊娠中のニコチン

やアルコールの曝露から反社会的傾向や精神科疾患の存在などの両親の状況，同胞の影響から住んでいる隣人の影響まで，さまざまな要因が影響を与えることが示されている[4]．さらに，ここにも男女差があることが示されており，たとえば，自律神経系の低覚醒は男児の攻撃的行動傾向において著しいが，女児においては対照と大きな差がないという報告がある[1]．さらにこれらの生物学的な要因と，環境因的な要因は当然ながら相互に絡み合う．たとえば，反社会性パーソナリティ障害の素因をもつ養子は，どのような家庭に育ったとしても素行障害や攻撃的傾向を生じやすく，それだけで有意に高い反社会性パーソナリティ障害を生じるリスク因子となるが，反社会的傾向をもつ家庭環境がリスク因子となるのは，遺伝的素因がない場合には大きな有意差は認められず，その一方で，遺伝的素因をもつ児童と反社会的養親のかけ算の場合においてのみ小児期の攻撃性，素行障害，さらに青年期の攻撃性，成人の反社会性パーソナリティ障害まで，小児期から成人期のすべてにおいて一貫した有意の増加が認められたのである[6]．

反抗挑戦性障害が素行障害に向かう過程について，発達精神病理学的視点からはLoeberらによる一連の研究[14,15]に基づく発達モデルが呈示された．この一連の研究は，児童期から青年期に至る500人以上の児童を対象とする，破壊的行動障害に関する前方向視的調査である．この調査から，次の3つの経路が明らかになった．3つの経路といっても一人の児童が1つだけの経路を示すこともあれば，3つ全部を示すこともあるというモデルである．

第一の経路は，Loeberらによって"権威への対立経路（authority conflict pathway）"と命名された経路で，12歳前から始まり，①自分のやり方に固執するなどの頑固さで始まり，次の段階として，②不服従や反抗に至り，最後には，③怠学，家出，深夜徘徊などの権威回避行動をたどる．第一段階の頑固さから全段階をとったものは11％であり，非行行為としては程度が低く，素行障害の診断基準を満たすものはほとんどいなかった．

第二の経路は，"潜在的経路（covert pathway）"である．15歳以前に始まり，①万引き，虚言などの行動，②放火，公共物破壊などの財産侵害，③詐欺，車の窃盗，他家への侵入，スリなどの中等度から重度の非行である．この経路を示す児童は，第一段階から順にこの経路をたどるものが多かったが，それでも2割から3割の児童は，経路にあてはまらない症状の発現が認められた．

また，素行障害に至るものが多かった．

第三の経路は，"顕在的経路（overt pathway）"であり，次のような道筋をたどる．①いじめや嫌がらせ，②けんかの頻発，③他者への暴力的な攻撃，強姦などの重大な暴力行為．この経路においても第一段階から順に上る傾向が強く，さらに年少から第一段階に入った児童のほうが（74％），後年に第一段階に入るものよりも（37％）圧倒的に多く，第三段階まで進行した．しかし，全体としては素行障害に至る割合は単独ではそれほど高くなかった．

大多数の素行障害の児童は，この3つの経路のいずれも認められたのである．また，潜在的経路と顕在的経路とを認めた児童においては9％において，権威への対立経路と潜在的経路とが認められた児童においては29％において，素行障害の発現が認められ，その一方で，1つだけの経路においては素行障害の発現は5％以下であった．この研究の意義は，破壊的行動障害の発達精神病理学的多面性を示したところにあると考えられる．

近年になって新たなテーマとして浮上した問題が，冷淡−非感情的特性（callous-unemotional traits）である[10]．児童期から成人期まで一貫していて，さらに後年の反社会的行動障害に結び付きやすい性格傾向として抽出され，にわかに臨床研究の注目を集めるようになった．ただし，この気質に含まれるものとしては，感情的な体験の欠如や自己愛的操作性，衝動性や無責任な傾向など，明らかに異質と考えられる問題がともに含まれている．この小論では正面から扱うことをしないが，本書の中心テーマである子ども虐待にも関連し，少年の素行障害を考えるうえで，今後，大きな論議となるにちがいない．

## 2. 子ども虐待と破壊的行動障害

このように，これまで数多くの報告がなされてきたが，破壊的行動障害と子ども虐待との関連を正面から扱った研究はそれほど多くない．この理由として，子ども虐待の臨床においてはむしろ攻撃的行動や非行との関連が注目されてきたこと，国際的診断基準に基づく反抗挑戦性障害や素行障害の研究においては，生育環境の問題は要因の一つとして扱われるものの，むしろどちらかというと生物学的な素因や気質の問題を中心に検討が行われてきたこ

表1　あいち小児センターで診療を行った子ども虐待の症例の主たる虐待の種類（$n=746$，2001.11～2008.3）

| 主たる虐待の種類 | 男 | 女 | 合計 | ％ |
|---|---|---|---|---|
| 身体的虐待 | 234 | 103 | 337 | 45.2 |
| ネグレクト | 73 | 48 | 121 | 16.2 |
| 心理的虐待 | 76 | 80 | 156 | 20.9 |
| 性的虐待 | 36 | 90 | 126 | 16.9 |
| Munchausen症候群 | 1 | 5 | 6 | 0.8 |

とがあげられる．しかし子ども虐待臨床に携わっていれば，子ども虐待の児童，青年に，破壊的行動障害が高率に認められることは疑いようのない事実である．

　子ども虐待と破壊的行動障害とはどのように関連するのであろうか．被虐待児治療センターとして働く，あいち小児保健医療総合センター（以下，あいち小児センター）の虐待臨床における資料を検討してみよう．

　**表1**，2にあいち小児センター心療科を受診し，治療を行った被虐待児746人の主たる虐待の種類（**表1**）と，併存症の一覧（**表2**）を示した．診断はなるべくDSM-IVを用いているが，診断カテゴリーの相互関係に関して，一部に独自の判断を行った部分があり，この点の説明を行う．

　広汎性発達障害とADHDは前者が優先診断となっているので，多動を伴う広汎性発達障害は，広汎性発達障害に加えていて重複はない．精神遅滞ほかも，広汎性発達障害を併存するものは除外している．また，広汎性発達障害と反応性愛着障害は前者が優先診断になっているので，広汎性発達障害に認められた愛着障害は除いている．実はこの問題は検討が必要であり，広汎性発達障害においても愛着は遅れるだけで未成立ではないのであるが，本論においては，議論を混乱させないためにDSM-IVに従った．

　一方，解離性障害，心的外傷後ストレス障害（post-traumatic stress disorder：PTSD）については，特定の診断に関する除外を行わなかった．解離性障害は，DSM-IVではADHDにおいて除外診断になっているが，虐待が絡んだ多動性行動障害において，ADHDと解離とが同時に認められる症例は少なくない．具体的な数を述べると，ADHD 143人中87人（ADHD診断の60.8％）は，解

## 2. 子ども虐待と関連する精神医学的診断／破壊的行動障害

表2 子ども虐待の症例に認められた併存症

| 併存症 | 性別 男 | 性別 女 | 合計 | ％ |
|---|---|---|---|---|
| 広汎性発達障害 | 133 | 48 | 181 | 24.3 |
| 精神遅滞ほか | 34 | 37 | 71 | 9.5 |
| 反応性愛着障害 | 198 | 154 | 352 | 47.2 |
| 解離性障害 | 210 | 198 | 408 | 54.7 |
| PTSD | 102 | 156 | 258 | 34.6 |
| ADHD | 119 | 24 | 143 | 19.2 |
| 反抗挑戦性障害 | 67 | 44 | 111 | 14.9 |
| 素行障害 | 137 | 95 | 232 | 31.1 |

離性障害の諸症状が認められたのである．これらの症例に関して除外診断としなかった理由は，本論の中心テーマである破壊的行動障害と虐待との関連に深く関係しており，後に検討を行う．

　ADHD，反抗挑戦性障害，素行障害の三者に関してDSM-IVは，反抗挑戦性障害と素行障害の併存に関しては素行障害が優先診断になっている．表2では素行障害が認められた症例は反抗挑戦性障害から除外した．ADHDは反抗挑戦性障害とも素行障害とも併存が認められている．具体的な数を示す．反抗挑戦性障害の診断基準を機械的に用いると，746人中実に305人（40.9％）が診断基準に合致する．そのうちの194人はすでに素行障害の診断基準を満たす比較的重症の非行があり，反抗挑戦性障害から除外をした．表2のADHD 143人中のうち29人（20.3％）に反抗挑戦性障害が併存した．これは一般的なADHDにおける併存率に比べ少ない割合であるが，上記のように素行障害に関する除外診断を行っているため，反抗挑戦性障害症状をもつ全305人では，ADHD 143人中100人（69.9％）に反抗挑戦性障害症状が併存しており，一般的なADHDと同等レベルとなる．これは言い換えると，われわれの小児センターで治療を行うに至った比較的重症の子ども虐待症例においては，反抗挑戦性障害症状をもつ児童のなかで194人（63.6％）がすでに素行障害に移行しているという結果である．さらにADHD 143人のうち素行障害は76人（53.1％）とすでに過半数が重症の非行を伴っていた．

表3 年齢による推移

|  | 5歳以下<br>$n=170$ | 6〜11歳<br>$n=380$ | 12歳以上<br>$n=196$ | $\chi^2$値 | $p$値 |
|---|---|---|---|---|---|
| ADHD（143） | 29 | 83 | 31 | 3.66 | n.s. |
| 反抗挑戦性障害（111） | 26 | 67 | 18 | 7.31 | <0.05 |
| 素行障害（232） | 6 | 126 | 100 | 97.35 | <0.001 |
| 反応性愛着障害（352） | 77 | 189 | 86 | 2.09 | n.s. |
| 解離性障害（408） | 40 | 222 | 146 | 99.75 | <0.001 |
| PTSD（258） | 44 | 125 | 89 | 16.31 | <0.001 |

n.s.：有意差なし．

　このように，臨床資料の検討において，明らかにADHD，反抗挑戦性障害，素行障害はそれぞれに相関が示され，子ども虐待の症例において，破壊的行動障害が高率に存在することが明らかになった．

　しかし一般児童を対象とした悉皆調査において，反抗挑戦性障害は幼児期など若年において最も頻度が高く，診断用の尺度を用いた機械的な抽出を行うと，全幼児の4割程度にもなることが示されてきた[13]．このような一般的な児童における経過では，大半は症状が軽減していき，反抗挑戦性障害の有病率は年齢とともに減少するのであるが，残遺したその一部が児童期から青年期にかけて素行障害へと移行することが指摘されている．注意欠陥および破壊的行動障害の三者に関して，子ども虐待の746人におけるそれぞれの年齢をみると表3のようになる．参考のため，表3には他の診断カテゴリーも記載した．ADHDは年齢による有意な変化はなく，反抗挑戦性障害は年齢が高くなるといくらかは有意に減少する．一方，素行障害は年齢が上がるにつれ有意に急激な増加が認められた．先ほど指摘したように，この被虐待児のなかで反抗挑戦性障害症状と素行障害との併存は非常に多く，反抗挑戦性障害の青年期年齢における減少自体が実は，素行障害への高率な移行によるものと考えられる．

　ここで浮上するのは，子ども虐待に認められる反抗挑戦性障害は，はたして一般児童にみられる反抗挑戦性障害と同じものなのかという疑問である．われわれはこれまでに，発達障害と子ども虐待との複雑な絡み合いについて

さまざまな報告を行ってきた[20, 21]．児童における多動性行動障害と子ども虐待とは，さまざまな相互関係が認められる．生来の多動性行動障害の存在は，子ども虐待の高リスクとなり，また多動そのものが，愛着形成における障害を引き起こしやすい．しかしその一方で，子ども虐待によって生じた愛着障害や解離性障害はADHD様の症状[17]を呈することになる．具体的検討を可能にするため，ここでADHDと破壊的行動障害をともに示したさまざまなレベルの症例について呈示を行う．

## 3. 子ども虐待が絡んだ注意欠陥および破壊的行動障害の症例

ここに呈示する症例は，いずれもADHDおよび破壊的行動障害を呈し，少なくともmaltreatment（マルトリートメント；明らかな虐待的な対応以外に，大人が子どもに対して行った不適切な対応・言動までをchild maltreatmentとし，広い意味での虐待ととらえようという考え方から生まれた言葉）が認められる症例である．

### a. もともとのADHDにmaltreatmentが生じたと考えられる症例

#### 症例A　初診時10歳，男児

家族歴に特記すべき問題なし．父親は，幼児期には多動であったといい，短気で，子どもには手が出ることもあった．患児は3歳頃から多動が目立ち，幼稚園でけんかがしばしば生じた．しかし集団行動は可能で，また一人で二階に行けないなど，臆病なところも目立った．小学校入学後，着席していてもそわそわしている状況が目立ったが，着席困難というほどではなかった．小学校3年生頃には多動は治まってきたが，この時点で妹の出生があり，一時的な退行が認められた．その後，4年生になると授業中に教師から注意をされて暴れるというエピソードが初めて生じ，その後，徐々に学校での着席が困難になった．また，家庭でも暴れることが増え，このような反抗的症状の出現に対して，父親は暴力的なしつけを行っていた．小学校5年生になって改善がみられないため受診となった．

ADHDおよび反抗挑戦性障害と診断し，メチルフェニデート10 mgの服薬を開始した．その結果，学校での行動は落ち着いたが，午後からの不調は継続し，また若干の食欲低下が認められた．小学校6年生になると，帰宅後に家で下の兄

弟への挑発行動や母親への反抗，わがままな要求を繰り返すことが問題となり，夕方にリスペリドン0.5 mgの服用を開始した．中学生になるとこの傾向はさらに著しくなり，メチルフェニデートの反跳現象も強く存在し，特に帰宅後の家でのいらいらが抑えられない状況となった．ここで1日2回の服用に変更したが，家庭内では孤立し，両親との対立が続き，1年生2学期には不登校となった．それに対して父親は，学校を休む患児をみるだけでいらいらし，しばしば患児への暴力が生じた．生活が乱れ，家庭からの金の持ち出し，下の兄弟への暴力，母親への暴力が生じた．11月，父親に強い叱責をされて再び学校に登校するようになったが，帰宅後に家で激しく暴れる状況が続いた．外来では抗うつ薬やカルバマゼピンなど，いくつかの薬物の試用を行ったが無効であった．12月，家出が生じ，治療者の勧めもあり，家族は児童相談所への相談を行った．1月，メチルフェニデート徐放錠45 mgの服用を開始した．この服用は著効し，その後，学校への登校は円滑になり，帰宅後の荒れも生じなくなった．その後さらに，夕方から夜にかけてのいらいらに対し，アリピプラゾール3 mgの服用を開始し，いらいらはほぼ終息した．予定に沿って行動することの苦手さが残遺しているが，学業，部活動ともに元気に参加しており，家庭でのけんかや暴力も消退した．

## b. 子ども虐待が認められ，解離症状も併存しているが，中心の問題はADHDであった症例

### 症例B　初診時7歳，男児

　家族歴として，父親は幼児期に多動であったという．患児が生まれる以前に，父親から母親への暴力は時々生じていたという．患児は幼児期から多動で，迷子もあった．このような多動とトラブルに対して，父親からの虐待といわざるをえない患児への体罰が，幼児期から何度も生じていた．保育園へ入園すると，そこではけんかが絶えず生じた．患児にはしばしば父親の体罰によるあざが認められ，4歳にて，保育園の保育士から児童相談所への通報が行われ，その後，児童相談所から父親，母親への面接が行われるようになった．

　小学校入学後，学校で着席ができないことが問題となった．また，家庭では特に母親への反抗が著しく，家庭からの金の持ち出しが生じ，それに対して父親からの激しい暴力が続いた．2学期になって，患児は父親に殴られ顔を腫らして登校し，学校から児童相談所に通報がなされ，患児は一時保護所に保護された．保護中に家族は話し合いをもち，母親は父親に暴力の封印を迫ったが父親は応じず，そのまま離婚となった．その後，患児は家庭に復帰したが，学校での着席困難，

多動，衝動行為，他児への乱暴が続き，患児が投げた石によって他の児童がけがをするという事件が生じたため，小児センターへの受診となった．

患児は，ADHDおよび反抗挑戦性障害と診断された．しかし患児は夜にお化けがみえることがあると訴え，またいくらかのスイッチング（解離症状の一つで，普段とは違った状態へとスイッチが切りかわる現象のこと．部分人格の交代現象）がみられ，解離性障害も併存しているものと判断された．患児には著しい不器用とソフトサイン（神経学的微徴候．脳機能障害を示す微細な神経学的所見のこと．発達性協調運動障害をはじめ，発達障害の児で陽性になることがある）の陽性，また流涎など，もともとの発達障害の存在を示唆する症状がいくつも認められたため，メチルフェニデート徐放錠18 mgの処方を行った．

薬物療法は著効し，効果判定を依頼した教師からは，服用時と非服用時では同じ児童かと思えるほどの変化があることが報告された．メチルフェニデートの用量を27 mgに増加し，その後服用を続けた．しかし，この服用のみでは「夜のお化け」の存在は軽快せず，ミルナシプラン15 mgの服用によって軽快が認められた．面会した父親が患児の変容に驚き，患児と母親に対して謝罪を行い，その後，両親は復縁した．

## c. 妊娠中に有機溶剤の曝露があり，多動と著しい破壊的行動障害を呈した症例

### 症例C　初診時9歳，男児

母親自身ネグレクトと身体的虐待を受けており，両親の離婚と再婚，再離婚を経験し，さらに7歳にて性的被害を受けた．また14歳からシンナー吸引を常習的に行っていた．

このような状況で母親が十代後半にて患児は未婚子として出生した．妊娠中にシンナー曝露があり，患児の父親は，出生時に受刑中であった．患児は4歳まで母方祖母によって養育された．4歳にて母親は結婚し，母親および義父と生活するようになったが，この頃から激しい問題行動が頻発し，すでに4歳にて家出が生じた．また下の兄弟への暴力が頻発し，母親と義父から虐待といわざるをえない体罰を頻回に受けた．幼児期から多動，反抗，家出を繰り返した．さらに5歳頃から万引きが認められ，小学校でも衝動的な乱暴や，他児の物を持ってきてしまうといった問題が生じ，受診となった．

ADHDと素行障害と診断されたが，初診時に，お化けの声が聞こえることがあると訴え，解離性の幻聴の存在が明らかになった．メチルフェニデートは無効

と判定され，リスペリドン0.7 mgとフルボキサミン12.5 mgの服用を行ったが，家庭での行動は若干の改善があったのみで，外来治療のみでは困難と判断され，入院治療を開始した．

入院中，他児とのけんかが繰り返された．患児は常に，被害的，他罰的で，「皆からいじめられる」，「皆僕を嫌うから，僕も皆が嫌い」，「お母さんは僕だけ可愛くない」という訴えを繰り返した．WISC-III（Wechsler児童用知能検査III）では境界知能を示し，Rorschachテストでは統合失調症と同等レベルの思考障害が存在すると判定された．また患児には，気分の上下が認められ，比較的軽躁状態で攻撃的な状況と，やや沈静化して抑うつ的な状況が交互にみられ，抑うつ的な時期には被害念慮は増悪するのが認められた．しかし，入院の枠のある生活では，スイッチングは軽快し，また病棟の中のほうがお化けは出ない，とも語っていた．また患児は，患児自身の問題行動をとりあげ話題にすると，あくびを始め少しだけもうろうとなり，意識状態がいくらか変容するのが認められた．6か月にわたる入院治療によって，若干行動の修正が可能となったが，下の兄弟への暴力が続き，家庭への復帰には困難を抱える状況が続いている．薬物の用量は徐々に増加し，リスペリドン2 mg，フルボキサミン25 mg，塩酸クロニジン75 μg，アリピプラゾール3 mgの服用を行っている．

### d. ネグレクトに育ち，性的被害を受け，解離が背後にある多動性行動障害と破壊的行動障害を呈した症例

**症例D　初診時9歳，男児**

幼児期に関しては不明な点が多いが，両親は不仲で母親はしばしば家を長期間空けることが多く，その折は父方の親戚が子どもに食事をつくったり世話をしたりといった状況であった．父親は母親へのDV（domestic violence）があり，幼児期から患児や兄弟に暴力をふるっていた．4歳のときに，母親が交通事故で死去し，兄弟とともに児童養護施設に入所した．幼児期から多動があり，すでに小学校入学前に人の物をとる，万引きをするなどの行為があった．また，年長児から性的な被害を受けていたことが後で明らかになった．小学校3年生頃から，寮では指導員に，学校では教師に反抗的な態度を示すことが増え，また幼児への暴行，性的加害，万引き，火遊び，けんかの頻発などが目立ち，受診となった．

悪夢と，解離性と考えられる幻聴があり，また寮で幽霊がみえることがあると訴えた．ADHDおよび素行障害，解離性障害と診断した．中枢刺激薬は無効で，リスペリドン1 mg，フルボキサミン12.5 mgがいくらか有効であった．外来

治療で問題行動の軽快は得られず入院治療を行った．入院すると軽躁状態が目立ち，病棟の中で他児への暴力や挑発が頻発した．スタッフからの指示の通りは不良で，刹那的な行動が多く，同じ問題を何度も繰り返し起こした．またけがが異様に多く，入院中に定期的に行われていた寮への外泊時にスポーツ活動のなかで骨折をするという事故が生じた．患児には気分の上下が以前から認められていたが，軽躁状態で攻撃的な状況は，骨折の後，運動が制限されたことも加算され，不機嫌で抑うつ的な状況となり，その後には気分の上下が交互に認められるようになった．患児はまた，注意を繰り返したときや，盗みを直面化されたときに，突然にあくびを始め意識が急にもうろうとしてしまうという解離性の意識変容が認められた．数か月間の入院治療によって，いくらか問題行動の頻発は治まったが，トラウマ体験に関しての想起や言語化は，解離が生じてしまうため進まなかった．退院時の処方は，リスペリドン3 mg，フルボキサミン25 mg，塩酸クロニジン75 μgであった．

## e. 各症例の位置づけ

症例Aは，破壊的行動障害に向かいつつあったが，ADHDに対する薬物療法によって，すみやかに軽快した．虐待と破壊的行動障害との関連としては，ADHDに併存して生じた反抗挑戦性障害に対して，特に父親によるmaltreatmentが生じ，それに対し，さらに患児の側の反抗が生じ，悪循環が生じたものと考えられる．中枢刺激薬による治療が不注意や多動に著効をし，さらに反抗挑戦性障害の症状も一挙に改善した．

それに対し症例Bは，明らかな素因があり，ADHDの基盤に，子ども虐待が加算されたという症例である．こちらももともとのADHDへの治療が奏効し，それによって周囲の虐待的対応も変化し，反抗挑戦性障害の症状は軽減した．しかし，解離性障害の症状と考えられる幻聴や幻視は，中枢刺激薬の服用のみでは軽快をせず，SNRI（serotonin noradrenaline reuptake inhibitor；セロトニン・ノルアドレナリン再取り込み阻害薬）の服用によって初めて消退をみた．

症例Cは胎児中のシンナー曝露があり，こちらも生来のADHDの基盤は存在するのではないかと考えられる．しかし，中枢刺激薬による薬物療法は無効で，また解離症状も認められ，周囲への被害念慮も存在し，また軽度ながらmood swing（気分変調）もみられた．一方，症例Dは，幼児期の多動と同

時に非行行為が認められ、やがて著しい反抗と非行に発展した。これらの軽躁状態や破壊的行動障害の背後には解離性の意識変容が認められた。気分の上下もみられたが、行動化が抑えられているときはやや抑うつ的で、行動化をしているときは挑発的で誇大的になる状況が認められた。

つまり、ここに示されるのは、同じ破壊的行動障害という診断になるとしても、症例Aを典型とするグループと、症例Dを典型とするグループでは背後に存在する病理は異なっているのではないかということである。症例Aの反抗挑戦性障害は、不注意と衝動性に関連した実行機能不全による行動コントロール障害と考えられ、それゆえに中枢刺激薬の薬物療法が、反抗挑戦性障害にも著効したと考えられる。一方、症例Dのほうは、愛着障害と解離性の過覚醒が背後にある多動性行動障害であり、解離性の軽躁状態による衝動行為の反復が生じている。それゆえ、中枢刺激薬は無効であり、解離への治療が必要であるが、その背後にはさらに愛着障害が存在するものと考えられる。症例Dのような、愛着障害と解離性障害との関連に関しては後述する。症例Bと症例Cはその中間型ともいうべき症例であり、これらの症例が存在することは症例Aを典型とする破壊的行動障害と、症例Dを典型とする破壊的行動障害には、各々移行があることを示唆するものと考えられる。冒頭に紹介したように、破壊的行動障害は実に多面的な要因をもっている。

もう一つより重要なことがある。それは症例C、症例Dにおいて、機械的に診断基準をチェックすると、ADHD、反抗挑戦性障害、素行障害、境界知能、解離性障害、気分障害（双極II型）、PTSD、全般性不安障害など数多くの診断基準を満たすことである。このなかには、先にふれたADHDと解離性障害のように、DSM-IVでは除外診断となっている診断カテゴリーも存在するが、症例Bにおいても認められるように、少なくともmaltreatmentが絡んだADHDにおいて解離症状が認められることは一般的であり、必ずしも除外ができないものと筆者らは考える。一人の子どもがたくさんの診断基準を満たすということは、カテゴリー診断学の限界を示す事実にほかならない。子ども虐待のレベルが高ければ高いほど、カテゴリー診断学でとらえることに無理が生じてくる。子ども虐待が絡んだ破壊的行動障害において、子ども虐待の発達精神病理学という視点から、見直しをすることが必要である。

# 4. 子ども虐待の発達精神病理学と破壊的行動障害

## a. 子ども虐待における破壊的行動障害の病理

　発達精神病理学から子ども虐待をみると，中心は愛着障害と慢性のトラウマである．そして，愛着障害の存在は，自己の核となるものの不安定さ，および自律的情動コントロール機能の脆弱さを引き起こし，その結果，個体におけるresilience（リジリエンス；困難で脅威的な状況にもかかわらず，自ら回復し，適応する過程・能力・結果のことをいう．復元力と訳され，トラウマに対する抵抗性を示す言葉）機能の不全を引き起こすことになる．その結果として，容易にトラウマが自我の核に届く構造をつくってしまう．これが解離反応を容易に生じる基盤となるのである．解離の存在は，スイッチングや自我の分裂を引き起こし，さらには易衝動性へ展開する．この状態は，トラウマによってさらなる心的外傷の折に，その記憶を担う部分を切り離すことで防衛が図られ，記憶の断裂を引き起こし，さらにはその場反応などの実行機能の障害，さらにはトラウマ記憶によるフラッシュバックの頻発，さらなる体験の分断と悪循環を形成することになる（**図1**）．これは，まさに症例Dの少年にみられた諸症状にほかならず，子ども虐待に認められる破壊的行動障害の中核にみられる病理にほかならない．先の症例検討で述べたように，さまざまなレベルの移行型はあるとしても，症例Aにみられる実行機能，特に報酬系の機能不全というレベルで説明ができる非社会的行動とは明らかに精神病理学的な背景が異なっており，愛着の修復と，トラウマ記憶に結び付いた記憶の復活，そして自我機能の分裂の修復という困難な治療が必要とされる．一般の臨床において，ADHDという診断のなかに，実は子ども虐待による多動性行動障害の症例が少なからず含まれているのではないかと考えられ，より背後に存在する病理を明らかにしたうえでの慎重な診断が求められる．

## b. カテゴリー診断学の限界

　DSM-IIIに始まる操作的診断基準によるカテゴリー診断学は画期的な意義をもっていた．それまで同一の診断名で呼んでいたとしても，どこまで一致し

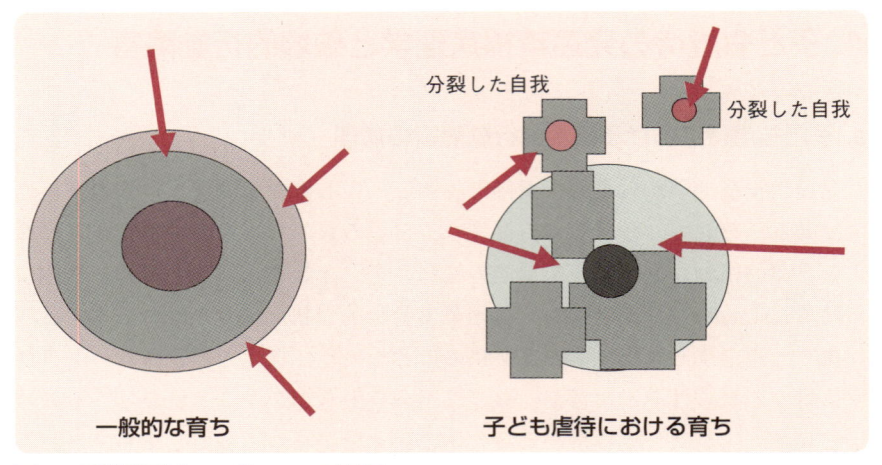

**図1 愛着障害とresilienceの関係**
一般的な育ちにおいては，健全な愛着が形成され，自己の核がしっかりしたものであるため，トラウマにより自我の核が脅かされることはない．しかし，子ども虐待における育ちにおいては，虐待という慢性的なトラウマにさらされるため，愛着障害の問題を生じ，自己の核は不安定である．トラウマからの回復力も弱く，トラウマが簡単に自我の核に届く状態となり，自我の分裂やスイッチングを引き起こす．

ているのか不明確な臨床的診断を世界共通のものとしたからである．このDSM診断のなかに，唯一病因が関与する診断として収まり悪く含められていたものがPTSDにほかならない．

　しかしながら児童領域に関しては，操作的診断基準に関する限界が明らかになってきた．第一に，ADHDと虐待に基づく多動性行動障害のような，異なった病因の問題を判別できない．そもそも診断を行う理由は，治療方法を組むためである．薬物治療を含め，この両者への治療的アプローチはまったく異なっている．第二に，発達における相互作用を明確化できない．今回の検討の中心である，ADHDから反抗挑戦性障害への推移は，一般的によく併存する問題である．しかし素行障害に至るには，単なるADHDのみではきわめてまれであり，そこに反応性愛着障害の関与が強く影響をする[20]．従来から指摘されてきた，若年に生じた場合により反抗挑戦性障害は素行障害へと展開する危険率が高くなるという問題は，子ども虐待とその結果生じる反応性愛着障害の存在を想定すれば容易に理解できるところである．Loeberら[14,15]

による一連の研究で示された3つの経路はそれぞれが重なり合って生じたときに、破壊的行動障害の行進が初めて生じるのであって、その主たる要因が脳の生物学的な機能の問題を生じる素因であるにせよ、同じく脳の機能に影響を与える環境因であるにせよ、子どもにモデルを提供する社会的環境因であるにせよ、そこには個人の素因から環境因に至る、広範な要因が絡み合っており、それゆえにこそ、さまざまな診断カテゴリーを満たす、さまざまな異なった相の問題が一度に生じうるのである．

### c. 治療と介入

治療という側面から破壊的行動障害をみれば、これまで述べてきた発達精神病理学に基づく、生物社会的相互作用におけるリスク因子を除外あるいは減弱することが予防的な介入となる．これらは、冒頭に述べた反社会的傾向の素因をもつ児童を、反社会的傾向をもった養親のもとで育てることが最もリスクが増大されるなど、すでにいくつかの素因と環境の相互作用が明らかになっている．ここでは、子ども虐待に伴った破壊的行動障害に限定して、その治療と介入に関して簡略にふれる．

まず治療という側面で述べれば、子どもの安全な生活、愛着提供者の存在、生活と学習の保障といった基本的な子育ての基盤が何よりも必要である．しかしながら周知のように、わが国において、子ども虐待によって保護された児童を育てる社会的養護の中心を担う、児童養護施設においては慢性的な人手不足のなかで、児童−児童間においても児童−職員間においても虐待的な対人関係の反復が生じやすく、最も基本的な安全な生活すら保障されていない現状がある[22]．最もよく知られた素因環境相互作用においてリスクを増大する組み合わせとして、反社会的傾向の素因と反社会的傾向の養親という組み合わせであることを冒頭に述べたが、実はわが国における少なからぬ児童養護施設における育ちが、まさにこのパターンであることにお気づきであろうか．わが国における社会的養護の抜本的な改善、可能であれば解体なくして、予防的な介入など机上の空論にすぎないであろう．

薬物療法としては、解離性障害を背景とした多動性行動障害は、解離とフラッシュバック、さらに体験の分断化が中心的な病理であるため、ADHDに一般的に用いられる中枢刺激薬は無効で、症例C、症例Dに示されるように、

リスペリドン，アリピプラゾールなどの非定形抗精神病薬と，フルボキサミン，ミルナシプランなどのSSRI（selective serotonin reuptake inhibitor；選択的セロトニン再取り込み阻害薬），SNRIのカクテル療法が一般的に有効である．破壊的行動障害を呈するに至った症例に関しては，さらにカルバマゼピンやバルプロ酸などの感情調整薬，強力な抑制作用をもつ塩酸クロニジンや$\beta$ブロッカーなどを加える必要がある症例が多い．

　精神療法としては，トラウマへの治療がどうしても必要となる．これは，分断化した自我機能をつなぎ合わせるため，自我状態療法を組み合わせて行うことも必要となってくるが，これらの治療は子ども虐待への治療そのものと同一であるので，ここで詳細に論じることはしない．本章「3. 治療」を参照してほしい．

（浦野葉子，杉山登志郎）

■ 文献

1) Beauchaine TP, Hong J, Marsh P. Sex differences in autonomic correlates of conduct problems and aggression. *J Am Acad Child Adolesc Psychiatry* 2008；47(7)：788-796.
2) Biederman J, Newcorn J, Sprich S. Comorbidity of attention deficit hyperactivity disorder with conduct, depressive, anxiety, and other disorders. *Am J Psychiatry* 1991；148(5)：564-577.
3) Bird HR, et al. Estimates of the prevalence of childhood maladjustment in a community survey in Puerto Rico. *Arch Gen Psychiatry* 1988；45(12)：1120-1126.
4) Burke JD, Loeber R, Birmaher B. Oppositional defiant disorder and conduct disorder：A review of the past 10 years, part II. *J Am Acad Child Adolesc Psychiatry* 2002；41(11)：1275-1293.
5) Burke JD, et al. Developmental transitions among affective and behavioral disorders in adolescent boys. *J Child Psychol Psychiatry* 2005；46(11)：1200-1210.
6) Cadoret RJ, et al. Genetic-environmental interaction in the genesis of aggressivity and conduct disorders. *Arch Gen Psychiatry* 1995；52(11)：916-924.
7) Carlson CL, Tamm L, Gaub M. Gender differences in children with ADHD,ODD, and co-occurring ADHD/ODD identified in a school population. *J Am Acad Child Adolesc Psychiatry* 1997；36(12)：1706-1714.
8) Eaves LJ, et al. Genetics and developmental psychopathology：2. The main effects of genes and environment on behavioral problems in the Virginia Twin Study of Adolescent Behavioral Development. *J Child Psychol Psychiatry* 1997；38(8)：965-980.
9) Elia J, Ambrosini P, Berrettini W. ADHD characteristics：I. Concurrent co-morbidity patterns in children & adolescents. *Child Adolesc Psychiatry Ment Health* 2008；2(1)：15.
10) Frick PJ, White SF. Research review：The importance of callous-unemotional traits for developmental models of aggressive and antisocial behavior. *J Child Psychol Psychiatry* 2008；49(4)：359-375.
11) Hewitt JK, et al. Genetics and developmental psychopathology：1. Phenotypic assessment in the Virginia Twin Study of Adolescent Behavioral Development. *J Child Psychol Psychiatry* 1997；

38(8): 943-963.
12) Kadesjö C, et al. Attention-deficit-hyperactivity disorder with and without oppositional defiant disorder in 3- to 7-year-old children. *Dev Med Child Neurol* 2003 ; 45(10): 693-699.
13) Lavigne JV, et al. Oppositional defiant disorder with onset in preschool years : Longitudinal stability and pathways to other disorders. *J Am Acad Child Adolesc Psychiatry* 2001 ; 40(12): 1393-1400.
14) Loeber R, Wung P, Keena K. Developmental pathways in disruptive child behavior. *Dev Psychopathol* 1993 ; 5 : 101-132.
15) Loeber R, Stouthamer-Loeber M. Development of juvenile aggression and violence. *Am Psychol* 1998 ; 53(2): 242-259.
16) Loeber R, et al. Oppositional defiant and conduct disorder : A review of the past 10 years, part I. *J Am Acad Child Adolesc Psychiatry* 2000 ; 39(12): 1468-1484.
17) 西澤　哲．子ども虐待がそだちにもたらすもの．そだちの科学 2004；2：10-16.
18) 齊藤万比古．注意欠陥/多動性障害（ADHD）とその併存障害．小児の精神と神経 2000；40(4)：243-254.
19) Silverthorn P, Frick PJ. Developmental pathways to antisocial behavior : The delayed-onset pathway in girls. *Dev Psychopathol* 1999 ; 11(1): 101-126.
20) 杉山登志郎．子ども虐待と発達障害：第4の発達障害としての子ども虐待．小児の精神と神経 2006；46(1)：7-17.
21) 杉山登志郎．高機能広汎性発達障害と子ども虐待．日本小児科学会雑誌 2007；111(7)：839-846.
22) 海野千畝子，杉山登志郎．性的虐待の治療に関する研究 その2：児童養護施設の施設内性的虐待への対応．小児の精神と神経 2007；47(4)：273-279.
23) Willcutt EG, et al. Psychiatric comorbidity associated with DSM-IV ADHD in a nonreferred sample of twins. *J Am Acad Child Adolesc Psychiatry* 1999 ; 38(11): 1355-1362.

## 2. 子ども虐待と関連する精神医学的診断
# D. パーソナリティ障害，自殺関連行動

## 1. パーソナリティ障害

　パーソナリティ障害のなかで，小児期における虐待との関連性について数多くの検討がなされているのは，境界性パーソナリティ障害（borderline personality disorder：BPD）である．本項では，パーソナリティ障害のなかで頻度が高く，虐待との関連性が深いとされているBPDについて述べる．

### a. BPDの臨床的特徴

　DSM-IV-TR[3]の診断基準に従って，BPDの臨床的特徴を以下に述べる（**表1**）．

　見捨てられ不安は，BPDの診断において重視される項目であり，衝動的で激しい行動化が見捨てられることに対する自我防衛の表れとして考えることができる．また，BPDにみられる不安定で激しい対人関係は，分裂機制（splitting）を中心とした防衛機制によって，「良い」と「悪い」とに分裂した対象イメージが形成され，これが特有の対人関係をつくりだすと理解される．自己イメージの不安定さや社会的役割意識の希薄さなどの同一性障害は，見捨てられ不安や不安定な対人関係と深く結びついている．見捨てられ不安によって生じる強い不安や抑うつ症状は，浪費，物質乱用，過食など，自己を危険にさらす衝動コントロールの障害や自傷行為・自殺企図といった自己破壊的行動を生じさせる原因にもなりうる．

　9番目の項目として，「一過性のストレス関連性の妄想様観念または重篤な解離性症状」がDSM-IVから新たに採用された症状であり，BPDと解離性症状との密接な関係を示している．

## 表1 DSM-IV-TRによる境界性パーソナリティ障害(BPD)の診断基準

対人関係,自己像,感情の不安定および著しい衝動性の広範な様式で,成人期早期までに始まり,種々の状況で明らかになる.以下のうち5つ(またはそれ以上)によって示される.

(1) 現実に,または想像のなかで見捨てられることを避けようとするなりふりかまわない努力.
注:基準5で取り上げられる自殺行為または自傷行為は含めないこと.

(2) 理想化とこき下ろしとの両極端を揺れ動くことによって特徴づけられる,不安定で激しい対人関係様式.

(3) 同一性障害:著明で持続的な不安定な自己像または自己感.

(4) 自己を傷つける可能性のある衝動性で,少なくとも2つの領域にわたるもの(例:浪費,性行為,物質乱用,無謀な運転,むちゃ食い).
注:基準5で取り上げられる自殺行為または自傷行為は含めないこと.

(5) 自殺の行動,そぶり,脅し,または自傷行為の繰り返し.

(6) 顕著な気分反応性による感情不安定性(例:通常は2~3時間持続し,2~3日以上持続することはまれな,エピソード的に起こる強い不快気分,いらだたしさ,または不安).

(7) 慢性的な空虚感.

(8) 不適切で激しい怒り,または怒りの制御の困難(例:しばしばかんしゃくを起こす,いつも怒っている,取っ組み合いの喧嘩を繰り返す).

(9) 一過性のストレス関連性の妄想様観念または重篤な解離性症状.

(American Psychiatric Association/高橋三郎ほか(訳).DSM-IV-TR 精神疾患の診断・統計マニュアル,新訂版.2004[3])

## b. 疫学

一般人口におけるBPDの頻度は,0.7~2.0%とされており,精神科患者では入院患者の20~60%,外来患者の11~34%と報告されている[37].

## c. BPDの病因論

BPDの病因論は,臨床実践のなかから得られた理論的なアイデアが先行しながら,その後に実証的な研究がなされて発展してきた.初期の研究では,精神分析学的な見地から葛藤モデルおよび欠損モデルが提唱されている.

### 葛藤モデル

Kernberg[24]は,BPD患者にみられるパーソナリティ発達上の失敗の原因と

して，過剰な攻撃性，攻撃性を中和する能力の欠如，不安耐性の低さといった生来的な要素を強調している．その結果，分裂機制（splitting）や投影性同一視といったBPDに特徴的な原始的防衛機制を用いることになると理解される．このようなKernbergの考え方では，虐待やネグレクトといった養育者との関係性の問題には重点がおかれなかった．

Masterson[29]も基本的には葛藤モデルに依拠しているが，Kernbergよりも環境要因を重視し，BPDにおける中心的な問題が母親の養育態度の歪みに起因していることを主張している．BPD患者の母親もまたBPDであり，そのような母親は，Mahlerのいう分離個体化期において，子どもが母親に愛着を示すときには愛情を注ぎ，子どもが母親から離れて自律に向かおうとすると愛情を引っ込めるという態度を示すために，子どもは葛藤的な状況に陥る．この分離個体化期における葛藤が思春期になって再燃することでBPDの発症に至り，しがみつきや攻撃的な態度として現れると考えられている．

### 欠損モデル

Adler[1]は，BPDの最も重要な体験は両価性や葛藤ではなく，孤独感や空虚感であると主張している．本来であれば養育過程のなかで母親が子どもの孤独感や空虚感を抱える機能を発揮することで，それらを十分に満たすことが可能になり，子ども自身にもその抱える機能が内在化される．しかし，母親がその機能を十分に発揮できないと，子どもは不安に耐える力を内在化できず，孤立感や空虚感のために，他者に対してのしがみつきや感情の不安定さが生じると説明されている．

### 外傷（心的外傷）モデル

1980年代後半から，van der KolkとHermanをはじめとする研究者らによるBPDに対する疫学的な検討結果から，BPDの病因を患者の内的要因に求めるのではなく，外的要因である環境に求める外傷モデルが提唱されるようになった．外傷モデルでは，BPD患者が呈する多彩な症状を小児期における虐待に対する反応であるとみなし，BPDの病態が発達初期の虐待体験に起因するパーソナリティ発達の歪みの結果であるとしてとらえている．

## d. 外傷性精神障害としてみた BPD
### 小児期の虐待体験と BPD との関連性
　外傷モデルが提唱されるようになった根拠として，小児期の虐待体験が BPD 患者において高い割合で認められることがあげられる．Zanarini[67]，Paris[42] および細澤[22] の総説を参考にしながら，BPD の病因としての虐待についての議論の変遷を以下に示す．

### 1970 年代～1980 年代の報告
　初期の研究では，多くの BPD 患者において親との離別体験や親子関係の障害が認められている．親との離別体験について，Walsh[58] が BPD 患者の 57 ％に離婚や死別による親との離別を経験し，対照群よりも有意であったと述べている．Bradley[6] は，児童青年期の BPD 患者のうち，64 ％が 5 歳以前に長期間の親との分離を体験していることを報告している．Soloff と Millward[52] は，45 例の BPD 患者を検討した結果，BPD 患者では深刻な家族内の問題を抱えている者が対照群と比較して有意に多く，また，離婚や死別による父親との離別を経験している者の割合も有意に高い（47 ％）ことを示している．Akiskal ら[2] は，BPD 患者の 37 ％に発達上の重大な喪失体験を認めており，対照群よりも有意に高い値であったと報告している．
　一方，親子関係の障害については，Walsh[58] は BPD 患者の 87 ％において，片方の親あるいは両親との関係が希薄であることを認めている．Gunderson ら[16] は，BPD 患者の家族が子どもに対してネグレクトの傾向を示していることを指摘しており，Frank と Paris[14] は，BPD 患者では母親との関係が希薄で，父親が子どもに対して無関心な態度を示すことを報告している．
　これらの結果から，BPD 患者では小児期に長期間にわたって親から分離された体験が多く認められ，また，小児期から養育者である両親からの愛情が希薄であったり，歪んだ親子関係のなかで養育されていることが示唆される．

### 1980 年代後半～1990 年の報告（表 2）
　この時期の研究は，小児期の性的虐待や身体的虐待に焦点が当てられて議論されるようになった．Links ら[26] は，BPD の入院患者 88 例を検討した結果，小児期に養育者からの性的虐待や身体的虐待を受けていた者がそれぞれ 25.9 ％と 29.4 ％であり，対照群と比較して有意に高い割合であったと報告し

表2　BPD患者における小児期の性的・身体的虐待に関する主な報告

| 報告者 | 対象 | 対象者数 | 性別 | 年齢（歳） |
|---|---|---|---|---|
| Links ら（1988）[26] | 入院患者 | 88 | 男 13 女 75 | 平均 28.3 |
| 性的虐待が25.9％，身体的虐待が29.4％にみられ，対照群と比較して有意に高い割合であった． | | | | |
| Zanarini ら（1989）[65] | 通院患者 | 50 | 男 17 女 33 | 平均 29.2±6.4（SD） |
| 18歳以前に性的虐待を受けた者が26％で，有意に高い割合であったが，身体的虐待では有意差はなかった（46％）． | | | | |
| Herman ら（1989）[20] | 通院患者 | 21 | 男 4 女 17 | 成人 |
| 小児期の外傷体験が81％に認められ，身体的虐待が71％，性的虐待が68％で，性的虐待が有意に高い割合であった． | | | | |
| Ogata ら（1990）[39] | 入院患者 | 24 | 男 5 女 19 | 30.0±9.0（SD） |
| 性的虐待が71％，身体的虐待が42％に認められ，性的虐待は有意に高い割合であり，21％に父親による近親姦が認められた． | | | | |
| Westen ら（1990）[59] | 入院患者 | 27 | 女 | 14〜18 |
| 性的虐待が52％，ネグレクトが44％に認められ，有意に高い割合であったが，身体的虐待には有意差を認めなかった．また，父親による近親姦が30％であった． | | | | |
| Salzman ら（1993）[48] | ボランティア | 21 | 男 11 女 10 | 平均 34.1 |
| 性的虐待が16.1％，身体的虐待が9.7％に認められ，性的虐待の加害者は1例を除いて親族以外の者であった． | | | | |
| Paris ら（1994）[41] | 通院患者 | 78 | 女 | 18〜48 |
| 71％に性的虐待を認め，重篤な性的虐待が33％，養育者や同胞以外の親族による性的虐待が24％，複数の加害者による性的虐待が37％で，それぞれ有意に高かった． | | | | |
| Zanarini ら（1997）[66] | 入院患者 | 358 | 男女 | 18〜50 |
| 虐待が91％，ネグレクトが92％に認められ，有意に高い割合であった．内訳は身体的虐待が59％，心理的虐待が73％，養育者による性的虐待が27％，養育者以外の者による性的虐待が56％にみられた． | | | | |

BPD：境界性パーソナリティ障害，SD：標準偏差．

ている．Zanariniら[65]も，50例の外来のBPD患者を対照群と比較した結果，18歳より幼い時期に養育者による性的虐待を受けた者がBPD患者に有意に高

い割合(26%)で認められることを示した.しかし,身体的虐待については対照群とのあいだに有意差はなかったと報告している.Herman ら[20]によると,外来通院中のBPD患者21例のうち,81%が小児期における外傷体験の既往をもち,身体的虐待と性的虐待がそれぞれ71%と68%に認められたと報告し,特に性的虐待が対照群と比較して有意に高い割合であることを認めた.この結果から,小児期の虐待に起因する外傷体験がBPDにおける病因の中心的な問題であることを指摘した.Ogataら[39]は,BPDの入院患者24例の生育歴を調査し,71%に性的虐待がみられ,42%に身体的虐待を認めている.このうち,性的虐待を体験したBPD患者は対照群と比較して有意に高い割合であったが,身体的虐待について有意差はなかった.また,性的虐待については,BPD患者の21%が父親による近親姦であることも報告している.Westenら[59]は,14〜18歳のBPD女性入院患者27例を検討した結果,性的虐待を経験した者が52%,ネグレクトが44%に認められ,これらの割合は対照群よりも有意に高い割合であったと報告している.しかし,身体的虐待については,対照群と比較して有意差を認められなかったと述べている.また,性的虐待のうち,父親による近親姦が30%に認められたことを指摘している.

以上のように,1980年代後半〜1990年までの研究結果では,BPD患者では小児期の身体的虐待と性的虐待が高率で認められるが,対照群との比較で有意差が認められたのは性的虐待であることが示されている.

### 1990年以降の報告(表2)

1990年以降の結果は,①BPD患者では小児期における養育者以外の者による性的虐待が多いこと,②BPDでは重篤な性的虐待が多いこと,③養育者によるネグレクトを含めた不適切な養育下で性的虐待が起きることが示されている.

虐待のなかでBPDとの関係が最も深いとされている性的虐待について,Parisら[41]は78例のBPD女性患者について検討し,71%に性的虐待を認め,性交などの重篤な性的虐待が33%,養育者や同胞以外の親族による性的虐待が24%,複数の加害者による性的虐待が37%で,それぞれ対照群に比べて有意に高い割合であったと報告している.

また,Zanariniら[66]による358例のBPD入院患者を対象にした検討では,虐待が91%,ネグレクトが92%に認められている.虐待の内訳は,身体的虐

待が59％，心理的虐待が73％，養育者による性的虐待が27％，養育者以外の者による性的虐待が56％にみられていた．彼女らはBPD診断の重要な指標として，①女性であること，②養育者以外の男性による性的虐待，③男性養育者による情緒的な否定，④一貫性のない女性養育者による養育をあげ，さらに，小児期の性的虐待はBPD発症に関して重要な要因ではあるものの，必要条件でも十分条件でもないと結論づけている．

### 症候学からみたBPDと外傷性精神障害

Herman[21]および西澤[38]は，慢性の心的外傷後ストレス障害（post-traumatic stress disorder：PTSD）およびBPDにおいて，情動の統制や衝動のコントロールの悪さ，現実検討の障害，対人関係の不安定さ，ストレスに対する耐性の低さ，焦燥感，抑うつ気分といった臨床所見が共通してとらえられることを指摘している．また，DSMにおいては，1994年の改訂によってDSM-IVのBPDの診断基準に外傷体験に対する防衛機制である解離性症状が付け加えられ，DSM-IV-TR[3]に引き継がれていることからも（表1），BPDが小児期における外傷体験を基盤として生じる可能性を表していると考えられる．

さらに，Herman[21]は，小児期の虐待のように長期反復性の外傷体験の被害者が示す解離，自傷・自殺傾向，身体化，対人関係障害，慢性の抑うつなどの多彩な症状に対して，「複雑性PTSD（complex PTSD）」という概念を提唱し，従来のPTSDに含まれなかった症状を包括的にとらえることを試みている．しかし，PTSDの概念を拡大させることに対しては批判的な意見もある[40]．

### e. 遺伝子－環境の相互作用としてのBPD

これまで述べてきたように，BPD患者の多くが小児期に虐待の既往を有し，BPDと外傷性精神障害とが症候学的に類似性を示していることから，小児期の虐待がBPDの病因として重視されてきた．しかしその一方で，BPD患者において虐待の既往が認められなかったり，重篤な虐待体験があってもBPDの診断基準を満たさない者がいることから，BPDの病因について外傷モデルだけでは十分な説明ができない症例も存在する．小児期の虐待とBPDに関する過去の報告のメタ解析では，虐待とBPDとの強い相関は認められなかったという指摘もなされている[50]．

最近では，BPDの病因として遺伝子と環境との相互作用が注目されるよう

になった．Paris[42]やZanarini[67]は総説のなかで，小児期の虐待はBPD発症において重要な役割を果たしてはいるが，BPDの複雑な精神病理を外傷体験という単一の要因で説明することは困難であり，遺伝的に規定されたパーソナリティ特性や中枢神経系の脆弱性あるいはresilience（復元力，回復力）といった要因が外傷体験と複雑に絡み合ってBPDが成立すると述べている．

このような遺伝子－環境の相互作用に関する説を裏づける生物学的な根拠としては，小児期の虐待体験を有するBPD患者で脳内セロトニンの低下が指摘されたり[25]，脳内のノルアドレナリン，セロトニン，ドパミンといった神経伝達物質の代謝酵素であるmonoamine oxidase Aを規定している遺伝子の多型性が，虐待を受けた子どもの成人期における行動に大きな影響を与えることが報告されている[10]．今後の生物学的な研究成果によって，環境要因やライフイベントが遺伝的素因に与える影響や，それらが精神病理学的な表現型に発展する過程がさらに明らかになると考えられる．

## f. 外傷体験（性的虐待）を有するBPDに対する治療

小児期における性的虐待体験をもつBPDの治療について以下に述べる．治療の基本的な態度は2つに大別される．一つはBPDを外傷性精神障害とみなして虐待体験に直接アプローチする方法であり，もう一つは虐待体験にとらわれずパーソナリティ全体を視野に入れ，支持的な関与を基本としながら種々の技法を取り入れて治療を行う方法である．

Hermanら[20,21]は，BPDをPTSDとみなし，患者にまず安全な環境を確保し，患者の外傷記憶をそれに伴う情動とともに想起し統合することを目指すことを重視し，従来のBPDに対する治療法に再考を促す主張を行っている．

一方，Gunderson[17]は，小児期において重篤な性的虐待を経験したBPD患者の治療では，初期には力動的精神療法的な接近よりも適切なマネジメントを行いながら，患者が日常生活を管理し，ストレスの軽減ができるように援助することが重要であると述べている．患者の日常生活が安定し治療関係が深化した後になって，探求的な力動的精神療法が可能になるという．また，細澤[22]も重篤な外傷体験をもつ患者の治療の困難さを指摘したうえで，小児期の外傷という視点をもつことは有益だが，それにとらわれず個々の患者に適した治療方針を立てることが重要であり，個人精神療法，集団療法，認知

行動療法，芸術療法，家族面接，入院などのマネジメント，薬物療法，デイケアなどを柔軟に組み合わせていくことが臨床現場に即していると述べている．このような治療のあり方は，成田[37]が示している表出的技法と支持的技法との折衷的・統合的なBPDに対する治療技法とも共通しており，外傷体験を有するBPDの治療において，このような治療技法がより実際的であると考えられる．

### g. 予後

　BPDの長期予後に関する研究結果は，時間経過とともに6～7割の患者において症状および心理社会的適応の改善がみられることが報告されている[37]．また，BPD患者の自殺による死亡率については，3～10％であり，物質乱用を併存した患者では自殺傾向が高まるといわれている[37]．

　小児期に性的虐待を受けたBPD患者の予後に関する7年間のフォローアップ調査では，治療開始時は虐待を伴わないBPD患者よりも性的虐待を認めるBPD患者のほうがより重篤な症状を示しているが，フォローアップ後の時点では両群の患者が同程度に改善していたことが報告されている[34]．また，カナダの研究者による27年間のフォローアップ調査では，小児期の虐待や両親の養育態度はBPDの予後に影響を与えないことが示されている[69]．これらの報告では，小児期の虐待体験がBPD患者の予後に大きな影響を与えていないことが示唆されているが，小児期の虐待という観点から予後を調査した研究は少なく，今後さらに検討が必要であると考えられる．

## 2. 自殺関連行動

　自殺関連行動は，死の危険性や身体に害が及ぶことを知りながら行われる非致死的な結末となる行為であり，自傷行為と自殺企図が含まれている．ここでは，小児期における虐待体験と自殺関連行動との関係について論じるが，なかでも近年さかんに検討がなされるようになった自傷行為を中心に述べる．

## a. 自傷とは

### 自傷概念の変遷

自傷行為は，Menninger[33]によって自殺の一つの亜型として分類され，意図的に自分の身体の一部を損傷する行為を局所自殺として考えられた．その後，1960年代からは欧米で繰り返し手首を自傷する患者に関心が集まるようになり，Rosenthalら[47]によって手首自傷症候群（wrist-cutting syndrome）という臨床単位が提唱されるようになった．この症候群は，20歳代の未婚女性に多く，自傷部位の多くが手首であり，自殺の意図が不明確であることなどが特徴としてあげられた．

1970年代後半からは，手首だけではなく，そのほかのさまざまな身体部位を対象にした非致死的な自傷行為に関心が向けられるようになり，さらに身体を傷つける行為だけではなく，過量服薬や物質乱用といった自分の身体に害を与えるような行為すべてを含めて自傷行為として理解されるようにもなった．Morganら[35]によって提唱された"故意に自分の健康を害する症候群（deliberate self-harm syndrome：DSH）"という概念が代表的である．しかし，DSHについては研究者によって定義に違いがみられ，自傷による身体損傷だけではなく，薬物の過量服薬，服毒，絞首や高所からの飛び降りなどの致死性の高い自己破壊的行為すべてを含める研究者と自傷による直接的な身体損傷のみを定義する研究者がいる[56]．DSHの定義を広範な概念にすることに対しては，自殺と自傷との区別を曖昧にし，疫学的研究が不正確になるという批判がなされている．

一方，Favazza[12]は，自傷行為を繰り返す精神病圏と発達障害圏以外の一群の患者を反復性自傷症候群（repetitive self-mutilation syndrome）としてまとめている．この症候群では，明確な自殺目的をもたずに，意図的に自分の身体の一部に損傷を負わせる自傷行為を繰り返し，自傷後には解放感が得られる．

以上のように，自傷の定義に関しての混乱がみられるものの，死に至る危険性が低い手段で自傷行為に及んだ患者であっても，その後の経過中に自殺既遂に至る者の割合は高く，一般人口よりも有意に高い自殺率を示している[12,56]．自傷患者における自殺の問題は過小評価すべきではないということについては，多くの研究者によって共通に認識されている．

### 自傷の疫学と自傷の方法

アメリカでは，1998年に人口10万人あたり1,000人と推定され，その数の増加が指摘されている[57]．一方，性差については女性が男性よりも1.2〜2.3倍多いといわれているが，自傷には性差がないという報告もある[18,31,57]．

わが国では，山口ら[62,63]が大学生の3.5％，女子高校生の14.3％に自傷経験が認められたと報告している．また，精神科思春期外来を受診した18歳以下の患者では8.9％に自傷が認められ，その数は年々増加していることが示されている[54]．

自傷の方法については，大学生を対象とした調査では，カッターなどで皮膚の表面を切るという行動が最も多く，自傷全体の約半数を占めている[63]．また，自傷する部位は，手首や腕が選ばれることが多いとされている[63]．

### 自傷の診断的位置づけ

自傷行為は統合失調症，うつ病，発達障害，BPDなどのさまざまな精神疾患に認められる．なかでも自傷行為はBPDの一症候としてとらえられることが多く，DSM-IV-TR[3]やICD-10[61]におけるBPDの診断基準のなかに自傷に関する直接的な記述がなされている．実際には，自傷を含めた自殺関連行動で入院した患者の約半数はBPDであり，BPD患者の75％に自傷行為が認められている[19]．

一方，Favazza[12]は自傷患者のうちでBPDの診断基準を満たす者が半数にすぎないことを指摘し，自傷をDSMにおける抜毛症や間欠性爆発性障害，窃盗癖と同じカテゴリーの「特定不能の衝動制御の障害（impulsive-control disorder not otherwise specified）」に分類することを主張している．

現段階においては，自傷行為は一つの疾患単位あるいは特定の疾患に特異的な行為というよりも，さまざまな精神疾患にみられる衝動性の強い一症候としてとらえるのが一般的である．

## b. 小児期の虐待と自殺関連行動との関係

自傷と自殺企図との区別が曖昧であるという概念上の混乱がみられるものの，これまでの数多くの研究によって，意図的な自傷，自殺念慮，自殺企図と小児期における虐待体験との関連性が示されている．

## 自傷との関連性（表3）

　PettigrewとBurcham[44]は，性的虐待群では意図的な自傷が27％，反復性の自傷が18％，過量服薬が27％であり，一方，非虐待群ではそれぞれ15％，7％，15％であったと報告している．Romansら[46]による研究では，性的虐待群の8.7％に自傷が認められたのに対して，非虐待群では0.4％であったことが示されている．

　Zweig-Frankら[68]は，自傷者と非自傷者との違いについて性的虐待とBPDという2つの観点から検討を行っており，性交を伴う性的虐待が自傷と有意な関連性を示していたと指摘している．また，Silkら[49]によるBPDを対象とした研究においても，性的虐待の重症度が死ぬ意図が明確ではない自殺行為であるパラ自殺の出現と密接に関係していることが示されている．

　一方，わが国ではMatsumotoら[30]が習慣的な自傷が認められた女性患者34例における虐待体験を検討し，性的虐待が41.2％，身体的虐待が61.8％に認められており，わが国の自傷患者においても欧米と同様に虐待体験との関連性が示されている．

　以上のように，欧米を主とした比較的初期の研究では，自傷の発現要因として性的・身体的虐待が重視され，性的虐待の重症度が自傷と関係するという結果が示されている．

## 自殺念慮・自殺企図との関連性（表3）

　小児期の虐待体験は，自傷だけではなく，成人に至ってからの自殺念慮や自殺企図とも密接に関連していることが示唆されている．

　BrownとBradley[8]は，自殺企図や自殺念慮が原因で入院した患者が，性的・身体的虐待群で75％，非虐待群で57％にみられ，性的・身体的虐待群に有意に高い割合であったことを報告している．Bagleyら[5]による男性患者のみを対象にした検討でも，性的虐待群では非虐待群に比べて有意に高い割合で自殺念慮や自殺企図が認められている．BryantとRange[9]による女子大学生を対象にした調査では，性的虐待とその他の虐待が重複した者は，性的虐待を認めない者や性的虐待以外の虐待を認めた者よりも自殺念慮や自殺企図が有意に高い割合で認められたとされている．

　性的虐待の重症度による検討では，Mullenら[36]は，小児期に性的虐待を経験した252例の自殺企図患者を検討した結果，性交を伴わない性的虐待群で

## 表3 小児期における虐待と自殺関連行動に関する主な報告

| 報告者 | 対象 | 対象者数/被虐待者数 | 被虐待者の性別 | 年齢（歳） |
|---|---|---|---|---|
| Brownら（1991）[8] | 入院患者 | 947/166 | 男 66<br>女 100 | 18以上 |
| 身体的・性的虐待を受けた者では自殺念慮や自殺企図による入院が75％にみられ，対照群の57％に比べて有意に高い割合であった． | | | | |
| van der Kolkら（1991）[55] | 外来患者 | 74（BPD24） | ― | 18～39 |
| 身体的・性的虐待，ネグレクト，親との分離体験は自傷や自殺企図と強く関連していた． | | | | |
| Andersonら（1993）[4] | 外来患者 | 51/51 | 女 | 18～65 |
| 性的虐待を受けた者の49％に自殺企図が認められた． | | | | |
| Mullenら（1993）[36] | 一般住民 | 1,376/252 | 女 | 65以下 |
| 性交を伴った性的虐待群では自殺企図が25％にみられ，性交を伴わない性的虐待群では8％であった． | | | | |
| Zweig-Frankら（1994）[68] | 外来患者 | 150（BPD78） | 女 | 18～48 |
| 性的虐待と自傷，解離と自傷とのあいだに相関が認められた． | | | | |
| Bagleyら（1994）[5] | 一般住民 | 750/117 | 男 | 18～27 |
| 男性においても性的虐待群では非虐待群に比べて，自殺念慮・自殺企図が有意に高い割合で認められた． | | | | |
| Yellowleesら（1994）[64] | 患者 | 707/44 | 女 | 平均27.8 |
| 性的虐待群の34％に自殺企図が認められ，対照群の11％よりも高い割合であった． | | | | |
| Petersら（1995）[43] | 一般住民 | 266/69 | 男 26<br>女 43 | 男：平均20.7<br>女：平均19.7 |
| 性別や性的虐待の加害者との関係にかかわらず，性的虐待群では非性的虐待群に比べて，自殺念慮や自殺企図が認められやすい． | | | | |
| Romansら（1995）[46] | 一般住民 | 477/252 | 女 | 60以下 |
| 性的虐待群の8.7％に自傷が認められたのに対して，非虐待群では0.4％であった． | | | | |
| Bryantら（1995）[9] | 大学生 | 114/54 | 女 | 平均19 |
| 性的虐待とその他の虐待が重なっていた者は虐待を認めない者や性的虐待以外の虐待を認めた者よりも自殺念慮や自殺企図が有意に高い割合で認められた． | | | | |
| Silkら（1995）[49] | 患者 | 55/41 | 男 5<br>女36 | 18～60 |
| 性的虐待の既往を有するBPD患者では性的虐待の重症度がパラ自殺と関連していた． | | | | |

BPD：境界性パーソナリティ障害．

(表3 つづき)

| 報告者 | 対象 | 対象者数/被虐待者数 | 被虐待者の性別 | 年齢（歳） |
|---|---|---|---|---|
| Windle ら（1995）[60] | 入院患者 | 802/334 | 男146 女188 | 19～57 |
| 身体的虐待のみが認められた男性および身体的・性的虐待の両者が認められた男女において，自殺企図が高い割合で認めた． | | | | |
| McCauley ら（1997）[32] | 患者 | 1,931/424 | 女 | 18以上 |
| 身体的・性的虐待群では非虐待群に比べて自殺企図と自殺念慮が，それぞれ4倍と2倍多く認められた． | | | | |
| Pettigrew ら（1997）[44] | 外来患者 | 146/73 | 女 | 20～62 |
| 性的虐待群で非虐待群に比べて，自傷の割合が有意に高かった． | | | | |
| Read（1998）[45] | 入院患者 | 100/22 | 男女 | 20～67 |
| 性的・身体的虐待群の男性患者で非虐待群と比べて有意に自殺の危険性が高かった． | | | | |
| Low ら（2000）[27] | 入院患者 | 83/30 | 女 | 平均32 |
| 自傷は身体的・性的虐待，自尊感情の低さ，解離，怒りと関連していた． | | | | |
| Grantz ら（2002）[15] | 大学生 | 133/68 | 男15 女53 | 18～49 |
| 性的虐待，身体的虐待，ネグレクト，親との分離，不安定な愛着関係が自傷に強く関連していた． | | | | |
| Matsumoto ら（2004）[30] | 外来患者 | 34/21 | 女 | 15～34 |
| わが国の自傷患者では性的虐待が41.2％，身体的虐待が61.8％に認められた． | | | | |

自殺企図が8％にみられたのに対して，性交を伴った性的虐待群では25％と高率に認められたことを報告している．また，PetersとRange[43]は，患者の性別や加害者との血縁関係の違いにかかわらず，性器に対する接触を含む性的虐待群では非虐待群よりも自殺念慮や自殺企図が認められやすいと述べている．McCauleyら[32]は，性的・身体的虐待群では非虐待群と比較して自殺企図と自殺念慮がそれぞれ4倍と2倍多く認められたと報告している．

男女別の検討では，Read[45]が検討した男性患者において，自殺企図が非虐待群で30％であったのに対して，性的・身体的虐待群では100％であったことが報告されている．一方，女性患者を対象としたYellowleesとKaushik[64]による検討では，非虐待群では自殺企図が11％に認められたのに対して，性的

虐待群では34％であった．Windleら[60]は，身体的虐待のみが認められた男性患者と，身体的虐待と性的虐待の両者が認められた男女の患者において，自殺企図の割合が対照群に比べて有意に高いことを報告している．

　自傷と自殺企図とをまとめて検討した報告もみられる．BriereとZaidi[7]は，性的虐待群は非虐待群と比べて自傷，自殺念慮，自殺企図が認められる割合が有意に高く，性的虐待の重症度は自殺企図と正の相関を示していたと報告している．van der Kolkら[55]は，性的・身体的虐待とともに，ネグレクトや親との分離体験が成人期における自傷や自殺企図と強く関連していることを報告している．

　以上のように，小児期の性的虐待および身体的虐待と成人期における自傷や自殺企図といった自殺関連行動とのあいだには密接な関連性が見出されており，小児期の虐待体験はその後のパーソナリティの発達に重大な影響を与えると考えられる．しかし，虐待体験が自殺関連行動を引き起こす唯一の要因ではなく，精神疾患，パーソナリティ特性，対処行動のスキル，情緒的剥奪，経済的困窮，対人関係の問題，社会的孤立，メディアの影響，自傷・自殺のための手段が身近にあることなどの複数の要因が関与している多因子的・多次元的なものであると考えられている[11,15]．

### c. 解離と自殺関連行動

　解離が自傷行為や自殺企図といった自殺関連行動と密接な関連性を有していることが指摘されている．多くの自傷患者は「切っているときには痛みを感じない」「血を見てハッと我に返った」などと述べたり，自傷行為の細部を想起できない．このような事実は，自傷行為が解離状態のなかで行われることを示していると考えられる．このような解離によって，感情の爆発や自殺念慮の高まりを回避する効果があるといわれている[53]．解離が認められることから，自傷における外傷体験の存在が示唆され，症候学的な観点からも自傷に対する小児期の虐待体験の関与が推測される[31,57]．

　Walsh[57]は自傷行為に至る過程で解離の重要性を詳しく述べている．すなわち，自傷行為に先行する恋愛や婚姻の破綻，親しい人の死，期待に反した結果などの喪失体験によって，患者の内面に不安，悲哀，抑うつ，孤独，怒り，恥などの不快な感情が湧き起こる．このような不快な感情が患者のもつ耐性

の限界を越えると解離が生じ，それに続いて自傷に向かおうとする衝動が込み上げて自傷行為に至ると説明している．そして，自傷後には不快感情は軽減されて解離体験も消失するという．

一方，自殺企図の場合にも解離機制が作用している可能性が指摘されており，自殺に追い込まれるようなストレスのきわめて強い状況では解離状態が生じやすいといわれている[28]．

## d. 摂食障害およびアルコール・物質乱用の併存

自傷行為は自分の身体に対して，直接的に損傷を与える行為だけではなく，間接的に自分の身体に害を与える行為とも深く関係している．Favazza[13]によると，自傷患者の50％において摂食障害が現在または過去に認められたと報告している．また，Walsh[57]は自傷患者の60％に自己誘発性嘔吐がみられたと述べている．

アルコールや物質乱用の問題も自傷患者に高率に認められ，アメリカでは有機溶剤，マリファナ，コカイン，LSDなどの複数の種類の物質が乱用されている[57]．このようなアルコール・物質乱用は，自傷や自殺と連続する自己破壊的行動スペクトラムとしてとらえられることもある[33]．

## e. 自傷の生物学的な背景

### セロトニン系の機能障害

自殺既遂者や暴力犯罪者と同じように，習慣性の自傷患者では脳脊髄液中のセロトニン代謝産物である5-hydroxyindole acetic acid（5-HIAA）が低値であることが指摘されている[51]．このことから，中枢神経系におけるセロトニンの低下が自傷や自殺企図を引き起こす衝動性や攻撃性の亢進と関係していると理解されている．

### 内因性オピオイドの障害

自傷患者の多くが，自傷行為の最中に痛みを感じないと述べていることから，脳内オピオイド活性の上昇が自傷行為を生じやすくしているという仮説が提唱されている[12]．実際にオピオイド拮抗薬であるナルトレキソン（naltrexone）による治療によって自傷が改善したという報告がなされている．

自傷が生物学的なメカニズムによって引き起こされる可能性があるものの，

現段階ではいまだ明確な結論には至っていない．このような生物学的側面からの研究成果が治療薬の開発に結びつくことを期待したい．

## f. 自傷の心理的作用

これまでに指摘されている自傷行為によってもたらされる心理的な作用を以下にまとめた[12, 19, 56, 57]．

### 緊張感の解放

自傷行為の直前の状態は緊張感が極まった状態であり，自傷によって行為後にはすみやかに解放感や安堵感を得ることができる．

### 現実感の回復

自傷行為の直前は，離人状態を呈しており，感覚や知覚は麻痺し，外界の刺激から疎隔され，時間感覚も変化した状態である．自傷行為による痛みによって，失われた現実感を回復すると考えられる．

### 現実からの逃避

自傷することで自分の抱えている葛藤を否認し，真の葛藤に直面することから逃避しようとする場合もある．

### 自己感覚や自己コントロールの回復

自傷は，痛み，恐怖，苦痛の発生によって自己感覚や自己コントロールを回復させるために行われることがある．

### 他人に対する働きかけ

自傷によって周囲の人々の注目や関心を引こうとするだけではなく，周囲の人々に罪悪感を感じさせ，自分に対する態度の変更を迫るといった意図がみられることがある．

### 怒りの発散

現実場面では直接相手に向けることのできない怒りを自分の身体に向け，自傷することで怒りを発散させようとしていると考えることができる．

### 生きることの確認

自殺は苦しみからの逃避であるが，自傷は生きることを確認するという意味が込められており，生きるために自傷すると理解することもできる．

## g. 自傷行為に対する治療

これまでに指摘されてきた治療や対応のポイントを以下にまとめた[19, 23, 57]．

### 自傷に対する基本的な対応方法
#### 援助を求めるサインであると考える

自傷患者は自分の感情の言語化が苦手であるために，行動によって感情を表現する傾向がある．また，困難に直面した際に他人に援助を求めることも苦手で，これまで他人によって援助を受けることができず，自傷することで逆に非難されてきたかもしれない．そのため，自傷行為によって周囲の人たちに救いを求めているとまず考えて接することが必要となる．

#### 身体の傷に対する十分なケア

治療者は自傷行為による傷をみせられても，あわてず冷静に傷の手当てを丁寧に行うことが大切である．自傷行為そのものを話題にすると，患者は非難されたと受け取ることもあるので，治療者は手当てをする行為によって言葉では伝えられない治療者の患者を気遣う気持ちを伝えたい．

#### 自傷の理由を必要以上に聞かない

自傷行為に至った理由を明確にすることは重要であるが，初期の段階では必要以上に理由を聞く必要はないと考えられる．自傷後に罪悪感や自責の念を強くもつ患者に対して，自傷の理由を問いただすことは，患者をますます追い詰める結果となる．

自傷した理由を聞くのではなく，自傷後の気持ちに焦点を当てながら面接を行うことが望ましい．その際には，解放感や安堵感が患者によって語られることが多い．

#### 原則として自傷を無理に禁止させない

自傷行為の程度にもよるが，自傷は自殺から自分を守るための手段という意味合いもあるので，初期の段階では自傷を無理やり禁止させないほうがよいかもしれない．治療関係が深化した後は，自傷をストレスへの対処方法としてとらえながら，自傷以外の対処方法を治療者とともに見つけ出す作業が治療上重要になる．

### 認知行動療法

認知行動療法は自傷行為に対する効果が確認されている治療方法である．

自傷患者の思考パターンは，自傷行為を習慣化させて自傷への準備状態を生み出すことに大きな役割を果たしている．このような思考を変化させることが認知行動療法の目標になる．実際には以下の4段階の手順で行われる[57]．
第1段階：思考と自傷のあいだのつながりを示す．
第2段階：自尊心をもち，自分を高く評価しているときには，自傷に至らないことを示す．
第3段階：行動を自発的な思考様式へと再構成する．
第4段階：コミュニケーションと対人関係についての考えを変えていく．

認知行動療法によって自傷を習慣化させている偏りのある思考や認知パターンを変化させ，自傷行為は受け入れられないものであるという認知を強化し，自尊心を高め，不快な感情に対する耐性を強めていくことになる．

### 家族療法

自傷行為と家族内力動とのあいだには密接な相互関係がある．自傷は家族内力動に強い衝撃を与え，その結果生じた家族の反応が自傷行為を維持・促進させるような働きをする．また，自傷によって家族内の緊張が高まり，これまで目立たなかった家族病理が顕在化することもある．

治療者は，自傷が家族システム内で担っている役割についての理解を家族に促しながら，問題となる家族内力動のパターンの繰り返しを指摘し，家族の陥りやすい不適切な反応をとりあげ，より適切な反応方法を示していくことになる[57]．

### 薬物療法

自傷行為の生物学的背景として，中枢神経系のセロトニン系の機能低下が想定されていることから，セロトニン作動性のクロミプラミンや選択的セロトニン再取り込み阻害薬（selective serotonin reuptake inhibitor：SSRI）が用いられる[12,19,31,57]．しかし，有効性はまだ十分に実証されていない．また，自傷患者で脳内オピオイド活性の上昇が推定されるために，オピオイド拮抗薬のナロキソン（naloxone）やナルトレキソン（naltrexone）が有効であるという報告もある[12,19,31,57]．

自傷患者の衝動性や攻撃性に対して，抗精神病薬を使用することで鎮静効果が得られるものの，自傷行為自体に対する特異的な治療効果は証明されていない．そのほかに，ベンゾジアゼピン系の抗不安薬，カルバマゼピン，バ

ルプロ酸,炭酸リチウム,βブロッカーなどが自傷行為に対して用いられることがある[12,57].

(武井　明)

## ■ 文献

1) Adler G. Borderline Psychopathology and Its Treatment. New York : Jason Aronson ; 1985.／近藤三男ほか(訳). 境界例と自己対象—精神分析の内在化理論. 東京：金剛出版；1998.
2) Akiskal HS, et al. Borderline : An adjective in search of a noun. *J Clin Psychiatry* 1985 ; 46 : 41-48.
3) American Psychiatric Association. Diagnostic and Statistical Manual of Mental Disorders, 4th edition, Text Revision. Washington DC : APA ; 2000.／高橋三郎ほか(訳). DSM-IV-TR精神疾患の診断・統計マニュアル,新訂版. 東京：医学書院；2004.
4) Anderson G, Yasenik L, Ross C. Dissociative experiences and disorders among women who identify themselves as sexual abuse survivors. *Child Abuse Negl* 1993 ; 17 : 677-682.
5) Bagley C, Wood M, Young L. Victim to abuser : Mental health and behavioral sequels of child sexual abuse in a community survey of young adult males. *Child Abuse Negl* 1994 ; 18 : 683-697.
6) Bradley SJ. The relationship of early maternal separation to borderline personality in children and adolescents : A pilot study. *Am J Psychiatry* 1979 ; 136 : 424-426.
7) Briere J, Zaidi L. Sexual abuse histories and sequelae in female psychiatric emergency room patients. *Am J Psychiatry* 1989 ; 146 : 1602-1606.
8) Brown GR, Anderson B. Psychiatric morbidity in adult inpatients with childhood histories of sexual and physical abuse. *Am J Psychiatry* 1991 ; 148 : 55-61.
9) Bryant SL, Range LM. Suicidality in college women who report multiple versus single types of maltreatment by parents : A brief report. *Journal of Child Sexual Abuse* 1995 ; 4 : 67-94.
10) Caspi A, et al. Role of the genotype in the cycle of violence in maltreated children. *Science* 2002 ; 297 : 851-854.
11) Evans E, Hawton K, Rodham K. Suicidal phenomena and abuse in adolescents : A review of epidemiological studies. *Child Abuse Negl* 2005 ; 29 : 45-58.
12) Favazza AR. Bodies Under Siege. Self-mutilation and Body Modification in Culture and Psychiatry, 2nd edition. Baltimore : The John Hopkins University Press ; 1996.
13) Favazza AR. The coming the age of self-mutilation. *J Nerv Ment Dis* 1998 ; 186 : 259-268.
14) Frank H, Paris J. Recollections of family experience in borderline patients. *Arch Gen Psychiatry* 1981 ; 38 : 1031-1034.
15) Grantz KL, Conrad SD, Roemer L. Risk factors for deliberate self-harm among college students. *Am J Orthopsychiatry* 2002 ; 72 : 128-140.
16) Gunderson JG, Kerr J, Englund D. The families of borderlines : A comparative study. *Arch Gen Psychiatry* 1980 ; 37 : 27-33.
17) Gunderson JG. Effects of a history of childhood abuse on treatment of borderline patients. In : Zanarini MC (ed). Role of Sexual Abuse in the Etiology of Borderline Personality Disorder. Washington, DC : American Psychiatric Press ; 1997. pp225-236.
18) 林　直樹. 自傷行為―概念・疫学などの基本事項. こころの科学　2006；127：70-75.
19) 林　直樹. リストカット. 自傷行為をのりこえる. 東京：講談社；2007.

20) Herman JI, Perry JC, van der Kolk BA. Childhood trauma in borderline personality disorder. *Am J Psychiatry* 1989 ; 146 : 490-495.
21) Herman JL. Trauma and Recovery. New York : Basic Books ; 1992.／中井久夫(訳). 心的外傷と回復, 増補版. 東京：みすず書房；1999.
22) 細澤　仁. 外傷と境界性人格障害. 最新精神医学 2002 ; 7 : 349-361.
23) 川谷大治. クリニック診療における自傷行為. 精神療法 2005 ; 265-271.
24) Kernberg OF. Object Relations Theory and Clinical Psychoanalysis. New York : Jason Aronson ; 1976.／前田重治(監訳). 対象関係論とその臨床. 東京：岩崎学術出版社；1996.
25) Li Y, Coccaro EF. Neurobiology of impulsive aggression. In : Zanariri MC（ed）. Borderline Personality Disorder. New York : Taylor & Francis ; 2005. pp83-102.
26) Links PS, et al. Characteristics of borderline personality disorder : A Canadian study. *Can J Psychiatry* 1988 ; 33 : 336-340.
27) Low G, et al. Childhood trauma, dissociation and self-harming behaviour : A pilot study. *Br J Med Psychol* 2000 ; 73 : 269-278.
28) 前田直子, 林　直樹. 解離性障害と自殺関連行動. 精神科 2007 ; 10 : 267-272.
29) Masterson JF. Treatment of the Borderline Adolescent. New York : Wily-Interscience ; 1972.／成田善弘ほか(訳). 青年期境界例の治療. 東京：金剛出版；1978.
30) Matsumoto T, et al. Habitual self-mutilation in Japan. *Psychiatry Clin Neurosci* 2004 ; 58 : 191-198.
31) 松本俊彦, 山口亜希子. 自傷の概念とその研究の焦点. 精神医学 48；2006：468-479.
32) McCauley J, et al. Clinical characteristics of women with a history of child abuse. Unhealed wounds. *JAMA* 1997 ; 277 : 1362-1368.
33) Menninger KA. Man against Himself. New York : Harcourt Brace Jovanovich ; 1938.
34) Mitton MJE, Links PS, Durocher G. A history of childhood sexual abuse and the course of borderline personality disorder. In : Zanarini MC（ed）. Role of Sexual Abuse in the Etiology of Borderline Personality Disorder. Washington, DC : American Psychiatric Press ; 1997. pp181-202.
35) Morgan HG, et al. Deliberate self-harm : Clinical and socio-economic characteristics of 368 patients. *Br J Psychiatry* 1976 ; 128 : 361-368.
36) Mullen PE, et al. Childhood sexual abuse and mental health in adult life. *Br J Psychiatry* 1993 ; 163 : 721-731.
37) 成田善弘(編). 境界性パーソナリティ障害の精神療法. 東京：金剛出版；2006.
38) 西澤　哲. トラウマの臨床心理学. 東京：金剛出版；1999.
39) Ogata SN, et al. Childhood sexual and physical abuse in adult patients with borderline personality disorder. *Am J Psychiatry* 1990 ; 147 : 1008-1013.
40) 小川　恵. 心的外傷後ストレス障害―その概念の混乱を考える. 精神医療 1999 ; 15 : 46-63.
41) Paris J, Zweig-Frank H, Guzder J. Psychological risk factors for borderline personality in female patients. *Compr Psychiatry* 1994 ; 35 : 301-305.
42) Paris J. Does childhood trauma cause personality disorders in adults? *Can J Psychiatry* 1998 ; 43 : 145-153.
43) Peters DK, Range LM. Childhood sexual abuse and current suicidality in college women and men. *Child Abuse Negl* 1995 ; 19 : 335-341.
44) Pettigrew J, Burcham J. Effects of childhood sexual abuse in adult female psychiatric patients.

*Aust NZ J Psychiatry* 1997；31：208-213.
45) Read J. Child abuse and severity of disturbance among adult psychiatric inpatients. *Child Abuse Negl* 1998；22：359-368.
46) Romans SE, et al. Sexual abuse in childhood and deliberate self-harm. *Am J Psychiatry* 1995；152：1336-1342.
47) Rosenthal RJ, et al. Wrist-cutting syndrome：The meaning of a gesture. *Am J Psychiatry* 1972；128：1363-1368.
48) Salzman JP, et al. Association between borderline personality structure and history of childhood abuse in adult volunteers. *Compr Psychiatry* 1993；34：254-257.
49) Silk KR, et al. Borderline personality disorder symptoms and severity of sexual abuse. *Am J Psychiatry* 1995；152：1059-1064.
50) Silk KR, et al. Environmental factors in the etiology of borderline personality disorder. In：Zanarini MC（ed）. Borderline Personality Disorder. New York：Taylor & Francis；2005. pp41-62.
51) Simenon D, Hollander E（eds）. Self-injurious Behaviors, Assessment and Treatment. Washington, DC：APA；2001.
52) Soloff PH, Millward JW. Developmental histories of borderline patients. *Compr Psychiatry* 1983；24：574-588.
53) Suyemoto KL. The function of self-mutilation. *Clin Psychol Rev* 1998；18：531-554.
54) 武井 明ほか．思春期外来における自傷患者の臨床的検討．精神医学 2006；48：1009-1017.
55) van der Kolk BA, Perry JC, Herman JL. Childhood origins of self-destructive behavior. *Am J Psychiatry* 1991；148：1665-1671.
56) Walsh BW, Rosen PM. Self-mutilation：Theory, Research, and Treatment. New York：Guilford Press；1988.／松本俊彦ほか（訳）．自傷行為．実証的研究と治療指針．東京：金剛出版；2005.
57) Walsh BW. Treating self-injury：A practical guide. New York：Guilford Press；2006.／松本俊彦ほか（訳）．自傷行為治療ガイド．東京：金剛出版；2007.
58) Walsh F. The family of the borderline patient. In：Grinker RR, Werble B（eds）. The Borderline Patient. New York：Jason Aronson；1977. pp158-177.
59) Westen DW, Ludolph P, Misle B. Physical and sexual abuse in adolescent girls with borderline personality disorder. *Am J Orthopsychiatry* 1990；60：55-66.
60) Windle M, et al. Physical and sexual abuse and associated mental disorders among alcoholic inpatients. *Am J Psychiatry* 1995；152：1322-1328.
61) World Health Organization. The ICD-10 Classification of Mental and Behavioural Disorders：Clinical Descriptions and Diagnostic Guidelines. Geneva：WHO；1993.／融 道男ほか（監訳）．ICD-10精神および行動の障害―臨床記述と診断ガイドライン．東京：医学書院；1993.
62) 山口亜希子ほか．大学生の自傷行為の経験率―自記式質問票による調査．精神医学 2004；46：473-479.
63) 山口亜希子, 松本俊彦．女子高校生における自傷行為―喫煙・飲酒, ピアス, 過食傾向との関係．精神医学 2005；47：515-522.
64) Yellowlees PM, Kaushik AV. A case-control study of the sequelae of childhood sexual assault in adult psychiatric patients. *Med J Aust* 1994；160：408-411.

65) Zanarini MC, et al. Childhood experiences of borderline patients. *Compr Psychiatry* 1989 ; 30 : 18-25.
66) Zanarini MC, et al. Reported pathological childhood experiences associated with the development of borderline personality disorder. *Am J Psychiatry* 1997 ; 154 : 1101-1106.
67) Zanarini MC. Childhood experiences associated with the development of borderline personality disorder. *Psychiatr Clin North Am* 2000 ; 23 : 89-101.
68) Zweig-Frank H, Paris J, Guzder J. Psychological risk factors for dissociation and self-mutilation in female patients with borderline personality disorder. *Can J Psychiatry* 1994 ; 39 : 259-264.
69) Zweig-Frank H, Paris J. Predictors of outcome in a 27-year follow-up of patients with borderline personality disorders. *Compr Psychiatry* 2002 ; 43 : 103-107.

## 3. 治療
## A. 被虐待児の治療方法と治療構造

### 1. 子どもの治療は虐待ケース全体の支援の一部である

　虐待を受けた子どもにとって最も重要なのは，虐待，つまり子どもにとっての権利侵害が起きない生活環境が与えられることである．具体的には，安全で安定した生活環境のなかで，基本的な安心感と他者への信頼感を獲得し，さらに，適切な自己の枠組みが発達していくような関係性が構築されることである[4]．そのためには，子どもにとって特定の対象がおり，その人が守ってくれることを信頼でき，その関係性のなかで適切な行動枠を育てることが求められるのである．それが困難になっているのが虐待ケースである．その結果，子どもが大人に対して不信感を抱き，自分で自分を守ろうとする行動が不適応行動につながり，親にとっては育てにくさとなる．それが虐待のエスカレートにつながる．虐待を受けた子どもは，親から分離されて虐待のない環境におかれても，大人への不信と行動の問題のために良い人間関係をつくるのが困難になることも多い．さらに，分離保護されるときには生活環境の変化，親との別離など，大きなストレスにさらされ，状況によってはより不信感が増加することすらある．

　つまり，在宅での治療でも分離後の治療でも，悪循環を止めて，良い関係をつくるためには，ケースのソーシャルワーク，親への支援，家族への支援，子どもへの支援，施設や里親による支援とそれらへの専門的支援など，多職種の支援者が多角的にアプローチすることが必要となる．つまり，interdisciplinaryな支援がその基本となっているのである[2]．その総合的支援が可能になるためには，多職種の支援者のアプローチが一つの目標に向かって一致していなければならない．子どもへの治療も，当然その支援の一部とし

て機能しなければならないのである．

　たとえば，子どもへの心理療法を行うなかで，いくら子どもとの関係が良くなって，子どもの表現が増加してきていても，治療者に包まれながら信頼していく子どもをみることで，親は自分の過去の見捨てられ体験が再現される不安から虐待が悪化してしまうことも決して少なくない．そのようなことになれば，ケース全体への支援はかえって失敗に当たってしまう．つまり，全体をみながら，バランスを考えた支援を組み立てることが必要なのである．前述のケースのような場合には，子どもの治療が進むに従って，それを総合的支援に反映させ，親への支援を強化し，親も「支えられている」という安心感をもつような状況がつくりだされることが求められるのである．子どもの治療者としても，子どもの治療を行いながら，全体のケースの流れに目を向けていなければならない．ケース全体が良い方向に向かっていなければ，子どもにとっては治療につながらないからである．

## 2. 総合的支援のあり方

　子どもの治療は総合的支援の一部としてなされなければならないと述べた．総合的支援は主として，要保護児童対策地域協議会（詳細はp.257参照）という形で行われる．子どもの治療者もその一員として機能することが求められているのである．ここでは，そのような総合的支援はどのように行われるべきか，そのあり方について述べておく．

　まず，総合的支援を行うためには，支援者が一堂に会して総合的支援計画を立てることが最も望ましい．その際，それぞれの専門性に基づいた，ケースへの評価を理解し合うことが前提となる．子どもの治療者も子どもの精神医学的（低年齢の場合は身体症状を含めて）評価および親子関係の評価を行い，他の職種にも理解できるように説明しなければならない．時には，専門性をもつものとして，子どもの治療を通してみえた親の精神的な状況や親子関係のプロセスについても説明することが求められる．現在の市町村はもちろん，児童相談所でも，親の精神的状況や虐待に至るプロセスを評価することが十分に行われているとは言い難い．行動面からだけみていては，親の虐待を止める手立てを立てることは不可能である．子どもの治療者は，親子の

関係性という視点から親の評価を行うことができる．その情報は非常に貴重なものであり，虐待ケースの場合はそれを他者に伝える技能が求められるのである．

　すべての支援者の評価を基に支援計画を立て，支援を開始することになる．虐待ケースの場合は，支援計画のなかに危機状態に対する対応を決めておかなければならない．たとえば，在宅支援で子どもの治療に通院しているケースで，連絡なしに通院しなかった場合はどこに連絡するかは決めておかなければならない．支援者がケースに会えない状況が続くことが危険な状況であることは，厚生労働省で行われている死亡例検証の報告[1]でも明らかになっている．

　分離ケアの場合も総合的支援が必要である．分離したときから再統合支援が始まっているといっても過言ではない．子どもの治療のプロセスに合わせて，再接触に対する意見を述べたり，親子のかかわりに関して専門的に判断するなどの対応を行う必要がある．分離後も，子どもの準備が整わないなかで親からの電話で傷つけられる子どもは少なくない．再接触は子どもの治療の一部と考えて対応しなければならない．さらに，性的虐待などの場合には，警察や司法とのかかわりでの心的外傷の再現が起きる危険がある．その場合も，専門的な立場で直接の支援を行ったり，施設職員や里親にアドバイスを行ったりする必要がある．また，親への支援は，再統合ができる場合でもできない場合でも欠かせないものである．離れて暮らしていても，親子関係はそれぞれに非常に重要なものである．離れて暮らしているなかでの親子関係の再構築を目指さなければならない．ケース全体を見守る児童相談所のソーシャルワーカー，施設のファミリーソーシャルワーカー，施設ケアワーカーや里親，親が住んでいる地域のソーシャルワーカーや保健師などと連携して再統合の可能性を見通した総合的支援が求められている．ただし，親の生活地域と施設や里親の生活地域が異なることは少なくないため，すべての支援者が一堂に会することはなかなか困難になることもある．そのような場合でも，子どもの治療を行う際には，親の情報および親子の接触の情報は必ず把握しておく必要がある．

　初期には3～4か月に一度，支援が順調になっても半年に一度は支援者が集まって情報を共有し，支援の方向性を確認する必要がある．また，重要な情

報は適宜共有することができるシステムを構築しておく必要がある．たとえば，母子の家庭に男性が出入りしていることを一部の支援者のみが知っていて，それが伝わっていなかったことで，その男性からの虐待がエスカレートしていたり，なかには子どもが亡くなってしまうといった例は決して少なくない．子どもの治療者が子どもの治療のなかでそのような事実を把握することもある．その場合，必ず支援者集団に情報を共有してもらうことが必要なのである．

　治療を行う者にとって，守秘義務が気になるのは当然である．しかしながら，子どもが虐待によって取り返しのつかない傷を負う事態になる危険を考えれば，連携による情報共有は守秘義務を犯しているとは考えないのは当然である．児童虐待の防止等に関する法律では，通告が守秘義務違反ではないことが明記されている．また，児童福祉法では，要保護児童対策地域協議会のメンバーには守秘義務が課されている．つまり，医師や公務員に守秘義務がかかっていても，守秘義務が課せられている要保護児童対策地域協議会のなかでは，必要な場合は個人情報を明かしてもよいことになるのである．また，個人情報保護法においても，子どもの健全育成のためには情報が保護されない場合があることが明記されている．なお，2007年に改正され2008年4月から施行された改正「児童虐待の防止等に関する法律」では要保護児童対策地域協議会の設置がすべての市町村に義務づけられている．

　とはいえ，治療においてはできるだけ正直に対応することが求められる．地域との連携に際しては，できるだけ親や子どもに話をして許可をとる努力も望まれる．総合的支援のなかで，支援者の連携をどのように親に伝えるかをしっかりと話し合うことが必要である．支援者としては，子どもを守ることはもちろん，親も虐待をすることから守ることが目的であり，親を罰することが目的ではない．したがって，そのような支援者同士がお互いに状況を知り合うことが必要であることを十分に説明することで理解が得られることも少なくない．

　親のなかには，無意識のうちに支援者を分断してくることも決して少なくない．たとえば，「児童相談所にはいやな思いをした．先生のような人にお願いしたい．児童相談所には伝えないでほしい」などと治療者を巻き込んだり，テストしたりしてくることもある．専門性をもった治療者としては，そのよ

うな分断化に乗せられることなく，子どもを守ることを最優先させて行動することも求められている．さらに，他の支援者間を分断化している状況が認められるときには，専門家として支援者の構造を保つための努力も行っていくことが必要である．

## 3. 虐待ケースへの治療のいろいろ

　虐待を受けた子どもの治療構造は，子どもの生活の場や年齢などでかなり異なる．そこで，いくつかの典型的な状況に関する治療や支援に関して述べてみよう．

### a. 在宅支援時（虐待者と同居中）の子どもへの治療

　本来，分離が必要になるほどではない段階で，在宅支援による治療が行われて虐待を防止できれば，それは非常に有効な手立てである．しかしながら，在宅支援は最も治療構造が保てない形の治療である．虐待をしてしまう親の不安定さが影響するからである．治療者として子どもの治療が必要と考えるときには，支援者全体にその認識を高めてもらい，児童相談所，保健機関などと連携して治療を継続させる手立てを考えなければならない．たとえば，通院による子どもの治療の場合，一時保護から在宅支援に切り替えるときの条件として，子どもの治療を受けることを約束させ，親が治療に連れてこなかったり，治療が中断されそうなときには，そのような機関に連絡して家庭訪問を行ってもらうなどの手立てが必要となる．

　また，在宅支援時の子どもへの治療は，親への治療・支援を組み合わせることが前提である．虐待をしてしまう，あるいはしてしまった家庭の親を放置して，子どもだけに治療することは，親の保護のもとに生活を続けなければならない子どもにとって，危険になりかねない．たとえば，治療によってエンパワーされ，言語化が進めば，親にとってはかえって「育てにくい」と感じて虐待の悪化につながることもある．

#### 通院・通所による個別親子治療

　低年齢の子ども，特に乳幼児の場合には，愛着に焦点を当てた親子治療が必要となることが多い．親の子どもへのケア行動および子どもの愛着行動を

評価して，親子の関係性の改善が必要と考えられるときに行われる治療である．子どもの行動の意味を探りながら，親が子どものニーズに合ったケアを行い，子どもに安全感を養い，安全な愛着を育てることが目的である．その治療のなかで，親の過去の問題が浮上してきて，それを取り扱うことで現在の親子関係の改善をみることもある．

また，自閉症スペクトラムと考えられる親など，認知になんらかの問題をもっている親に対しては，子どもの行動に対する非常に具体的な対応を習得してもらうことが必要になる場合もある．いずれの場合でも，親子の関係を観察するなかで，親のケア行動を変化させることが目的となる形の治療である．

一方，言語化できる年齢，つまり幼児期後期以降の親子治療では，親と子どものコミュニケーション援助がその主たる治療となることが多い．たとえば，親の質問に対して，怒られる不安から自分の行為を隠す子どもに対し，「嘘をついた」と言って怒り，「嘘ではない」という子どもを反抗的だといってさらに激しく怒るといったコミュニケーションパターンはよくみられるものである．親の最初の質問から，コミュニケーションの焦点がずれていってしまうのである．親に対しては，何を知りたかったのか，子どもには何を恐れたのかを二人のあいだで明確にしていくことで，ずれていくコミュニケーションを修正したり，相手の行動を理解させたりすることが治療につながることがある．また，親が家で子どもの一つ一つの行動に対して注意するという形を変えるために，治療の場面で約束を明確化して，治療者がそれを判定するという形で，親が子どもの行動を無理に変えようとして泥沼に入っている状態を回避する方法をとることもできる．しかしながら，幼児期後期以降の場合，虐待という病理をもつ親子関係は親子を一緒に治療しているだけではみえなくなる面もある．たとえば，親が自分自身の過去による問題を重ねていても，それを子どもの前で語ることは難しい．できるだけ，親個人へのガイダンス・治療と子どもへの治療と組み合わせて行われることが望ましいであろう．

## 乳幼児期の親子集団デイケア治療

日本でこの形の治療を行っているところは少ない．しかしながら，今後の虐待防止や虐待予防のためには，非常に重要な形の治療であると考える．親

子が毎日通い，他の親子と接触することを利用する形で行われる．他の親子関係をみることで，より学びが広がることがある．また，同様の悩みをもっている親同士が自分の悩みを分かち合うことで安心したり，他の子どもとのかかわりでの距離感の獲得ができるなど，いろいろな利点が考えられる．治療者も集団でかかわることで，互いの気づきも大きくなる．ペアレントトレーニング等のプログラムなども行いやすい．今後，この形の治療の発展が期待される．

### 親へのガイダンス・治療

　虐待ケースでは親や家族へのガイダンスや治療は欠かせない．親の心理的プロセスの理解なしに虐待を防止することは困難である．一方で，親の治療で親を理解しようとするあまり，子どもの危険を回避できなくなっては本末転倒である．また，親の過去の問題を取り扱う場合，親のトラウマ反応が強くなって子どもが危険になることもある．虐待ケースの治療の最大の目的は，子どもの安全の確保である．親へのガイダンス・治療を行っていても，子どもの危険を常に念頭に，時には治療の過程で一時期子どもを預けることも選択肢として考えておくことが必要である．

　虐待をしてしまう親は，これまでいわれてきたように，自尊感情の低さ，過去の虐待体験やいじめなどのトラウマ体験，過去のネグレクト体験や愛着の問題などを有していることが多い．一方で，自閉症スペクトラムと考えられるような強迫性や認知の問題が認められる親も存在する．それぞれの親の特徴を把握したうえで，その特徴に合ったガイダンスや治療が求められる．しかし，虐待ケースの場合には，治療者は，親個人の治療を行っているのか，親の子育て機能に焦点を当てたガイダンスを行っているのかを意識する必要があり，治療を受けている親自身にもそれを認識してもらう必要がある．親個人の治療と子育て機能のガイダンスは必ずしも一致しない．たとえば，子育てをしていない個人には行える治療でも，子育て機能に焦点を当てた場合には，回避しなければならない場合もある．親個人の治療と子育てに焦点を当てたガイダンスを別の治療者が行うことが有用な場合もある．

　在宅支援での親へのガイダンス・治療において，ドメスティックバイオレンス（domestic violence；以下 DV）の家庭であることが明らかになることもある．DV は子どもにとって，その家庭で育つこと自体が虐待にあたるし，

DV家庭で子どもにも直接の虐待が存在する率は高い．DV被害者である母親への支援は根気を必要とする．DV被害者には暴力を振るいながらも自分を必要だという加害者から心理的に離れられなかったり，逃れることに対する恐怖を植え付けられている場合もある．母親にDV家庭からの逃避を勧め，治療場面では納得しているようにみえて，行動をまったく起こさなかったり，起こしても自分から戻ってしまうなど，治療者としていら立たされることも多い．DV被害者のなかには，過去に虐待やネグレクトを受けている人も多い．DVのサイクルや被害者の心理を十分に理解したうえで根気よい治療が求められる．母親に理解を示しながらも，常に子どもの安全を考え，時には子どもの保護という手段も考慮して対応していくことが必要である．

### 親の集団療法

虐待をしてしまう親に，集団の力を利用した治療である集団療法の効果も期待されている．他の親との共通点を見出して自己評価の低下を防いだり，互いに力を合わせることを学んだりすることが治療的に働く．集団療法は，その集団をつくる段階が最も重要である．集団の力を利用できる親であることが必要で，集団を操作するような親が含まれると，治療が困難になることもある．集団療法を行う際には，必ず専門家が事前に情報を集めたうえで複数回の面接をして，その適応を判断する必要がある．集団療法は5～6人程度が妥当であろう．

虐待をしてしまう親の集団療法の場合には，特に注意しなければならないのは秘密の保守と攻撃である．虐待をする親のなかにはたいへんな人生を送ってきた人も多いし，虐待をしていること自体，他人には話したくないことである．したがって，秘密を守るという約束がなければ，集団のなかでの表現が困難になる．また，不安のなかで自分の話をしている人が攻撃されては，表現が妨げられてしまう．

現在，MCG（mother-child group）と呼ばれる集団ケアが，子どもの虐待防止センターをはじめとして各地で行われ，効果を上げてきている．このような集団を利用した治療の発展が期待されている．

### 子どもへの直接の治療

幼児期以降は個人心理療法（低年齢児には遊戯療法）が必要となることが多い．特に，トラウマが大きい形の虐待，つまり身体的虐待，心理的虐待，

性的虐待などを受けた子どもには，トラウマに焦点を当てた心理療法が行われる．また，トラウマによる過覚醒を抑えるためや激しい行動の問題を抑えるための薬物療法も一定の効果をもつが，それはあくまで対症療法であり，本来の愛着・トラウマ問題[3]そのものを治療できるわけではない．

ただし，治療の一方で虐待が続いているときには，なかなか治療が進まないのは当然である．虐待がない状態にすることが最も重要である．また，虐待が継続していなくても，虐待者に対する恐怖が大きかったり，虐待をしなくなった虐待者に対するテストが著明になる場合がある．そのような子どもの行動に対する治療も必要となるし，そのような子どもの行動の意味を親に伝えることも必要となる．

虐待があった家庭にいる場合には，家庭環境は不安定なことが多い．したがって，できるだけ頻度の高い治療が必要となる．幼児期や学童期では週1回以上の治療が推奨される．また，子どもの心理療法と並行して，親へのガイダンスや治療がなされていることが必要である．在宅支援では常に親と子どもの状態を確認しておく必要があるし，子どもの治療による変化に合わせて親への支援も変化させなければならないからである．

### 子どもの集団療法

子どもの集団療法もその効果が期待できる治療法である．同じような体験をしてきた子どもたちがそれを表現しあうことで，集団の力を利用して治療を行う．子どもの場合には，遊びを利用した集団療法も可能である．同じ年頃の子どもたちが一緒に遊ぶなかでエンパワーされていくことが期待されるが，子ども同士が激しく傷つけ合うことがなく，良い方向に治療を向けるためには，子どもの心理や発達を十分に理解している治療者が十分な数必要である．たとえば6人の集団療法をするのであれば，少なくとも5人の治療者が必要である．1人は全体を観察し，3人は2人ずつの子どもを観察して必要に応じて介入し，1人は危機対応をする必要がある．子どもの集団療法はパワフルな治療法であるが，決して安価な治療法ではない．

### ソーシャルスキルトレーニング

虐待を受けた子どもはソーシャルスキルが低下している．特に，ネグレクト状態で育った子どもたちは自分の枠組みをつくれない．そのためにソーシャルスキルは低下する．したがって，ソーシャルスキルトレーニングは意味

があると考えられる．ソーシャルスキルがないために集団に受け入れられず，それがさらに子どもの自己評価を低下させて，問題行動を多くするといった悪循環になりがちである．それを防ぐためにも，ソーシャルスキルをつけることは意味がある．発達障害の子どもを対象として発達してきたソーシャルスキルトレーニングを応用して，虐待を受けて社会性に問題をもっている子どもに発展させることは可能と考えられる．

### 入院治療

　虐待を受けた子どもの入院治療は，虐待者と分離する意味でも一定の有効性があると考えられる．しかし，虐待を受けた子どもの問題は安全で安定した家庭の欠如にある．病棟が子どもの家として機能することは，現在の医療のあり方から適当でないことは明白である．したがって，入院治療はその目的とそのための期間を明らかにして，退院後の安全で安定した生活の場を確保する必要がある．そのためには，子どもを親元に返せるかどうかの判断を含め，親へのアプローチは欠かせない．入院という分離の時期を利用して，総合的支援機能として，親の行動変容を支援できることも入院の利点である．

　入院はあくまでも短期の治療を目的とした仮の生活の場であり，帰る生活の場があることが前提である．医療以外の支援者のなかには，その機能を誤解している場合も少なくない．医療の機能を十分に理解してもらうことが必要である．そのうえで，子どもの安全確保のために必要な措置をとってもらうことも必要である．たとえば，虐待ケースに関する入院での評価を行うにあたって，親の面会が子どもにとって安全でない状況となると考えられるにもかかわらず，親の協力が得られない場合，児童相談所に通告を行い，児童相談所の判断で，一時保護委託として，面会を制限することもできる．

　入院の第一の治療は，その構造を基礎とした環境療法（milieu therapy）である．入院という生活の構造自体が治療としての効果をもたらすような構造をつくりだしていることが必要である．しかし，虐待を受けた子どものなかには，その構造を破壊しようとすることが多い．その行動への対応が治療の鍵になることも少なくない．決して虐待の再現にならないような対応であり，かつ構造を維持できる方法が必要となる．行動療法を中心として，子どもがポジティブに枠組みを守れるような方法をとることが求められている．病棟を支える看護師をはじめとして，医師やその他のコメディカルワーカーがチ

ームを組んで，子ども一人ひとりにとって良い環境をつくり，維持していく努力が必要となる．

そのような安心できる枠組みのある生活環境のなかで，トラウマに接近する治療が行われ，トラウマから回復して子どもが発達できる基盤をつくることが，その後の治療にも有効である．個人精神療法（遊戯療法や認知療法など），集団療法，親子療法，薬物療法など外来と同じような治療が行われる．入院の場合には，その治療における子どもの変化や予測される変化はチームのなかで共有され，環境療法に生かされるべきである．

## b. 分離保護（虐待者と別居）中の治療

### 分離時および移行期の治療

親からの分離は，子どもにとって非常に大きな心理的外傷でもある．分離時の治療および移行期の治療は欠かせない．子どもの不安や喪失感を十分に把握して，子どもが自分の状況を理解して受け入れることを支援することが求められる．

### 施設における環境療法

虐待を受けた子どもにとって，施設という環境が治療的であることが期待される．最も大切なのは，安全で安定した環境が与えられることである．そのうえで，虐待による愛着の問題やトラウマの問題に対して治療的な環境となっているべきである．特に，愛着の問題は生活を通してのみ治療が可能である．しかし，残念ながら，現在の児童福祉施設はそれだけの人的資源も方法論も少ないのが現状である．

現在の児童養護施設や乳児院は戦後の孤児対策が原点であり，生活を与えるという機能のみが強調され，治療という機能は考えられていない．児童自立支援施設は「教護」という考えの下，非行などの問題行動をもつ子どもの回復を図ることが目的に設置されたが，過去に多かった集団型の行為障害（conduct disorder；精神神経学用語集改訂6版〈2008〉では素行障害），つまりいわゆる「不良」少年への対応を行ってきたため，，現在の孤立型で他者とのかかわりのとれない子どもたちへの対応に苦慮している傾向がある．また，情緒障害児短期治療施設は，思春期の問題行動を予防するために思春期に至らない情緒の問題をもった子どもの治療施設として設置された．しかしなが

ら，情緒障害児短期治療施設ができた頃に最も問題となっていた「情緒障害」は不登校であり，内在化問題の強い子どもを対象としていた．現在は虐待を受けた複雑性トラウマの結果として自己制御がきかない子ども，つまり外在化問題が多くなってきている．物理的環境も人的技能も新しい問題に対応するために模索が続いている状況である．つまり，現在の児童福祉施設は虐待を受けた子どもへの治療施設としては考えてつくられたものではないという問題を抱えているのである．

では，虐待を受けた子どもへの治療施設はどのようなあり方が求められているのであろうか？　最も重要なのは，人間関係で包み込むだけの人的資源の必要性である．本来必要な一対一の関係をもつにあたっても不信と怒りで抵抗してくる子どもたちである．人間関係による制御が形成されていないため，自己調節が困難な子どもが多い．そのような子どもを心理的に，時には物理的にholdingして包み込んで支えるためには，常に子ども1人に対して1人以上の専門的技能をもった成人が配置されることが望まれる．他の先進国のなかには自分を制御できない重症な子どもに対して，一対一以上の配置を行って，治療的な生活の場を設置しているところもある．日本でもそのような治療施設の設置が急務となってきている．

残念ながら，そのような理想的な施設がないなか，現在の児童福祉施設でできるだけの治療的かかわりをもつためには，施設職員への支援が欠かせない．子ども一人ひとりの声を聞き，子どもを理解して，その子どもに合った生活の計画（自立支援計画）を立てることを支援すべきである．生活の場そのものが子どもの治療にとって最も大切だからである．また，現在の施設職員は専門的なトレーニングを受けてきているわけではない．専門家としては，かかわった子どもの施設が子どもにとって治療的な環境になるためのアドバイスも行うべきである．そして，職員のメンタルヘルスへの気配りも必要になってくる．

## 施設における構造的心理療法

現在，児童福祉施設には心理士が配置されており，その多くは施設という環境療法への支援と同時に心理療法を行っている．子どもの年齢によって，トラウマに焦点を当てた遊戯療法や認知療法が行われている．しかし，その多くは施設に1人のみの配置であり，すべての子どもに対応するだけの余裕

はない．また，報酬も決して多くなく，経験が不足している心理士がその任にあたらざるをえないことも少なくない．関心のある子どもの心の診療医や経験のある心理士のなかには，アウトリーチという形で施設に出向いて治療を行っているものもいる．しかし，必要度に比べて少数であり，ボランティアとしての意識が強い．今後，スーパーバイズの制度としての発展が期待される．

**個別心理療法**

個別の心理療法は，現在多くの施設で導入されている．心理療法室が設定され，遊戯療法も可能なところが多い．個別心理療法で重要なことは，生活のなかでも心理療法場面でも安全感を得ている状況を確認しながら，トラウマを扱う治療を行わなければならない．トラウマを受けた子どもがその話を避けるのは当然である．遊戯などを通して，再体験の症状であるトラウマ後遊戯（post-traumatic play）[5]をとらえて，それを的確に扱うことにより，適応的再演（adaptive reenactment）[5]に変化させていくことがその目的となる．

トラウマ後遊戯は，ファンタジーを使うことができず，強迫的に繰り返される遊びである．それに対して，適応的再演は，ファンタジーを使って，良い結果に結び付くような遊びである．たとえば，没頭したように強迫的に人形を叩き続ける子どもに対して，それを非難するのではなく，それに意味づけを与える治療を繰り返すことによって，人形を助けるキャラクターが出てきて人形を復活させるなどのテーマに変わっていくことで子ども自身がエンパワーされていく．

**担当職員と子どもの合同治療**

在宅支援での親子療法にあたるものを担当職員と行う方法である．担当職員との関係性の構築を促進し，その安心感のなかでトラウマを取り扱う方向である．この治療法を行うには，担当職員の協力はもちろんのこと，施設全体の協力も必要である．具体的には，職員の子どもへの理解を深めると同時に，安心できる身体接触方法を体得し，そのなかでの子どもの身体感の構築を確認し，子どもと担当職員が同調を楽しむことを支援する，などの支援を行うことで職員と子どもの関係性を構築し，その安全感のなかでトラウマ体験の表出が可能となり，トラウマ治療が進むことが期待できる．子どもの治療と生活が解離することによる問題を埋めることができる．

## 集団心理療法

 子ども同士の集団心理療法も，施設で行える治療として有効性が期待される．もともと，集団を形成することが困難な子どもも多いため，5人以下の小集団での治療から始めるほうがよいと考えられる．子どもの場合には，相手を攻撃しないなどのルールを守ることが困難であったり，なんらかの状態でフラッシュバックが起きる危険もある．十分な治療体制を組み，生活への影響も配慮しながら行うような方向性が期待されている．

## 施設・里親からの通院による治療

 通院による治療も，施設内での治療以上に幅広く行うことができる．デメリットとしては，通院や通所が施設職員の負担になること，施設の生活の場の情報が入らず，治療と生活が解離する危険がある，などの問題があるが，逆に，生活とは異なる枠組みとしての精神科的治療や心理療法が可能になる．また，投薬が必要な場合は通院が必要となる．さらに，職員1人が7～8人の子どもを担当するという現状においては，子ども一人ひとりと向き合う時間をとることが困難であるが，担当職員と二人きりで通院する時間を設けることで，担当職員とのコミュニケーションが進むという効果もある．通院で行える治療は，薬物療法，個別心理療法，職員へのガイダンス，職員と子どもの合同治療，集団療法，ソーシャルスキルトレーニング，などさまざまである．投薬をはじめとした通院治療は実親の許可を得ることが望まれる．実親にその必要性を説明することも医療者の役割である．

 低年齢の子どもほど頻度の高い治療が求められる．通院の頻度が確保できないときには，職員と子どもの一緒のセッションをもち，次回までに施設でできることを確認して，宿題を出すように心がける．職員が子どもの行動を理解できるように助け，子どもが生活している集団の状況を知り，親の状況も把握し，そのなかでの子どもへのかかわり方を一緒に考え，それをフィードバックしてもらうことで，子どもの生活を少しでも治療的なものに近づけていくことが必要とされている．そのような形で，治療の合間を埋める努力が必要である．また，職員と子どもの合同治療などは，職員と子どもの関係を変えることであり，治療間での変化，治療終了後の変化，その職員側の子どもとの関係に及ぼす変化などが期待できる．

### 入院治療

　子どもに自傷・他害のおそれが強いときには入院治療が必要となる．しかしながら，現在の精神保健福祉法では医療保護入院は親権者の申し出による．したがって，実親が反対するときには入院治療は困難である．緊急時を想定して，厚生労働省では通達で，精神病院への一時保護は可能とされたが，治療まで可能になったわけではない．自殺企図が著明であるにもかかわらず，入院治療を拒否するなどの場合には，親権者の順位変更，親権停止やその保全を申し立てる可能性もある．しかし，親権者の順位変更は適当な親族がいなければできないし，親権停止やその保全処分の申し立ては身体的問題での例はあるが，精神障害での入院のために行われたという例は聞き及んでいない．今後はその方向性も考えておく必要があろう．

　入院で行われる治療は在宅の場合と同じであるが，現在の制度のなかで，実親による医療保護入院となった場合に，実親の面会を制限するのは困難となりかねない．そこまで見通した対処が必要である．また，措置されている子どもの入院治療の場合は，児童相談所はもちろんのこと，入院直前に保護されていた施設との協力は欠かせない．入院している子どもを支えるのは彼らである．実親との関係のなかで複雑な立場に立たされることもあるが，子どもの保護者の立場として，面会などで子どもを支える立場としてかかわってもらう必要がある．

### 里親支援

　里親への支援も非常に重要な治療である．虐待を受けた子どものもつ愛着の問題，トラウマの問題を基礎にした自己感の問題や，その結果としての行動の問題に対する認識は決して高くない．「普通」に育てることが基本と考えられている．「普通」に育てることは重要であるが，一見誰にでも愛想が良くみえる，区別のない愛着欲求，つまり脱抑制型愛着障害の症状をみて，「かわいい」と感じて里親となっても，実際には一対一の関係を結ぶことが困難で，子どもの試し行動や攻撃性にさらされることになる．子どもによっては，里親が気づかない刺激で，フラッシュバックによるパニック状態となることがあり，まるで地雷を踏んだような状況が繰り返される状態になる．そのような子どもの状況に，里親にとって，自己のいら立ち・怒り・無力感が引き出され，最悪の場合は虐待に至ってしまうことすらある．そのような結果にな

らないように，里親への支援が必要である．

　里親の子どもへの理解を深め，その行動の意味を見つけ，関係性を構築するのに時間がかかることを納得し，里親自身の感情を治療者に表現することを支えていくことが必要である．里親のなかには，預かれば大丈夫と考えて，治療に対する信頼がない場合も少なくない．しかし，海外では里親になれば子どもの治療に通うのは比較的当たり前である．また，日本でも信頼できる里親ほど，支援を受けるのに抵抗がない．里親の条件として，支援を受ける姿勢が必要であると考えられる．

### 親への治療・支援

　子どもが施設や里親の下に保護されていても，親への治療や支援は必要である．再統合が視野に入ってきたときはもちろんのこと，そうでない場合でも必要である．離れて暮らしていても子どもにとっての影響は大きい．親にとって必要な自分であり，捨てられていないことを確認することは子どもにとって非常に重要である．親子関係のなかで，自立していくのは子どもの側であり，親が子どもを捨てることはどのような場合でも子どもの傷つきは大きい．一方，子どもをとられたと感じている親の傷つきも決して少ないものではない．子どもと離れて暮らすことの意味を納得して，親子関係を再構築する治療を行うことを進める必要がある．親の治療意欲を保つためには，親がどのような状況になったら子どもとの接触ができ，どのような状況になったら再統合が可能になるかを明らかにすることが必要である．その思いを児童相談所に伝え，治療意欲を保つような方法をとってもらうようにアドバイスすることも求められる．

　親治療として，ペアレントトレーニングなどのプログラムを進めることも意味がある．また，親になんらかの精神障害や物質依存があることは少なくない．そのような場合には，それぞれの治療が必要である．特に薬物依存の場合には，依存が改善しない限り親元に子どもを返すことは危険である．

### 再接触・再統合治療

　子どものトラウマを考えると，親子の再接触は子どもが守られたなかで行われる必要がある．虐待者ではない親との接触も，「守りきれなかった」親への子どもの複雑な感情を十分に理解して再接触が計画される必要がある．たとえば，安易に受け入れがちな電話での接触は，職員や子どものコントロー

ルがきかないため，トラウマの再現になる危険がある．最初はカードや手紙から許可し，担当職員が一緒に読むことで，子どもの感情を支えることが子どもの治療の一環となる．その次の段階としては，電話での接触ではなく，面会にすべきである．面会であれば職員が子どもに付き添って，状況を把握することができるからである．電話での接触を許可する場合には，親の勝手な時間に電話をするのではなく，子どもと約束をして，その時間に必ずかけてもらうようにする．そうすることによって，子どもも準備をすることができる．

再接触と親支援のなかで，虐待に至ったプロセスを十分に把握することが必要である．そして，虐待を防ぐことが可能であると考えられるときに，再統合に向けた支援を開始する．再統合支援も総合的支援として組み立てられるべきである．親の生活状況の確認，親の治療者，子どもの治療者，子どものケアワーカーなどが連携して総合的な視点で再統合を目指すことが求められる．以下に症例を示す．

### 症例

　4歳の子どもが激しい身体的虐待にあい，分離保護された．母親は，親支援のなかでは虐待はボーイフレンドがしたことであると言って自分の虐待を否認しており，虐待の理由を明かすことはなかったが，子どもとの再接触を支援していくなかで，子どもの勉強に対する過剰な期待から，子どもができないことに対して怒りが強くなり，虐待に至ってしまったプロセスが明らかになった．一方，就学が近づいた子どもに，子どもの治療者である心理士とは別の医師が意思確認を行ったところ，母親からの虐待を認め，母親のもとに戻ることの不安を訴えた．

　そこで，1年間の再統合プログラムを実施した．プログラムは定期的に親子と親の治療者と子どもの治療者と4人のセッションをもち，その後にそれぞれが自分の治療者との安定化のセッションをもつという方法で行われた．

　親と一緒のセッションでは異常なほどの興奮状態になっていた子どもが徐々に落ち着き，母親も安定したかかわりがもてるようになってきた．母親は，自身が学童の頃，勉強ができずにいじめられた体験があるため，子どもがいじめられないように勉強させようと思い，4歳の子どもに英語を習わせたがうまくいかず，虐待に至ったことを打ち明けた．

　子どもの不安が少なくなった1年後に再統合となった．再統合にあたっては，

> 子どもを塾に通わせ，勉強は学校の先生と塾の教師に任せて，母親が勉強をみることをしないことが条件となった．
> 　その後，定期的に外来受診が行われ，虐待の再発がないこと，母親のいら立ちが抑えられていることなどが確認された．

　すべてのケースでこのような再統合プログラムは困難かもしれないが，虐待に至ったプロセスを明らかにしてそれを避ける方法を見出すことが最も重要な再統合支援であるし，それなしには虐待の再発の危険は高い．

### 虐待者と別居した家族における治療
#### DV家庭から逃避してきた母親と子どもの家庭
　DVから避難した家庭の場合にはさまざまな注意が必要である．被害者である母親は強いトラウマを負っており，加害者であるパートナーが追ってくる恐怖もあり，逃避後も精神的症状を抱えることが少なくない．一方，子どもにとっては，急に生活が変化し，多くの場合，元の家族より経済的に苦しくなる．そのような状況に対する怒りもあり，また父親から学んだ暴力による支配を再現して母親に向けることもある．また，子どもの行動を理解できない母親が虐待してしまう状況に陥ることもある．本来，DVから逃避した親子に対しては，虐待に対するのと同じ総合的支援が必要である．しかしながら，現実には児童虐待とDVではその法律も支援のあり方も異なるシステムとなっており，統合が理想的に行われていない地域もある．子どものトラウマ治療や行動の問題への治療と並行して，住民票を変更せずの転校，父親のことを聞かれたときの戸惑い，父親の追跡への不安など，子どもの生活上の困難に対する支援も行っていくことが求められる．

#### 加害者が収監されているときの治療
　子どもが性的虐待を受け，加害者が収監されている状況での子どもおよびその家族への支援は重要である．家族はそのような状況になったことで子どもを責めたり，子どもの側に立たないことはよく経験される．性的虐待というトラウマを受けていながら，相当なエネルギーを使ってそれを明らかにしたにもかかわらず，他の家族から支援されないということは，子どもにとって非常に強い打撃になる．子どもの治療をしながら，そのような状況から子どもを守ることが重要となる．また，子どもが裁判で証言しなければならな

い状況になることもある．裁判で証言をするということは子どもにとって非常に強いストレスである．もちろん，加害者と対面するような状況は避けてもらうように司法に依頼することが必要である．その際，子どもの心理的な影響を専門家の立場から意見を述べることが求められるときもある．子どもにとっては，自分のされたことを述べることの羞恥心，自分が悪かったという思い，トラウマの再現によるフラッシュバックの危険，に加えて，加害者に恨みを買って仕返しをされるのではないかという不安が生じる．それらのすべてに配慮しながら，「汚い存在」と思い込んで自己評価の下がっている子どもを支え，エンパワーしてその状況を乗り切ることを支えることが必要となる．証言が必要なときには，その状況をあらかじめ教えて，その状況に恐れを抱きすぎないようにすることも必要である．

虐待ケースの治療の構造に関して概観してきた．個々の治療の内容に関しては，トラウマに焦点を当てた遊戯療法，認知療法，およびEMDR（eye movement desensitization and reprocessing）やそれに準じる治療などがある．また，特殊な治療として，芸術療法や動物介在療法や園芸療法など，治療法はさまざまである．虐待を受けた子どもの治療に関して，厳密な意味でのエビデンスが明らかに証明されている治療が定まっているわけではない．しかし，それぞれの治療はそれぞれに有効なことがあるのは経験的に知られている．虐待ケースの場合には，その治療構造を保つことが困難であることは少なくない．最初に述べたように，総合的な支援の一部として治療が機能するような配慮が必要である．どんなに有効と考えられる治療法であっても，虐待ケース全体への支援と連動していなければ危険ですらある．その状況に応じた治療を選択したり創造したりする柔軟性が求められている．

（奥山眞紀子）

### ■ 文献

1) 厚生労働省 社会保障審議会児童部会 児童虐待等要保護事例の検証に関する専門委員会．第1次報告から第4次報告までの子ども虐待による死亡事例等の検証結果総括報告．2008．
2) 奥山眞紀子．子ども虐待のネットワークと小児科医療機関との連携について．最新精神医学 2001；6：457-463．
3) 奥山眞紀子．虐待を受けた子どものトラウマと愛着．トラウマティック・ストレス

2005 ; 3 : 3-11.
4) 奥山眞紀子. 精神科における症候・症候群の治療指針——子どもへの虐待. 臨床精神医学 2006 ; 35（増刊［今日の精神科治療指針2006］）: 311-315.
5) Zero to Three/National Center for Clinical Infant Programs.Diagnostic Classification of Mental Health and Developmental Disorders of Infancy and Early Childhood. Arlington, VA ; 1994.／本城秀次, 奥野光(訳). 精神保健と発達障害の診断基準——0歳から3歳まで. 京都：ミネルヴァ書房；2000. p18.

## 3. 治療
## B. 虐待によるトラウマの治療

　これまでの項で示されたように，虐待を受けた子どもたちの精神医学的影響は大きく，またその影響は表現型を変化させながら持続し，児童期のみならず，青年期成人期の精神疾患としても現れる．また，この影響は一定の形式で現れるものではなく，多彩な表現型をもつために，それに応じた多様な対応が必要となる．重篤度によってその介入を要する期間も短期間から長期間とさまざまであり，子どもの年齢によって言語的なアプローチが可能な場合もあれば，遊戯療法的な介入を必要とすることもあり，また精神症状が顕著な場合には薬物療法を必要とするなど，影響を被った子どもの状態に応じて選択される必要がある．

　このように，治療は一定の方法によって行われるとは限らないために，トラウマの治療は非常に重要であるが，虐待を受けた子どもに対する一定のエビデンスを得られた包括的な治療は現在のところまだない．もちろん，治療は根幹にある虐待そのものから受けた心的外傷（トラウマ）の解消を志向するものでなくてはならないが，現実的には子どもたちそれぞれが現す症候，症状に対する対症療法的なものとなることが多い．また，子どものトラウマの治療を可能とするためには，安心できる養育環境と安定した愛着対象（養育者）が子どもに必要である．しかし，虐待を受けた子どもが多く入所している児童福祉施設であっても，こうした環境や対象を十分にもててはいない．実際には，こうした治療を可能とするための環境調整に多くの力が割かれているのが現実である．こうしたなかで，何が現実的で実行可能なトラウマ治療なのかを考えてみたい．

II. 子ども虐待と精神医学

## 1. 子どものトラウマの特徴

　虐待の影響やもたらされる精神医学的徴候については他項で詳述されているので，簡単にふれるにとどめるが，トラウマとは記憶の病理である．心的外傷は遡及的に言葉によって語られることが多い．外傷的記憶は，たいていの大人にとって言語によって体験が加工され，分節化され，感情表出が伴う場合であっても，通常は言語によって表現される．Terr によれば，言語化能力が十分ではない子どもでは，外傷的体験は解釈や加工を経ず，体験のままに知覚的に記憶される．もちろん，成人でも，たとえば性被害を受傷した人が腹部痛，腰痛などが知覚的記憶として残ることが知られているが，治療介入によってその言語化が可能であることが多い．一方，子どもの外傷的記憶は必ずしも言語的（narrative）ではなく，知覚的であることがある．こうした記憶の想起は，「○○を思い出した」と語られるのではなく，視覚，温痛覚，嗅覚的な記憶としてフラッシュバックされたり，一つの行動が反復的に繰り返されたりすることで表される．ポスト・トラウマティック・プレイ（post-traumatic play；トラウマ後遊戯）は外傷的記憶の反復想起が，行動上に再生されることを指す．

　また，成人でもみられるように，心的外傷にまつわる対象についての恐怖あるいは汎化されての不安が認められる．van der Kolk は「心理的トラウマの本態は，生活の秩序と連続性への信頼の喪失である」と看破したが，虐待された子どもは保護するべき養育者が加害する構造のなかで，自分がどのように行動しても自らの生活になんの変化も与えないのだという無力感を獲得する．あるいは，加害者との関係のなかで生活するための独特の適応パターンをもつようになり，対人関係や自分の人生や未来についての認知を変化させる．これらが Terr のいう児童期トラウマの4特徴（**表1**）である．

　虐待を受けてきた子どもはこうした特徴を少なからず備えており，こうした症状の変容が治療に求められる．

## 2. 治療の前提

　Herman は心的外傷治療の原則として，「安全の確立」，「想起と服喪追悼」，

### 表1　Terrによる児童期トラウマの4特徴

- 反復される視覚的もしくはその他の知覚的な記憶
- 反復的行動
    再演およびポスト・トラウマティック・プレイ
- 外傷特異的な恐怖
- 人，人生，将来に対する態度の変化

「通常生活との再結合」の3つをあげ，さらに他者との新しい結び付きをつくるなかで，「基本的信頼をつくる能力」「自己決定を行う能力」「積極的に事を始める能力」「新しい事態に対処する能力」「自己が何であるか見定める能力」「他者との親密な関係をつくる能力」の回復が必要であると述べているが，子どもの場合もまったく同じであり，これらは最終的な治療目標といえる．しかし，その子どもの受傷の期間，重篤度，生活状況，現在本人や周囲に感じられている問題（症状）などによって，短期的，中期的なステップを踏んだ治療目標が，本人や関係者と話し合われて設定されるべきである．

　治療の開始は，外傷体験が続くなかでは原則的には困難である．何よりも身体的，心理的な安全が確保されなければならない．そのうえで，その子どもの内的世界にふれる治療が開始できる．身体外傷も含めて，一般的に，外傷は重篤になる以前，軽症の段階で介入を開始し，受傷から早期に治療を開始することが，予後を良好にするうえで重要である．子ども虐待にあてはめれば，早期に発見し，早期に介入し治療開始することである．しかし，子ども虐待はしばしば見落とされ（ネグレクトされ），加害者も被害児も虐待を否認することがしばしばあり，虐待は長期にわたることが多い（本巻Ⅲ「子ども虐待の予防と介入」参照）．とはいえ，いったん覚知され，児童相談所で一時保護された場合には，そこでは保護理由が子どもに開示され，経緯を子どもからも聴取するので，子どもの受傷した心的外傷に最初にふれる機会が存在する．安全が確保されるならば，そこから治療が開始されるべきである．

　養育者への指導や教育あるいは治療がうまく機能して，養育者の下に子どもが戻ることができる場合や里親の下で生活する場合は，養育者，里親との良好な関係が持続しているかを定期的に関係者とともに検証する作業のなかで，子どもの状況を子ども自身から聴くことも行われ，子ども自身の身体的，

心理的安全や状態を確認することが必要である．こうした作業の多くは児童相談所で行われるので，子どもは自分の困難（虐待）を最初に開示した場所で，最初に開示した成人に継続的に関与される機会を得られることになる．しかし，「最初に自分の苦悩を話した（表現した）大人に，その後も状況の変化を報告し，慰められ，励まされ，感情を共有され理解される」という当たり前のことが実際にはあまりなされていないこともまたわが国の現状である．

一方，養育者が不在であったり，指導や教育が機能せず養育者が虐待を再発する可能性の高い場合には，児童相談所の一時保護所から子どもは養育者から分離され乳児院，児童養護施設に入所したり，情緒障害児短期治療施設などの児童福祉施設に入所することになる．あるいは，顕著な精神症状を認め，治療が優先される場合には入院治療が選択される．当然のことながら，こうした施設の環境は，子どもが安心して生活できるような安全なものとなっていなくてはならない．しかし，たとえば児童養護施設は第二次世界大戦後，保護者を失い，衣食住を欠いた子どものための保護施設から発展しており，その後，さまざまな施設構造への工夫が行われ，施設基準は少しずつ変化しているものの，生活援助を主体として多数の子どもを少人数の成人でケアする構造は続いている．

わが国の児童福祉施設は，情緒障害児短期治療施設を除けば治療的関与を前提に設置されたものではなく，たとえば，児童養護施設の施設基準では，職員数は「満3歳に満たない幼児おおむね2人につき1人以上，満3歳以上の幼児おおむね4人につき1人以上，少年おおむね6人につき1人以上」となっており，休日や夜勤などの人員を除くと，実際に子どもとかかわる職員はこれよりも少ないのが現状である．子どもには大人とのかかわりが必要であるにもかかわらず，実際に確保できる時間はわずかである．こうなると，行動上の問題が大きな子どもへの関心は保たれても，心的外傷は深刻であっても問題が現れない子どもへの注意が行き届かないことになる．また，子ども間の葛藤が大きくなり，虐待者と被虐待者の関係の再演を惹起することがしばしば生じる．こうした児童養護施設の構造的問題は，大舎制といわれる大規模施設から，小舎制あるいはグループホームへの移行によって少しずつ改善されているが十分ではない．

また，児童福祉施設にしても病院にしても，子どもはそれまでの対人関係

から，集団を基本とする対人関係の場におかれることになる．こうした不安定な構造のなかで，心理士が配置されあるいは医師によって治療が行われるが，それは特定の養育者に抱えられる子どもとは違った，特殊なものとならざるをえない．

## 3. 症状の見立て

　治療の標的とする子どもの精神医学的診断と症状については，これまで（本章「1. 被虐待児のアセスメント」「2. 子ども虐待と関連する精神医学的診断」の各項）に詳述されているので，これらを参照していただきたいが，精神医学的診断には至らなくても身体症状としてあるいは問題行動，逸脱行動とみなされている行動において，虐待の影響を認めることがある．したがって，子どもの行動観察から「トラウマを見抜く」ことが最も重要なことである．たとえば，性非行を表す子どもに性的虐待がしばしばあることは知られているし，また，夏のキャンプで昆虫などの死骸を見つけては「死んでいる」と繰り返して言った子どもは母親の自殺を経験していた．ぼんやりとして他人の話を聞いていないようにみえる子どもが，母親との離別を繰り返し想起していることがあった．相手によって極端に態度を変えたり嘘をついたり，年少児に暴力的，攻撃的に振る舞うことも強圧的な養育者の下にいた子どもにはしばしばみられる．もちろん，子どもの逸脱行動や問題行動，非行は制止する必要があるが，その行動背景に何があるのかを理解することが虐待を受けた子どもに接する成人には求められる．子どもは，自分の外傷体験をこのような形で行動上に表すことがあるために，細かな観察が欠かせない．もちろん，被虐待体験を言語化する子どももいるが，その端緒となるのは生活にかかわる直接処遇職員との密着した関係のなか，たとえば，添い寝をしている最中や湯船に浸かっているときなどのつぶやきによってであることが少なくない．このような場合にも，このつぶやきを聴き落とさず，受け止め，治療や心理的ケアの導入が考慮されなくてはならない．

## 4. 治療設定

### a. 治療の場，生活の場

　虐待を受けた子どもが入所している児童福祉施設では心理的，精神医学的なケア，治療の必要性が強調されるようになっている．しかし，前項（「被虐待児の治療方法と治療構造」〈p.179〉）で述べられているように，それぞれの施設はその設置の目的によってその人的あるいは物理的構造が異なり，虐待を受けた子どもの治療のために設置されているわけではない．心理士が配置され児童精神科医師が勤務していることもある情緒障害児短期治療施設は比較的治療資源の豊かなところといえるが，児童養護施設は常勤心理士が増えてはいるが十分とはいえない．さらに，乳児院では心理的ケアの専門職の配置はこれからの課題である．

　また，これらの施設は基本的には生活の場であって，治療の場という設定ではない．伝統的な個別心理療法では治療場面と生活場面を物理的に分けることによって心的にも分離され，治療の場で生じる内的な変化やイメージが現実生活の刺激によって影響されにくい構造をもっている．しかし，これらの施設では治療室を最初から想定した設計になっているところは多くはない．治療場面と生活場面は密着していることが多く，物理的な距離を居室とのあいだにもてていないために，生活音が侵入してくるところも少なくない．また治療者も生活場面に関与することを免れないことが多い．このために，生活場面の課題がそのまま治療場面にもち込まれること，治療場面での達成や約束事，秘密が容易に生活場面に拡散してしまうことが生じやすい．つまり，治療場面が生活場面に引き出されてしまい，しばしば子どもは治療場面と同様に治療者との二者関係における「抱え」を要求し，治療者が困惑する事態が起こりやすい．

　一方，生活場面での子どもに接することは，子どもの行動を観察し，そのなかに現れるトラウマを抱える子どもの対象関係を含むさまざまな特徴を見出すことができる．たとえば，子どもや職員に対する攻撃的な態度と退行，あるいは遊びや学習，食事場面での注意の転導など，トラウマの影響として観察できることは子どもの特性を理解するために役立つであろう．これらの

行動を治療場面で積極的に取り上げるかどうかは，伝統的な個人精神療法の枠組みを超えることであってためらわれるかもしれないが，治療者によってはそこから外傷体験に接近することを行うことも可能である．

また，入院環境も子どもにとっては独特で特殊な環境である．治療の場であるという認識は児童福祉施設よりも高いが，入院は一般に長期にわたり病棟は生活の場としての意味をもつ．とはいえ，少なくとも入院にあたってその理由と目的は明らかにされるので，治療者と治療目標を共有することは可能であり，一時的な治療の場として位置づけやすい．

## b. 時間の設定

病院，情緒障害児短期治療施設などの治療が最初から設定されている場合は別として，児童養護施設などの生活の場での治療は治療時間の設定に制約がある．原則として子どもは日中登校しているために，治療は下校後に設定される．しかし，下校後の子どもは，疲労していたり，遊びに行きたかったり，宿題があったり，お腹が空いていたりの状態である．子どもの生活時間のうちのどこに位置づけるのかを子どもも交えて十分に話し合っておく必要があるし，治療の動機づけもしっかりしておくことが求められる．

## c. 複数の治療者

伝統的な個人精神療法の枠組みでは，複数の治療者に一人のクライアントがかかることには否定的である．しかし，児童養護施設の子どもでは施設内の治療者に加えて，児童相談所の治療者や他の相談機関や医療機関など施設内と施設外に複数の治療者をもつことはまれではない．愛着関係を含めて，対象関係に不安定さをもつ子どもが複数の治療者をもつことは勧められないが，子どもの症状によっては一人の治療者だけで引き受けることが困難であることがある．そして，それまでの治療者との関係をやめて次の治療者との関係に移行することが養育者との体験の再演となるときなどに，複数の治療者を得ることになる．こうした場合の治療者の困惑や混乱に比して，子どもは意外に現実的である．治療者によって表す表現を違えたり，そこに通う目的を別にしていたりする．特に，施設外の治療者に通う場合には，子どもは，治療関係に加えて，一緒に通院（所）してくれる施設職員との二者関係を大

切にしていることがある．このような事態では，心理的ケアの実質的なところを施設内の治療者が受け持ち，施設外の治療者はその補佐的役割をとったり，施設職員との関係の深化の見守り役となるなど，臨機応変な姿勢が治療者に求められる．そして，可能であれば治療者間で情報交換を行い，それぞれの役割を調整しておくことが望ましい．

## 5. 治療導入

　児童養護施設では治療への導入は，子どもの生活場面に現れている行動上の問題，対人関係のもち方あるいは他者との関係や出来事から生じる陰性の感情，あるいは外傷体験の言語化などを契機に行われることが多い．しかし，治療の導入は施設職員の意向の下で行われることが多く，子ども自身にその認識は乏しいことが少なくない．筆者が児童養護施設で行った調査では，治療室を「遊びの場」としてとらえ，なぜ治療室に行くのかについては理解していない子どもが多かった．とはいえ，子どもは遊びにしろ，会話にしろ「一対一でかかわる大人のいる」治療室に通うことを肯定的にとらえていた．調査後，治療室に通う理由を問い，治療者の説明で自分の課題を認識する子どもが少なくなかった．このことからも，治療導入には子どもとあるいは直接処遇職員らと治療室に通う理由を共有しておくことが必要であることが理解される．もちろん，子どもに理解できる言葉で，子どもが納得できる内容が話されるべきである．

　入院環境では，入院治療への導入そのものへの説明が必ずなされているはずである．通信や面会，行動の制限が伴う場合，薬物療法が必要な場合も同様である．児童精神科病棟においても一般病棟においても十分な説明と同意のない入院治療は，圧倒的な力をもつ虐待者と子どもの関係の再演にほかならないため，十分に留意しておくべきである．

## 6. 治療者のもつ情報と守秘義務

　通常の個人精神療法では，クライアントに関する情報はクライアント自身から聴取するのが原則であり，子どもがクライアントであっても同様であり，

子どもの同意を得て養育者からも得る手続きを行うことが通常である．しかし，児童相談所を通して児童福祉施設に入所したり，病院に入院した子どもについては，児童相談所から多くの情報が治療者にもたらされる．また，直接処遇職員や学校などからの情報も，子どもと接する前に治療者は手にしていることが多い．生育歴や被虐待歴，保護歴，養育者の子どもとの関係や養育者の生育歴，子どもの対人パターンなど，子どもを理解するうえで重要な情報であり多ければ多いほうがよいともいえるが，一定の解釈や評価を経ていることには留意しておく必要がある．子どもの行動は対人関係を反映していることが多く，特に虐待を受けた子どもにかかわる成人への転移とそれに対する逆転移の渦のなかで表す行動や感情によって評価や診断にバイアスがかかっていることがある．もちろん，治療者もその最中に投げ込まれることになるが，そのなかで治療者自身が子どもと接して得た感覚や感情を含む情報と，ほかから得た情報の差異には留意し，その要因について考えることが治療を進める手がかりになることがある．

　また，治療場面で表現されたことについて治療者が守秘することは大原則である．学童期以降から特に思春期の子どもとの治療関係のなかでは，秘密を守ることはとても重要である．しかし，子どもの安全や生活を守るうえで，あるいは犯罪に関連するような内容の場合には守秘できないこともある．こうした場合，秘密を打ち明けた子どもの秘密を抱えたことの"しんどさ"を十分にねぎらい，打ち明けた勇気をたたえたうえで，現実的な対処を考える．子どもと相談したうえで——一度の場合も，それ以上かかる場合もあるが——施設管理者あるいは子どもが信頼している直接処遇職員に伝えることを励ましたり，あるいは代わって伝えたりすることで，生活場面での対応を考慮することが求められる．こうした作業が可能となるためには，治療者と施設職員との意思疎通が十分に図られていることが必要であるが，これらを通して治療者と施設職員との信頼関係が深まり，さらに子どもにとっても施設の職員である大人に抱えられている，見守られているという実感を増すことにもなる．

## 7. 治療の終結

　通常の個人精神療法では，開始時に曖昧であれ目的や目標が相談されているのが通常である．その目的が果たされ目標が達成された場合に，治療者はクライアントとともにそれを確認し，治療は終結する．しかし，児童福祉施設に入所している虐待を受けた子どもの治療は，先述のように目的や目標が子どもには明確ではないことが少なくないうえに，さらに治療場面と生活場面の近接のために治療がいったん終結しても生活場面では顔を合わせることがあるので，終結を明確化しにくい．そうして，治療セッションが子どもの施設退所まで延々と続き，治療者も子どもも達成感の乏しいものとなってしまう．こうしたことを避けるためにも，先述したように短期的，中長期的な目標を子どもとともに設定しておくこと，そして治療者が常にこうした振り返りと評価を行うことが必要となる．

## 8. 治療技法の実際

### a. はじめに

　虐待を受け，心的外傷を抱えた子どもは，成育途上で最も重要である「安全な基地」や養護を得られなかったために，十分な情緒的発達を獲得していないことが多い．子どもは生存のために養育者に強い愛着をもち，養育者の下で新しい体験を同化，調節して正常な情緒的また認知的発達を果たす．しかし，虐待を受けた子どもはこうした「安全な基地」をもたなかったために，過剰な警戒，投影，スプリッティング（splitting），否認などを通して環境に適応することから，さまざまな行動上の問題が生じる．すなわち子どもの行動には，攻撃性や衝動性などの問題，注意や感情調整の問題，恐怖や回避という心的外傷に特異的な問題，自己同一性，自己効力感や将来への希望など自己意識に関する問題などが現れる．つまり，子どもの愛着と心的外傷にかかわる問題に加えて，生存のための戦略として獲得したさまざまな心理機制によってもたらされる対象関係に生じる問題である．したがって，治療の目指すところは，愛着の修復とトラウマの治療と，獲得した心理機制をより適応

的なものに置き換えることである．

とはいえ，治療室で現れる子どもの行動や感情は移ろいやすく，表現も多様であり，臨機応変の対応が必要となる．さまざまな技法に精通する必要はないが，たった一つの技法に拘泥することもまた避けなくてはならない．治療者のこだわる技法に応じられない子どもは，養育者の要求に応えられない子どもを再演することがあることを肝に銘じるべきである．

## b. 育成的治療と外傷志向的治療（trauma-oriented therapy）

虐待などによる心的外傷をもつ子どもの治療は，何よりも安全と安心が確保され，外傷の再体験が回避されるなかで行われる必要がある．こうした環境を提供し日常生活を再構築するなかで，子どもの安全や安心への信頼を回復し，愛着行動を受容し，外界への過敏性を減じ，感情表現を肯定するといった，ごく日常的なかかわりをもつことを通して，子どものもっている健康な側面を強調し，育み伸ばしていくといった育成的な治療的関与がある．換言すれば，子どもがこれまで出会ったことのないタイプの，すなわち虐待しない大人に「抱えられる」体験を通して，健全な「育ち」を保障されるための環境を提供することであり，環境療法と呼ばれるものと同じである．この場合の治療の主体は心理士や医師ではなく，児童指導員や保育士といった直接処遇職員であることが通常であるが，こうした関与をなかなか確保しにくいのもわが国の現状である．

他方，子どもの外傷的体験を取り上げ，その際の感情や知覚的体験，それを契機に獲得した認知に焦点を当て，感情表現や言語化を促し，外傷性認知の修正を試みたり，あるいは日常生活のなかで子どもの表す行動の問題を治療場面で取り上げ外傷的体験との関連から解釈し，子どもの行動修正を促したりといった，子どもの心的外傷に焦点を当てていく治療的関与がある．これらは，実際には相補的なものであり，折衷的に用いられていることが多いが，いずれにしても子どもにとって安心，安全な環境のなかで行われなければならない．

### プレイセラピー，箱庭療法

プレイセラピー（play therapy；遊戯療法）は，治療者と遊びを通して，子どもの感情，行動，認知の表現を促進し，治療者はそれに応じながら，遊び

のなかで適切な形で子どもの葛藤を解消する方法である．遊びの主導権や方向性は子どもに任せるという意味では非指示的であるが，治療者が方向性と解釈に責任をもつという意味では指示的であり，遊びや行動に関する言葉での解釈を通じて内省力や人格の発達が促されるとされる．プレイセラピーがおもちゃを含めて治療者と子どものあいだに介在する遊びの種類が多様であるのに比して，箱庭療法は砂箱のなかの表現に限定される点に差異がある．しかし，箱庭療法の砂箱という枠組みは，同時に感情表現をそのなかに収めるという点で安全装置としても働く．

　また，虐待を受け，心的外傷を抱える子どもの遊びには，外傷体験そのものの表現や，攻撃や傷つきの表現がみられることがあり，特にポスト・トラウマティック・プレイといわれる外傷体験の繰り返し表現がみられることがある．こうした表現に対して，問題解決の方向に介入することで外傷体験の解消を図ろうとするのがポスト・トラウマティック・プレイセラピーである．たとえば，遊びのなかで攻撃と外傷が表現されたときに，「病院に行って，お医者さんに診てもらおう」と介入したり，反撃することを促し攻撃者に「ごめんなさい」と謝らせたりすることによって，子どもの傷つきを緩和し，自己効力感を高める介入が求められる．したがって，治療者は子どもの表現に敏感であり，即座の介入が可能でなくてはならない．プレイセラピーは子どもの感情表現に促進的に働くことが多いが，外傷体験の再現となる場合には，その感情を緩和できるように適切な介入が求められることがあることに留意する必要がある．

　また，このために治療室の中のおもちゃや箱庭のアイテムのなかに，ケアプレイを行えるもの，たとえば救急車，救急隊員，医者や看護師，医療器具などのおもちゃをそろえておく必要がある．逆に，攻撃的な表現に直結しやすい銃刀などや，破壊されやすいものは置かないように留意する．万が一，セッション中に壊れてしまった場合には，修理を保証することが必要である．さらに，家族内の力動や葛藤の表現をしやすいように，ドールハウスを治療室に置いておくことも考慮される．

### 作業療法と絵画療法

　言語表現や遊びによる象徴的表現も好まない子どももいる．こうした子どもの場合に，折り紙やビーズあるいは日常生活の作業を治療者と向き合って

行うことが関係を深め，作業の最中にふと言語化される感情や体験が子どもの理解に役立ち，心的外傷の重さに気づかされることがある．こうした作業は，かつて子どもが体験した重要な他者との経験の再現であることもあり，感情表現は一般に穏やかなものが多く，安全である．

治療者との作業に，絵画を用いることもある．自由画の場合もあるが，そのなかに遊びの場面や家族場面を表現することもある．スクィグル（squiggle；相互なぐりがき）や色彩分割など構造の緩いものから，動的家族画などのテーマが明瞭なものまでさまざまな技法が開発されている．また，コラージュなど作業量の多いものを治療者が援助しつつ行うことが，関係性を深めることにつながることもある．

また，作業療法や絵画療法でできあがった作品は，その子ども専用の場所や容器に保管することが求められる．このことによって，子どもは前回のセッションとのつながりや流れを意識できるし，また自分の作品が大切にされることを通して自分や自分の表現が尊重されることを認識するのである．

### 修復的愛着療法

愛着は本来生物が生存するために必要な生物学的機能であるが，人間にあっては生物学的であるとともに心理学的行動である．虐待する養育者に対しても生存のために特異な愛着を子どもはもっている．しかし，この愛着の基盤のうえに発達する心理機制は，他者との関係には適応的には働かず，さまざまな精神病理を発展させることになる．このために，こうした愛着を修復し正常な愛着を回復するための技法として修復的愛着療法が提唱されている．しかし，これが可能であるためには，少なくとも子どもを引き受け，個別にかかわる養育者が必要である．介入や指導によって虐待していた養育者が子どもとの関係の修復を望む場合や里親が積極的に愛着行動の修復にかかわる場合には有益であるが，児童福祉施設に入所している子どもの場合には排他的な一対一の関係を直接処遇職員，心理職とのあいだにつくることが困難であるために十分に効果的とは言い難い．しかし，不十分であっても，乳児院や児童養護施設の職員が愛着の重要性と修復を意識することには大きな意義があるといえる．

### 集団療法とソーシャルスキルトレーニング

子どもの集団療法は，たとえばスポーツや音楽活動など目標設定が明瞭な

ものである場合には，集団への帰属意識が強化され，成員相互の関係性を深めることによって，行動を統制していくうえで有効であることが多い．しかし，外傷体験を抱えた子どもは集団のなかでのわずかな能力の差異に敏感で，集団を形成することに苦手意識をもっている．したがって，子どもの自発性を尊重するのであれば，子どもの志向性をとらえて，比較的小集団のなかで，集団を牽引する力のある経験ある指導者あるいは治療者が必要である．

また，ソーシャルスキルトレーニングも集団で行われることが多い．これは，個人にとって対処の難しい状況を仮想的に設定して，そこでの対処行動を仮想的に求めるものであるが，必ず集団からのポジティブ・フィードバックが与えられる．これが集団で繰り返し行われるなかで，失敗体験が恐怖ではなくなり，より適応的な対処行動を身につけていくという方法である．これにも経験ある治療者が必要である．心的外傷を抱える子どもの集団では，特に他児や成人との葛藤を行動化したり，社会的行動の困難を抱える子どもに行われることがある．

いずれも，集団での活動に困難を抱える子どもに適用される場合には，多少の強制を含み児童自立支援施設などで用いられるが，遊びやゲームの感覚を取り込むことで子どもの自発的な参加が促されることが求められる．

### 外傷志向型治療：EMDR，CBTなど

外傷体験による心的外傷後ストレス障害（post-traumatic stress disorder：PTSD）症状は，外傷体験が過去のものではなく，現在も生じているものとして再体験され，過覚醒症状や回避・麻痺症状として現れる．こうした症状を軽減するためには，外傷体験が過去のものであるという合理的な認知を得ることが必要とされている．

EMDR（eye movement desensitization and reprocessing；眼球運動による脱感作と再処理）は，外傷体験の言語化を行わず，想像的曝露に対して眼球運動を行うことで脱感作を行い，外傷体験の体験強度を低下させ，症状を軽減するとともに，適応的な認知を強化する方法である．その治癒機構については判然としないが，比較的安全で効果的な方法とされている．また，CBT（cognitive behavioral therapy；認知行動療法）には多くの技法があるが，なかでもPE（prolonged exposure；長期曝露法）はPTSD症状の改善に対する高い有効性が示され，さらに，TF-CBT（trauma focused-CBT）なども考案されて

いる．ただし，PEの子どもへの適用は明らかではなく，EMDRでは子どものためのプロトコールが開発されている．

これらはいずれも外傷体験が過去のものであり，現在は安全や安定が確保されているということが前提であり，不安定な環境にいる子どもたちにとって厳密な適用は経験が必要である．

### 入院療法と薬物療法

入院治療は，子どもとの関係の修復過程で疲弊し，再び虐待を引き起こす可能性のある家族から分離することで修復過程が順調にたどれるように，あるいは子どもの他者や自己への攻撃的行動の改善や，抑うつ症状や不安症状，パニック症状，解離症状などの精神症状の回復を目的に行われることがある．児童精神科病棟への入院は精神保健福祉法下に行われるために，虐待する養育者からの保護目的の入院は養育者からの同意を得ることができなければ困難である．今後，こうした場合の入院を法的に保障することが議論されなくてはならない．

入院下での治療は，これまでに述べてきた治療方法が採用されるとともに，薬物療法が用いられることも少なくない．抗不安薬や抗うつ薬，気分安定薬が対症療法的に用いられたり，攻撃性が強い場合には抗精神病薬が用いられたり隔離処遇が採用されることもある．入院期間は子どもによって，現す症状によって異なるが，半年以上を必要とすることが少なくない．これは，子どもの精神症状の改善に必要な期間というだけではなく，子どもが戻っていく環境，たとえば家庭や施設において，子どもを安全に引き受けるような力動の変化に要する期間でもある．

## 9. 治療で生じること，気をつけること

### a. 転移と逆転移

虐待を受けた子どもにとって，虐待に介入し保護をした大人であっても，最初はやはり自分を加害するのではないかとの不信をもつ．そして，その後安全な環境の提供者であることを認知して，大人である職員や治療者に自分を大切にしてくれた大人，たとえばかつて優しかった母親や父親，あるいは

かばってくれた祖父母，時には理想的な万能的救済者を投影することがある．初期のこうした転移感情は陽性であることが通常である．そして，こうした陽性感情のなかで子どもは自己表現を開始する．しかし，この自己表現の手段はそれまでに子どもが身につけた方法であり，極端な退行，挑発的攻撃的な言動として子どもの行動のさまざまな場面で表されることがある．たとえば，治療室でぐっすり眠り込んでしまうことが続くことがある．あるいは何かを破壊して，他児を泣かすなどの言動での注意喚起行動をみせることもある．前者の場合には，治療者に理想的な母親像を投影し，安全な環境に満足していることが理解され見守りを続けやすい．後者の場合には，職員や治療者は注意，説諭，叱責などで対応することになるが，こうした大人にかつて自分を虐待した大人を投影する．「抱え」をみせ同時に怒ることもある大人に対して，子どもはどのような距離をもてばよいのかに混乱する．こうしたときに，子どもの「試し行動」が出現する．どこまでが大人の許容範囲なのか，それを超えたとき大人はどのような振る舞いをするのかを繰り返し試すのである．それがしばしば叱られて構われる行動となって現れる．こうした子どもの行動に対して，職員や治療者はさまざまな陰性の逆転移感情をもつことがしばしば生じる．それは困惑，怒り，嘆きなどとして現れ，繰り返されるうちに疲弊し，その子どもにかかわりたくないという感情を生み出す．こうした沈黙を子どもは無関心・拒絶と受け取り，そこに自分にかかわらなかった養育者の姿を転移し，再び注意喚起行動を起こす．

　こうした，転移と逆転移感情，注意喚起行動は生活場面のみならず治療場面にも出現し，この感情と行動の渦にしばしば巻き込まれてしまう．たとえば，言動によって治療者を攻撃したり，治療室の物品を破壊したり持ち出そうとしたり，治療を拒否したりなどが生じることがある．このような場合に，明確なルール，すなわち何をしてよいのか，何をしてはいけないのかを示しておくと，子どもにはわかりやすい．また，こうした注意喚起行動を起こしたときの子どもの感情の言語化を促すとともに，治療者の感情を子どもに伝えることが必要である．たとえば，とても悲しかった，とても残念に感じたなどである．このような場合にはとくに，治療室から子どもが出る際に，次回セッションの日時の約束を確認することが必要である．子どもは治療者を傷つけたことに罪悪感をもち，「抱え」の限界を知るが，次の約束をすること

で見捨てられたのではないことも知るのである．

## b. 治療者の燃えつき

　虐待を受け心的外傷を抱えた子どもの治療では，治療者自身のバーンアウト（burnout；燃えつき）にも配慮が必要である．治療者は子どもからの転移感情に翻弄され，逆転移感情に揺さぶられる．子どもの外傷体験を「代理受傷」し，不安，抑うつ，罪責感，無力感，不眠，食欲低下といった症状が生じることがある．これを回避するためには，一人で治療するという感覚をもたず，同僚やスーパーバイザーとの対話を続けることを意識して行わなくてはならない．治療者はくたびれ果てることもあるだろうが，生き残らなくては（survive）ならない．子どもは対象破壊して自分の力に気づき，生き残った養育者（治療者）に抱かれて自己統御を学ぶこともある．あるいは，自分の傷つきを理解した治療者に，この世が見捨てたものでもないことを見出すかもしれない．このために，治療者はどこかにゆとりを確保しておきたい．

## c. 養育者の治療と支援

　外来治療ではもちろん，入院治療や施設入所している場合も養育者が失踪，死亡したなどの条件がない限り，その頻度や条件はさまざまであるが，子どもと虐待した養育者との接触は通常続いていく．こうした際に，子どもは養育者からのさまざまな影響を受けて，生活場面，治療場面にもち込んでくる．先に述べたように，養育者への指導や教育あるいは治療がうまく機能している場合にはこの接触は子どもには良好なものとしてとらえられるが，そうでない場合には子どもの行動は荒れたものになる．こうした評価を，直接処遇職員や治療者は児童相談所の職員とともに行う必要がある．面会時の子どもと養育者の言動を直接に観察したり，養育者との面接のなかで伝えられるもの，子どもの生活場面や治療場面で表現されるものなどから評価を行う．

　養育者の行動は，養育者自身の外傷体験から理解されるものも少なくなく，養育者の心理的ケア，治療が必要な場合もみられる．子どもにかかわる援助者が，養育者の治療にかかわることは通常はないが，養育者の治療者と養育者の状態について情報交換を行っておくことが子どもの治療に役立つことが多い．これは，不安定な状態の養育者との接触を避けることで子どもの再外

傷体験を予防するという観点からだけではなく，子どもとの生活の再統合を計画するうえでも必要である．

## d. 子どもとその環境を守る

児童福祉施設，特に児童養護施設の入所児童のなかに，虐待を受け心的外傷を抱えた子どもの割合が高くなり，さまざまな行動上の問題が生じるなかで，施設内での子どもの安全をどのように守るのかということが話題になる．一人の子どもの問題行動が他児や職員に及んだり，他児を巻き込んで拡大したりすることがある．この対応の一つに，限界設定と段階的な行動制限さらには措置変更を組み合わせた方法が提案されている．すなわち，問題行動を起こす子どもは職員からの説諭から始まって，施設内での自由行動の制限，児童相談所での一時保護，最終的には施設退所（措置変更）という道筋をあらかじめ子どもに呈示することで施設内の暴力行為の減少を図ろうとするものである．しかし，ここには子どもがなぜ問題行動を起こすのかという問いが存在しない．子どもが望んだ施設であれば，こうした方法も有効かもしれない．しかし，望まずに入所した施設であればこそ，問題行動は子どもを理解する契機となり，より深い「抱え」の必要性に気づかれなければならない．施設内での自由な行動を制限するのであれば，そのあいだに職員が子どもと真摯に向かい合うことが求められる．職員と子どもが相互の感情表現を通して，互いの気持ちを推測し合うこと（mentalizing）が可能となるように努力するべきである．機械的に措置変更することは，養育者が子どもを養育できなかったことを，施設が再演する（虐待する）ことにほかならないことに留意するべきである．

これまで述べてきたように，虐待を受け，心的外傷を抱えた子どもの心理的ケアは，標準的な個人精神療法の枠組みとは大きく異なっている．また，子どもをその枠組みのなかに入れようとすることは有害であることも少なくない．特に，わが国の児童福祉施設の現状は，子どもが生活を送るための理想的な環境とはかなり懸隔がある．しかし，子どもが症状を呈しているなかで現実的なケアに動かずにはすまない．子どものいる環境は整わず，学んだ技法が役立たないばかりか，かえって子どもの状態を悪化させることすらあ

## 表2　現実的な子どもの心的外傷の治療

- 技法よりも，関与し関心をもち続けること
- 子どものなかの良い部分（good resources）に焦点を当て続けること
- よくないことはよくないと現実的な枠組みをもつこと
- 大人との二人関係のなかでの作業療法を大切にすること
- 準備や変化には時間がかかる，焦らないこと
- 子どもの行動や，治療者の感情がトラウマや文脈（再演）で理解できるかどうかを検討すること
- 転移と逆転移を意識しておくこと
- うまくいかなくても，子どもがこれまで出会った大人の誰とも違う態度をもつように心がけること
- バーンアウトに留意し，同僚やスーパーバイザーに相談すること
- 医療機関と連携して，必要であれば適切な薬物療法を行うこと

る，どうしたらいいのだろうかと治療者は苦悩するかもしれない．こうした状況では技法にこだわらず，子どもにかかわり続け，子どもの良い部分を見続けることが重要である．これまでに述べてきたことを**表2**にまとめた．

（田中　究）

### ■ 文献

1) Donovan DM, McIntyre D. Healing the Hurt Child : A Developmental-Contextual Approach. New York, London : Norton ; 1990.／西澤　哲（訳）．トラウマをかかえた子どもたち―心の流れに沿った心理療法．東京：誠信書房；2000．
2) Fonagy P. Attachment Theory and Psychoanalysis. New York : Other Press ; 2001.／遠藤利彦ほか（監訳）．愛着理論と精神分析．東京：誠信書房；2008．
3) Herman JL. Trauma and Recovery : The Aftermath of Violence—from Domestic Abuse to Political Terror. New York : Basic Books ; 1992.／中井久夫（訳）．心的外傷と回復．東京：みすず書房；1999．
4) Levy TM, Orlans M. Attachment, Trauma, and Healing : Understanding and Treating Attachment Disorder in Children and Families. Washington DC : CWLA Press ; 1998.／藤岡孝志ほか（訳）．愛着障害と修復的愛着療法―児童虐待への対応．京都：ミネルヴァ書房；2005．
5) Shapiro F. Eye Movement Desensitization and Reprocessing : Basic Principles, Protocols, and Procedures. New York : Guilford ; 1995.／市井雅哉（監訳）．EMDR―外傷記憶を処理する心理療法．大阪：二瓶社；2004．
6) Terr LC. Childhood traumas : An outline and overview. *Am J Psychiatry* 1991 : 148 ; 10-20.
7) van der Kolk BA, Weisaeth L, McFarlane AC. Traumatic Stress : The Effects of Overwhelming

Experience on Mind, Body, and Society. New York：Guilford；1996.／西澤　哲（監訳）．トラウマティック・ストレス―PTSDおよびトラウマ反応の臨床と研究のすべて．東京：誠信書房；2001．
8) Winnicott DW. The Maturational Process and the Facilitating Environment. London：Hogarth Press；1965.／牛島定信（訳）．現代精神分析双書第2期第2巻，情緒発達の精神分析理論．東京：岩崎学術出版社；1977．

# 3. 治療
## C. 長期的ケア

　虐待されている子どもをできるだけ早期に発見し，心身へのさまざまな有害作用を最小限にとどめるための支援を提供することは，もちろん不可欠なことである．しかし，虐待による悪影響のなかには，治療的にかかわっても消退することなく継続するものや[2]，発達とともに次第に明らかになってくる問題もある[4, 7, 11, 13]．このため，虐待を受けた子どもたちを，長期にケアしていくためには，どのようなアプローチが有効であるのかということは重要な問題である．だが実際には，虐待された子どものライフステージに応じた縦軸の一貫したケア体制はいまだ不十分で，個々の症例を通して模索されているというのが現実である．

　一方，成人精神科臨床において，慢性的なうつや不安など，精神科ではごく一般的な症状を訴えて通院する人たちのなかにも，子ども期に発見されることがなかった虐待の被害者が少なからず存在している[14]．また，最近では，子ども虐待の加害者となってしまった親/養育者の精神医学的評価と治療が，成人の精神科臨床にもち込まれることも増えてきている[15]．これらの，虐待加害-被害をめぐる問題に長期にわたって巻き込まれ，精神健康を害している人たちを，どのようにケアしていくかということも，精神科領域において避けて通ることのできない課題である．

　子ども虐待とは個々のさまざまな体験の総称であるため，単一の有効なアプローチを求めることは困難であり，それぞれの症例に応じた柔軟な対応が必要であることは諸家の認めるところである．また，長期的に有効なケアについてのエビデンスを得るためには，エコロジカルモデルにおいて，さまざまな因子との関連を検討しなければならず，これはそれほどたやすい作業ではないと推測される[2]．しかし現状においても，児童福祉領域と精神保健領域

の相互協同や，いくつかの領域をつなぐ媒体が少し工夫されれば，より有機的な支援のためにできることは少なくないと思われる．このような視点のもとに，ここでは主に，精神科臨床の立場から，子ども虐待に関連する症例の長期的ケアについて検討したい．

## 1. 精神科臨床と子ども虐待

　これまでにも，特定の治療施設において，子ども虐待の既往のある成人期症例が高率に報告されている．斉藤らによると，1995年9月から1997年8月までの受診者3,100人のうち，400人（女性318人，男性82人）を調査したところ，196人（49％）に児童虐待の既往が認められたという[14]．この施設は心的外傷の後遺症を対象とした治療施設であり，「児童虐待の後遺症者」が高率に受診しているのは当然のことであるといえる．

　それでは，一般の精神科外来には子ども虐待の被害者はどの程度存在しているのだろうか．実は，これを明らかにすることは案外困難である．というのは，子ども虐待の被害症例は，虐待されていることを主訴に受診するとは限らない．子ども虐待の後遺症と考えられる精神医学的症状はさまざまであり，診断名だけで抽出することは不可能である．また，虐待を主訴にしない症例のなかには，被虐待体験を想起することができないものもあり，当然のことながら，このような症例では本人からの開示はない．過去の被虐待体験に向き合う準備ができていない症例では，開示までに長期の年月を要する場合もある[6]．本人が，過去の被虐待体験と現在の精神不健康との因果関係に気づいていない場合も，自発的開示はあまり多くない．成人期症例では，子ども期の虐待について，第三者から情報提供を受ける機会がない場合もある．さらにいえば，「偽りの記憶」に関連する問題もある[1]．このような制約のなかでの限界をふまえたうえで，拾い集めた被虐待症例について検討してみたい．

### a. 精神科臨床において発見される子ども虐待症例

　筆者が勤務する大阪府こころの健康総合センター（以下，当センター）は，一般の精神科外来機能を有する精神保健福祉センターである．複雑かつ困難

な症例の相談・診療がその役割の一つとして法律上に位置づけられているが，虐待に特化した機能を担っているわけではない．当センターで，これまでに家庭内子ども虐待の被害歴があると認知された症例は134例である．2005年4月から2007年11月までに限ると，69例が認知されており，これらの被虐待症例が年間初診者に占める割合は4.6～6.7％である．ただし，今回の調査では，より一般の精神科の実態に近くなるように，子ども虐待との関連が特に強いといわれている薬物専門外来は除外している．この数字の評価をめぐっては意見の分かれるところかもしれないが，「主観的に被虐待体験をもち，さまざまな精神医学的症状のために精神科医療を求めている人たち」と限定したとしても，先述したような理由から，まだまだ多くの症例が潜在している可能性は否定できない．

認知された134例（女性110例，男性24例）の初診時年齢は，3歳から56歳にわたっている（平均年齢21.8歳）．このうち，初診時に被虐待を主訴としていたものは34％で，残り66％は治療経過のなかで被虐待歴のあることが判明している．これらの大部分は，従来の一般的な精神科臨床のなかで，本人や家族の訴えで被虐待体験が明らかになったものであり，一部の症例を除いて，特定の質問紙や構造化面接などは使用していない．12歳以下の症例では被虐待を主訴とするものの割合のほうが高い（68％）が，13歳以降の年齢では虐待以外の主訴で受診する症例のほうが多くなる（73％）．

これらの症例の診断名は，**表1**に示す通りである．重度ストレス反応および適応障害，解離性障害，気分障害などさまざまなものが認められており，虐待の後遺症としての精神健康被害が多岐にわたることがうかがえる．子ども期の虐待によってトラウマを体験した人たちは，安全な愛着や自己調節機能の発達不全のために，その後の人生においても，感情覚醒の制御における変化・注意や意識における変化・身体化・慢性的な人格変化・意味体系における変化など，幅広い領域における障害が認められるとされている[18]．それだけに，治療者との関係においても，虐待-被虐待の関係を再演しやすく，このことが治療を混乱させる一因になっていることも多い．治療者がこの点を理解し適切に対応することで，慢性の経過をたどっている成人症例においても，治療の協同性を高めることができる場合もあると思われる．以下に一例を示す．症例は個人情報保護のために細部に改変を加えたものである．

## 表1　被虐待症例の診断名（$n=134$）

| 診断 | | 症例数 |
|---|---|---|
| F43 | 重度ストレスへの反応および適応障害 | 36 |
| F44 | 解離性障害 | 18 |
| F3 | 気分障害 | 17 |
| F6 | 成人のパーソナリティおよび行動の障害 | 15 |
| F93, 94 | 小児期および青年期に特異的に発症する情緒障害，社会的機能の障害 | 12 |
| F84 | 広汎性発達障害 | 12 |
| F2 | 統合失調症，統合失調症型障害および妄想性障害 | 5 |
| F90 | 多動性障害 | 4 |
| F45 | 身体表現性障害 | 4 |
| F7 | 知的障害 | 3 |
| F41 | その他の不安障害 | 2 |
| F50 | 摂食障害 | 2 |
| F42 | 強迫性障害 | 2 |
| F91 | 行為障害（素行障害） | 1 |
| F40 | 恐怖症性不安障害 | 1 |

### 症例A　女性

　Aは，抑うつ・不安症状などに慢性的に苦しみ，数度の重篤な自殺未遂の既往をもつ中年期の女性である．これまで数か所の精神科医療機関を転々とし，境界性パーソナリティ障害と診断されている．前医からは対応困難な症例として紹介されてきた．当センターに通院後も，診察日を守らず突然やってきては執拗に臨時薬の処方を訴える，たびたび電話してきては心身の不調を訴える，受付で怒鳴って悪態をつくなど，治療の枠組みを脅かすような行動が頻繁に認められた．当初，治療の枠組みや限界を明示しながら対応していたところ，ある日の診察で，「聞いてほしいことがある．」と，これまでの人生の出来事を一気に話した．

　不安が高く過干渉な母と，厳格ですぐに体罰を振るう父のもとで育ったこと，中学頃から非行に走り薬物乱用の経験や強姦された体験をもつこと，家を飛び出しては連れ戻されることの繰り返しのなかで絶望して自殺を企図したことなどである．「こんな人生これから生きていても何もいいことがない．いろんな医療機関をたらい回しにされてどこに行ってもお荷物だ．」とAは言った．そこで，A

のこれまでの人生の理不尽さを共有し，子ども期に受けた体験は「虐待行為」にあたると思われること，虐待を受けた人たちにはＡに認められるさまざまな症状や行動が後遺症として認められること，過去の体験は消すことはできないが，これからは自分で感情や行動をコントロールしていける可能性があることなどを説明した．そのうえで，現在の薬物療法はＡの自己コントロールを支援するためのものであり，Ａと治療者の協同作業であること，これからの人生をどのように生きるかということは，Ａが選択して決定できることを改めて告げた．治療者の説明に耳を傾けていたＡは，しばらく号泣し，その後，次の診察予約をして帰った．

現在もＡは，大量の抗精神病薬や抗うつ薬などを服薬している．しかし，通院は定期的になり，逸脱行動も認められなくなった．自分の心身の状態をモニターしケアしていこうという姿勢も芽生えている．

精神科臨床のなかで新たに発見される子ども虐待ケースにもさまざまなタイプがある．長い経過のなかで重篤な精神症状が認められ，社会生活機能が低い場合は，被虐待体験そのものを治療的に扱うよりも，現在の精神医学的症状のコントロールが優先されるだろう．また，被虐待体験を掘り起こすよりも，生活の安定のために種々の精神保健福祉サービスを提供することのほうが有効な場合が多い．

その一方で，被虐待体験を主観的に悩み，精神療法的かかわりを求めてくる症例もあるのだが，この両者のあいだに，症例Ａのようなタイプが存在すると考えられる．後者２つのタイプでは，被虐待体験に関する心理教育とノーマライゼーションが，治療関係の構築と継続におおむね有効であると思われる[6]．しかし，成人期症例では，自分自身の人生における責任は，あくまでも本人にあるのであり，これらの作業が本人の被害者性を過度に助長することになるのであれば逆効果である．このあたりの対応は，基本的にはパーソナリティ障害の人たちへの対応[5]と共通する部分があると考えられる．虐待されたことによって起こるさまざまな精神医学的問題についての心理教育が，個々の症例の病態やタイミングを見極めて適切になされたならば，これまで対応困難例とみなされていた症例において，新たな治療関係が展開する契機となる場合もある．それだけに，成人精神科医が，子ども虐待による後遺症が潜んでいないかという視点で，各症例をスクリーニングしていく姿勢をも

Ⅱ. 子ども虐待と精神医学

つことが重要であると思われる．

### b. 長期的ケアの途中で姿を消す子ども虐待症例

　精神科臨床において新たに発見される子ども虐待症例が存在する一方で，長期的ケアの途中で脱落していく症例も見逃すことはできない．長期的ケアにおける精神科医療のかかわり方はさまざまである．虐待の発見・初期介入の時点から引き続き長期に治療的かかわりをもつ場合，施設入所後の子どもの精神医学的評価と治療を依頼される場合，精神科入院治療への導入，青年期に対応困難な問題や症状が出現し治療を担当する場合，などが想定されるが，長期的ケアを困難にする要因がいくつか存在していると思われる．症例を提示しながら問題点を検討したい．症例は個人情報保護のために細部に改変を加えたものである．

#### 症例B　男子

　幼少期，Bは重篤なネグレクトを受けて育った．母は家事一切ができなかったため，Bはまともに食事を与えられず，不潔な自宅で犬猫の糞尿にまみれて生活していた．父は職を転々とし，借金の取り立てが激しくなると，たびたび行方知れずになった．5歳のときに母は家出し，Bは児童養護施設に入所した．小学校5年時に父も家出し，以後Bの前に姿を現すことはなかった．

　入所当時，Bには強い偏食と過食・注意集中困難・多動などが認められ，反応性愛着障害脱抑制型と診断された．規則正しい生活のなかで，ある程度落ち着きを取り戻したBは，施設内で心理治療を継続的に受けていた．中学入学後，抑うつ・睡眠障害・低学力（知的障害はなし）・身辺整理ができないなどを心配されて，Bは児童精神科に通院するようになった．施設内の心理治療では，さまざまな不安や孤独感が表出されていた．抗うつ薬などの処方や施設内での日常生活支援などを受けながら，Bはなんとか高校に入学した．この頃，ずっと音信不通だった母が現れ，ごく気まぐれにBに面会に来るようになった．

　高校卒業を前に，関連機関会議でBの施設退所後の方向性が検討された．ものごとの準備・身の回りの整理などが困難であったため，生活の場の保障と，日常生活や就労への支援が継続的に必要であると考えられた．しかし，利用できる社会資源はなく，一般就労は困難であると思われたにもかかわらず，住み込みの働き口を見つける以外に生活の場を見出すことができない状態だった．このような

ときに，母がBの引き取りを申し出た．児童相談所は慎重に母の生活状況を調査し面接を重ねた．母の言行不一致，同居人の存在など不安材料はあったが，母の家以外に居住場所も見つからず，結局Bは施設退所後母の家に住み始めた．その後まもなく，Bと母は転居し消息を絶った．

### 症例C　女子

　Cは母子家庭で育った．父の顔は知らない．母は男性との同居と別れを繰り返していた．母の体調と機嫌はいつも悪く，Cは小学校低学年の頃から家事をほとんど任されていた．そのためほとんど登校していない．同居する母のパートナーのほとんどがCには無関心だったが，ある男性はCが学校に登校していないことを問題視し，登校することを強要し，応じないと体罰を振るった．この頃，学校からの通告で児童相談所がかかわるようになり，在宅見守りケースとして家庭児童相談室が母子の面接をするようになった．中学3年のとき，Cは突然家出した．当時同居していた母のパートナーが性的行為を強要していたことが後で判明した．

　知り合いの家を転々としているうちに，1歳年上のD男と知り合い，彼の家で同居するようになった．二人は将来の結婚を約束して同居生活を続けていたが，そのうちにD男は些細なことで激高してCに暴力を振るうようになった．CはD男の家を飛び出して実家に戻っては，またD男の家に帰るということを繰り返していたが，不眠や不安焦燥感が強まったため，しばらく途切れていた家庭児童相談室の担当者に自ら連絡し，精神科を紹介された．

　精神科初診時，抑うつ・不安症状および中学3年時の性的虐待行為によると思われる再体験症状などが認められた．薬物療法を含む治療を開始した矢先の17歳のとき，CはD男の子どもを妊娠した．出産するかどうか迷ったあげく，結局Cは出産することに決めたが，D男との関係は悪化する一方だった．児童相談所は児童養護施設に入所して出産できるように手はずを整えていたが，結局Cは施設入所を選択しなかった．満期正常分娩の後，Cは数回通院したが，その後D男と大げんかの末，子どもをおいて家出した．18歳を過ぎた現在までCの行方はわからず，関連機関のどこにも姿を現していない．

　これらの症例に共通している問題は，18歳前後の青年の安全な生活の場として利用できる社会資源がはなはだしく乏しいことである．現状では，児童

福祉サービスが終了する18歳以降に，生活の場と生活費が保障され，就労支援や高等教育を受けることができるようなサービスはほとんどない．症例Bのように，比較的早期に発見・介入され，児童養護施設などで育てられても，社会人として自立する手前で福祉面の支援が途切れてしまうと，精神科治療も中断してしまい，それまで支援のために費やされた時間と人力が十分生かされず，非常に残念な結果になってしまう．また，虐待された子どもたちには，症例Bのように，発達障害類似の症状特性が認められる場合が多く[17]，継続的な支援を提供する必要のあるケースが少なくない．それだけに，ライフステージの各段階を通じて，切れ目なく福祉・保健・教育・労働領域のサービスを受けられるようなシステムづくりが望まれる．

長期的ケアを困難にするもう一つの要因として，精神保健面の支援が必要な青年期症例に対して，精神科医療以外の地域資源が乏しいことがあげられる．虐待された子どもたちは，成長とともに各年齢の発達課題を乗り越えながら，虐待による後遺症を修正していくという大きな試練に立ち向かわなければならない．特に青年期には衝動性が高まり，反社会的行動や逸脱行動などが出現しやすい．このような青年期にこそ，多領域の連携がよりいっそう必要になってくるにもかかわらず，年齢とともに利用できる社会資源が減少していくという矛盾が生じているというのが現状である．症例Cのように，生活基盤が不安定な状態で，断片的に精神科医療のみを求められても，安定した治療関係を構築する以前に脱落してしまうことも少なくない．また，精神科入院治療に導入した症例についても，入院治療だけで治療が完結するわけではなく，少なくとも30歳になるまでは経過観察が必要であるという意見もある[10]．

アメリカでは，複数の問題をもつ子ども・青年と家族に対して，複数の機関からサービスを提供するシステムとして，ラップアラウンドサービスが広く普及し成果を上げている[12]．これは，地域を基盤としたサービスで，ケースの個別性や家族のニーズなどに合わせて，公的サービスや地域の民間サービスなどをバランス良く組み合わせながら，必要なサービスを適時提供していくものである．また，複数のサービスをマネジメントする役割を担うケースマネジャーの存在により，青年の行動や機能面の向上・入院期間の短縮などの効果が報告されている．ケースマネジメントにより，サービスへのアク

セスが向上し，サービスの継続性が保たれるという利点もあるという．わが国においても，青年期を迎えた被虐待症例を追跡・評価し，適切にマネジメントしていく地域システムや，青年期向けのさまざまな支援プログラムを提供する地域資源の充実が望まれる．

## 2. 虐待加害親/養育者と精神科臨床

　虐待の加害者となる親/養育者にも，治療が必要となるさまざまな精神医学的症状が認められることが知られている．斉藤クリニックでは自発的に受診した虐待加害者のうち，うつ病圏障害が43.6％と最も多く，そのうち被虐待体験をもつものは69.2％とされている[15]．また，あいち小児保健医療総合センターでは，治療を行った虐待加害親の60％に被虐待体験があり，うつ病のほかにPTSD（post-traumatic stress disorder；心的外傷後ストレス障害），広汎性発達障害，境界性パーソナリティ障害，解離性障害などさまざまな精神医学的診断がなされている[16]．このほかにも虐待の加害親/養育者には，低い自尊心・暴力を含む衝動制御の困難・依存性・否定的な感情傾向・ストレス反応の亢進などの人格要因や，子どもの行動に関する認知のゆがみなど，さまざまな精神健康不全が認められると指摘されている[2]．このような虐待者に対して適切な精神科治療を提供することは，その後の家族再統合を考えるうえでも非常に重要なことである．しかし，加害親/養育者は，日常生活においてさまざまな問題や対人関係上の困難を抱えていることが多く，治療の動機づけが低い場合が少なくない．もちろん，自らの虐待行為に悩み，自発的にケアを求める親/養育者もいるが，そもそも自分がケアの対象となるとは思っていない人たちも多い．このような親/養育者に対する精神科診療の役割について，自験例をもとに検討してみたい．

　大阪府こころの健康総合センター（当センター）診療課では，これまで家庭内虐待の加害者症例28例を経験している（2002年8月～2007年10月，女性26例・男性2例，平均年齢32.7歳）．診断名は，重度ストレスへの反応および適応障害，パーソナリティ障害，広汎性発達障害など，さまざまなものが認められている（**表2**）．このうち，被虐待歴が判明しているのは43％，自らの親との関係において強い葛藤を抱えていたのは11％である．28例中16例は

表2 虐待加害親/養育者の診断名（n＝28）

| 診断 | | 症例数 |
|---|---|---|
| F43 | 重度ストレスへの反応および適応障害 | 7 |
| F6 | 成人のパーソナリティおよび行動の障害 | 5 |
| F84 | 広汎性発達障害 | 5 |
| F2 | 統合失調症，統合失調症型障害および妄想性障害 | 3 |
| F44 | 解離性障害 | 3 |
| F3 | 気分障害 | 1 |
| F41 | その他の不安障害 | 1 |
| F7 | 知的障害 | 1 |
| F81 | 学習能力の特異的発達障害 | 1 |
| F90 | 多動性障害 | 1 |

児童相談所（以下，児相）や家庭児童相談室（以下，家児相）からの紹介である．それ以外の12例の内訳は，通院中に虐待ケースであることが判明したもの8例，他院からの紹介2例，親族からの紹介が1例，紹介なしが1例である．通院中判明した8例中7例は診察中の本人の言動から，1例は他機関からの情報提供による判明である．児相・家児相からの紹介ケースのほとんどが虐待の告知を受けて紹介されてきたものであり，虐待告知を受けずに紹介されてきた2例は，治療経過のなかで主治医が告知している．28例中60％（児相・家児相紹介ケースの80％）は，当センター初診前・初診時・治療開始後のいずれかの時期に親子分離を経験している．また，28例中10例は，被害者である子どもの治療も当センターが担当している．

### a. 精神科治療への導入── 安全感の保障

児相や家児相から紹介されるケースでは，親子分離などの強制介入も含めた支援のなかで，親/養育者自身の精神医学的評価の必要性をとりあえず認めさせて，なんとか精神科につないでくるケースがほとんどである．このため，程度の多寡はあっても，受診への抵抗や拒否が認められる場合が多い．適切な評価をするためには，受け手の医療側でも，まず治療関係づくりを丁寧に行う必要がある．

子育ての苦労や子どもをめぐる関係機関とのやりとりによるストレスを共有し，子どもの支援機関とは少し距離感のある安全な場での感情表出を促すことが，関係構築に役立つことが多い．また，親子分離などの強制介入があった場合，たいていの親/養育者は，支援を迫害的なものとしてとらえる傾向がある．分離体験を，「突然に無理やり子どもをとられた」と訴える親/養育者は多い．このような場合，診療の場はあくまで本人の精神健康を取り戻すための場であること，精神医学的評価の結果や治療経過を児相に報告はするが，親子再統合など今後の処遇を決定することは診療の役割ではないことを明確に伝えることが重要である．親/養育者が，一時的に子育てを誰かの手にゆだねて，自分自身の精神健康を取り戻そうと努力することは，親/養育者としてむしろ責任ある態度であると伝えることが，効果的な場合もある．治療者がこのような態度を一貫して示し，治療の場の安全性を保障し続けることによって，当初拒否的だった親/養育者が，自ら治療を受ける決心をするに至る意義は大きい．治療関係を構築する段階で，本人の治療への動機づけをいかに高めることができるかということが，その後の治療の成否を左右するといっても過言ではない．

当センターでこれまで治療継続中の症例は，このようなかかわりを通して本人の治療意欲を引き出すことができたものであるが，分離中の子どもを返してほしいという明確な動機づけのあること，本人の治療に対する家族のサポートがあることなども，治療継続に関与する要因の一つと考えられた．一方，治療関係を継続することができなかった中断例では，離婚や転居をきっかけに中断となったケースや，明らかに本人のパーソナリティ障害や広汎性発達障害などの病態特性による拒否と考えられるものがほとんどであった．

虐待親/養育者の治療については，同一機関による親子の並行治療の成果なども報告されており，「重症度が高いほど治療を分散させないほうが効率的である」[16]ともいわれている．その一方で，子どもに直接的にかかわらない成人精神科臨床の場において，「虐待をする親/養育者」というスティグマから解放されて初めて，自分自身のストレスに気づき，セルフケアの視点をもつことができるようになった症例も少なくないと思われる．この点において，今後成人精神科臨床に期待される役割は大きいと思われる．

## b. 精神科治療における留意点と精神保健の視点

　精神医学的症状を特定し，その症状を薬物療法や精神療法によって消退させる，ということが狭義の精神科診療の一義的な目標である．虐待親/養育者の精神科治療においても，この点は同じである．薬物療法が虐待親/養育者の精神健康を改善し，硬直化した虐待家族と支援機関との関係を好転させた症例も経験する．ただし，虐待親/養育者の治療を開始する際に，通常の症例よりも少し丁寧な配慮は必要だと思われる．

　まず，虐待親/養育者の治療では，先に述べたように本人の治療への動機づけが低く，本人の状態について情報提供してくれる家族などの同伴もない場合が多い．また何よりも，本人が自分自身の心身の健康状態を自己点検することができないために，異変に気づいていない場合が多い．子育てを含む過剰なストレス状況下で，その余裕がなかったという場合もある．解離症状や幻覚妄想状態のために，自分の状態を適切にとらえられないこともある．被虐待歴のある症例などでは，慢性の抑うつ状態が長期にわたって遷延化しているために，その状態が本人の通常状態であると認識されている場合もある．実際に，「薬を飲んで身体とこころがだんだん楽になって，初めて，服薬前の自分がどれほどしんどかったのかを実感した」という声を聴くこともある．よって，症状を同定するために，通常よりも丁寧に，実際のさまざまな生活場面での本人の状態を聴取する必要があると思われる．

　症状が同定された後の薬物処方にあたっても，若干の配慮が必要となる場合がある．服薬に表面的には同意をしていても，子育てにまつわる自責感が強い場合などは，「服薬して楽になったからといって何かが解決するわけではない」というような潜在的な治療抵抗が認められる場合があるからである．また，「薬を飲むようになれば，自分が悪かったという烙印を押されるのではないか」という誤った認知がなされている場合もある．これらの潜在的な治療抵抗は，将来の治療中断の一因になる可能性もある．このような治療への抵抗を予防するためには，虐待親/養育者の側からみた「虐待せざるをえなかった事情」を共有することが有効であることが多い．被虐待体験がそれぞれに異なるのと同様に，子どもを虐待するに至る事情も千差万別で似て非なるものである．このような個別の事情を本人と一緒に探り共有することが，治

療意欲や自己回復力を高めることに寄与することが少なくない．

最後に，通院中に虐待ケースであると判明した8症例について考えたい．個人精神療法や薬物療法に重点をおく従来の一般的な精神科臨床のなかでは，本人の症状や行動特性が，子どもにどのような影響を与えるかという視点で症例を評価するということは，あまりなされてこなかったように思われる．その意味で，今回判明した8例は氷山の一角であるともいえる．今後は，精神科通院者に子どもがいた場合，子どもを含む家族全体を精神保健の視点から評価し，必要であれば地域の支援機関との連携を働きかける姿勢が，精神科医療の側にも求められるだろう．今回判明した8例中5例は，治療者が虐待支援ネットワーク会議に参加するようになっている．このことにより，① 支援ネットワークメンバーが虐待者の精神医学的評価を共有することができる，② 虐待者の症状や行動の意味をより深く理解することができる，③ 支援方針が明確になる，あるいは，④ 精神科通院治療を継続することによって，さまざまな精神保健福祉サービスを提供できる可能性が広がる，などいくつかの意義が認められている[9]．

しかし，その一方で，診察室の中で得られる断片的な情報のみでは虐待状況を明らかにすることが困難であった症例や，虐待が明確でない状況で本人が関連機関への連絡を拒否している症例，本人の支援体制が乏しいなかで活発な精神医学的症状をコントロールすることに追われて子ども虐待の視点での支援に手が回らなかった症例なども経験した．これらの支援ネットワーク参加を困難にする要因は，精神医療の側のみの自助努力では解決困難な問題であると思われた．この点からも，次の項で述べる虐待親/養育者のサポート体制の整備が望まれるところである．

### c. 虐待親/養育者のサポート —— 代弁者の必要性

虐待親/養育者の治療にかかわっていると，虐待者へのサポートの不足を痛感する．さまざまな人生の傷を抱えていることの多い虐待者にとっては，自分たちの子育てに外部機関が介入すること自体が，過去の被害体験の「再体験」となってしまうことが少なくない．客観的な状況把握能力が弱く，問題への対処機能が硬直化していることの多い虐待者は，わき起こってくるさまざまな感情のやり場がなく，怒りや抑うつをため込んでいくことになる．こ

のような状態がそのまま放置されると，ますます関係機関との協同作業が困難になる．強制介入により子どもを分離された虐待親/養育者の，「何が起こったのかわからない」「これからどうなるのかもわからない」という訴えを聞くにつけても，やはり，中立的な第三者が，現在の状況を法律上の観点からもわかりやすく説明し，虐待親/養育者のニードをくみ取ったうえで，それを代弁していくことは不可欠だろうと思う．そして，ある程度守られた支援環境を保障したうえで，関連機関とのやりとりのなかで明らかになっていく虐待親/養育者の認知のゆがみを，緩やかに修正していくことが，すなわち治療の一つのプロセスになると考えられる．

一方，治療や支援がうまく進展し，虐待者がある程度精神健康を取り戻した段階では，狭義の精神科治療にとどまらず，子育ての実践的なガイダンスや支援が必要となることが多い．虐待者である親自身のストレスマネジメントやコミュニケーションスキルの向上，自己効力感を高めるためのペアレントスキルの習得，さまざまなコミュニティケアとの連携など，親子関係に焦点を当てたさまざまな子育て支援のための資源を利用できることが望ましい[8]．現状では，これらの地域資源はまだ発達途上かもしれないが，限られた資源を有効活用するためにも，アドボカシー活動[3]が不可欠であると思われる．

子ども虐待の被害を受けて心身の健康不全を抱えている人たちに対しては，横断的な領域間連携とともに，縦断的にも連続した包括的支援が必要である．これらを可能にする社会資源やシステムの充実が望まれる．

一方，子ども虐待への長期的ケアを通じて，児童福祉・母子保健・教育・司法などの領域において，精神保健の知識と視点が重要視されるようになってきている．今後は，これらの他領域からの要請に応えながら，精神科領域の側からも，狭義の治療の枠組みにとらわれず，幅広く連携していく姿勢が求められるだろう．

(亀岡智美)

■ 文献

1) 飛鳥井望．外傷理論をめぐる最近の論争―「蘇った記憶」と「偽りの記憶」について．精神療法1998；24：324-331．
2) Emery RE, Laumann-Billings L. Child abuse. In：Rutter M, et al（eds）. Child & Adolescent Psychiatry, 4th edition. Oxford：Blackwell Science；2002．／長尾圭造ほか(監訳)．児童青年精神医学．東京：明石書店；2007．pp381-398．
3) Family Right Group. http://www.frg.org.uk/
4) Glaser D. Child sexual abuse. In：Rutter M, et al（eds）. Child & Adolescent Psychiatry, 4th edition. Oxford：Blackwell Science；2002．／長尾圭造ほか(監訳)．児童青年精神医学．東京：明石書店；2007．pp399-419．
5) 林　直樹．人格障害の臨床評価と治療．東京：金剛出版；2002．
6) Herman JL. Trauma and Recovery. New York：Basic Books；1992．／中井久夫（訳）．心的外傷と回復．東京：みすず書房；1998．
7) 犬塚峰子．児童相談所における精神科医療のニーズ．小野善郎(編)．子どもの福祉とメンタルヘルス．東京：明石書店；2006．pp89-129．
8) 亀岡智美．児童青年期精神医療の諸問題「医療機関以外から―保健・福祉・教育・司法などでの児童青年期精神医療」．精神経誌2005；107：149-155．
9) 亀岡智美．子ども虐待と児童精神科臨床．児童青年精神医学とその近接領域2007；48：447-456．
10) 西田寿美．児童虐待と子どもの精神保健．小野善郎(編)．子どもの福祉とメンタルヘルス．東京：明石書店；2006．pp294-323．
11) 小野善郎．児童相談所の相談事例の精神医学的評価．子どもの福祉とメンタルヘルス．東京：明石書店；2006．pp130-149．
12) Pumariega AJ, Winters NC. The Handbook of Child and Adolescent Systems of Care：The New Community Psychiatry. San Francisco：Jossey-Bass；2003．／小野善郎(監訳)．児童青年の地域精神保健ハンドブック．東京：明石書店；2007．pp175-236．
13) Reece RM. Treatment of Child Abuse. Maryland：Johns Hopkins University Press；2000．／郭麗月(監訳)．虐待された子どもへの治療．東京：明石書店；2005．pp18-52．
14) 斉藤　学，三橋順子，飯塚　浩．児童虐待後遺症者の診断と治療．児童虐待(臨床編)．東京：金剛出版；1998．pp226-256．
15) 斉藤　学．虐待する親とはどういう人たちか．子どもの虐待とネグレクト2003；5：98-105．
16) 杉山登志郎，海野千畝子，河邊真千子．子ども虐待への包括的治療：3つの側面からのケアとサポート．児童青年精神医学とその近接領域2005；46：296-306．
17) 杉山登志郎．子ども虐待という第四の発達障害．東京：学習研究社；2007．pp74-86．
18) van der Kolk BA, McFarlane AC, Weisaeth L（eds）. Traumatic Stress. New York：Guilford Press；1996．／西澤　哲(監訳)．トラウマティック・ストレス．東京：誠信書房；2001．pp203-242．

# Ⅲ. 子ども虐待の予防と介入

III. 子ども虐待の予防と介入

# 1. 子ども虐待の早期発見

## 1. 子ども虐待の予防と早期発見

　子ども虐待が子どもたちの心身の成長発達に及ぼす影響は重大である．精神面でみれば，児童期の一時的なものではなく，成人に達してもなお問題を抱える場合もみられる．子ども虐待の予防，早期発見と援助は，広く精神保健の視点としても重要なものである．

### a. 一次予防としての健全育成

　子ども虐待の進行と予防を，松井らは公衆衛生の視点から**図1**のように模式化している[6]．健全育成といった，通常の子育ての支援の形で行われる一次予防，虐待の早期発見という二次予防，虐待の生じている家庭への強制的な介入から始まる再発予防という三次予防というとらえ方である．その程度や表現の方法はさまざまであっても，なんらかの攻撃の矛先が子どもに向かうことから虐待が始まると考えると，子育てのなかで子どもと対峙するときにいら立ちや不安を感じる，いわゆる子育て不安の段階から，暴力が実際に子どもに向かうまでにさまざまな段階が考えられる．従来，健全育成として取り組まれてきた子育てへの支援に，虐待の発生予防の視点を組み込んだ活動が行われるようになっている．

### b. 虐待のリスク要因

　『子ども虐待対応の手引き』[4,5] によれば，子どものリスク要因として，子ども自身がなんらかの障害をもっている場合，あるいは，慢性疾患に罹患している場合，低出生体重児の場合などがあげられている．また，親の側のリス

1. 子ども虐待の早期発見

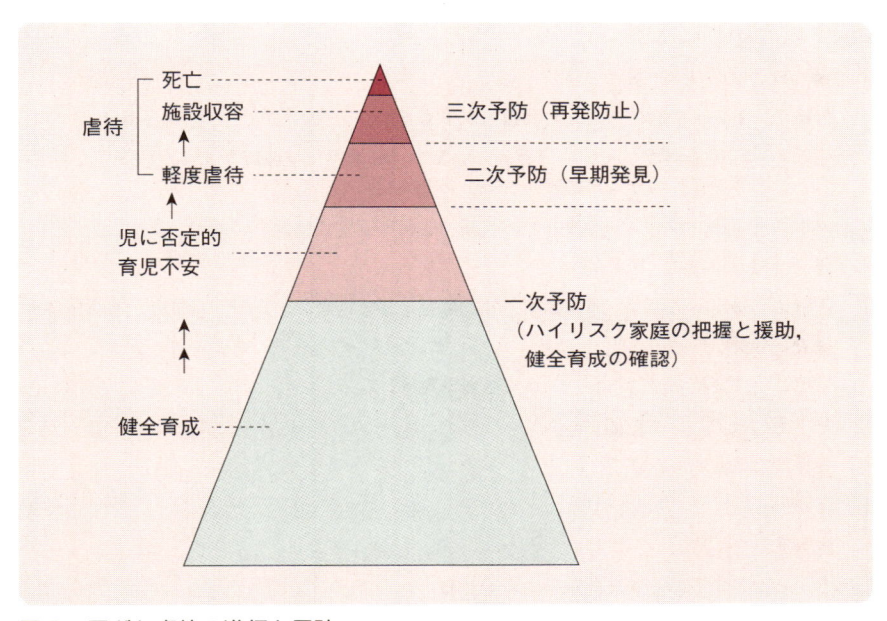

図1 子ども虐待の進行と予防
（松井一郎．平成12年度厚生科学研究（子ども家庭総合研究事業）報告書第6/7[6]）より）

ク要因を，妊娠そのものを受容できない場合，子どもへの愛着形成が不十分であった場合，産後うつ病など，妊娠，出産，育児を通して発生するものと，親自身がなんらかの精神障害をもっている場合，親自身が被虐待体験を有している場合など，親自身の性格や精神疾患などの身体的，精神的な不健康状態に起因するものとに分けている．また，養育環境のリスク要因として，孤立した家庭，経済不安のある家庭などがあげられている（表1）．虐待発生の予防には，それぞれの家庭が抱えるこのような虐待のリスク要因を見落とさず，虐待が生じる前にその家庭に適切な支援を行うことが求められる．

## c. 母子保健での取り組み

### 乳幼児健康診査

以前から，母子保健の事業として，地域で保健師が子どもをもつ家庭を支援してきた．1歳6か月，3歳の乳幼児健康診査は，およそ90％という高い受診率を維持しており，身体疾患や精神発達のスクリーニングの機能にとどま

Ⅲ. 子ども虐待の予防と介入

### 表1　虐待のリスク要因

| 1. 保護者の側のリスク要因 |
|---|
| 妊娠そのものを受容することが困難（望まぬ妊娠，十代の妊娠） |
| 子どもへの愛着形成が十分に行われていない（妊娠中に早産等なんらかの問題が発生したことで胎児への受容に影響がある．長期入院） |
| マタニティーブルーズや産後うつ病等精神的に不安定な状況 |
| 元来性格が攻撃的・衝動的 |
| 医療につながっていない精神障害，知的障害，慢性疾患，アルコール依存，薬物依存 |
| 被虐待体験 |
| 育児に対する不安やストレス（保護者が未熟等）　　　　　　　　　　　　　　　　など |
| **2. 子どもの側のリスク要因** |
| 乳児期の子ども |
| 未熟児 |
| 障害児 |
| なんらかの育てにくさをもっている子ども　　　　　　　　　　　　　　　　　　など |
| **3. 養育環境のリスク要因** |
| 未婚を含む単身家庭 |
| 内縁者や同居人がいる家庭 |
| 子連れの再婚家庭 |
| 夫婦関係をはじめ人間関係に問題を抱える家庭 |
| 転居を繰り返す家庭 |
| 親族や地域社会から孤立した家庭 |
| 生計者の失業や転職の繰り返し等で経済的不安のある家庭 |
| 夫婦不和，配偶者からの暴力等不安定な状況にある家庭 |
| 定期的な健康診査を受診しない　　　　　　　　　　　　　　　　　　　　　　　など |

（厚生労働省．子ども虐待対応の手引き，2007[4]）より）

らず，育児支援にも力を入れるようになっている．育児に関するさまざまな不安への対応が，子ども虐待の予防に果たす役割は大きい．

### 新生児訪問事業

　新生児のいる家庭を訪問する新生児訪問事業は，第一子やその後の発達にリスクを抱える新生児を対象に始められたが，2007年度から，生後4か月ま

での乳児がいる家庭を全戸訪問する,「こんにちは赤ちゃん事業」が開始されている．病院などで出産した後,帰宅してからの早い時期は,母親にとって特に不安が高まりやすいといわれている．この時期に親,子の状況を知り,虐待のリスク要因を見出して適切な支援につなげることができれば,虐待の発生予防に結び付くことになる．

　また,産後うつ病の問題も注目されている．産後うつ病は,出産後の母親の10〜15％にみられるといわれている．母親のうつ状態は,子どもに適切なかかわりをすることを困難にさせ,子どもの発達に影響を与えることになる．また,この時期の親子関係のゆがみが将来的にも影響を残し,虐待に結び付くリスクとなる．このような背景のもとに,新生児訪問の機会に,エジンバラ産後抑うつ質問票を利用した産後抑うつのスクリーニングを行い,適切な支援に結び付けようとしている自治体も増えつつある．

　虐待のリスク要因に,家庭の孤立があげられている．孤立した家庭は,さまざまな相談支援機関を利用することができないことも多い．このような家庭に対する支援は,アウトリーチの形をとる必要がある．母子保健のなかで取り組まれているこれらの事業は,すでに保健師による訪問というアウトリーチの形態をとってきており,ここに虐待予防としての利点があるともいえる．新生児訪問を通して,リスクを評価し,必要な家庭には継続して支援が行えるよう,育児支援家庭訪問事業が進められている．

## d. NICU（新生児集中治療室）での取り組み[8]

　低出生体重児も,虐待のリスク要因にあげられている．親子の関係性が虐待の発生にかかわるといわれているが,出産直後に親子分離をされる低出生体重児の場合,早期の親子間の愛着形成が困難となる可能性が高い．このような状況をふまえ,子どもの身体管理にのみ焦点を当てたかかわりから,母子の心の健康の推進に目を向けたかかわりが試みられている．母子が身体的に触れ合う時間を確保するカンガルーケアのほか,子どもの様子が伝わるように連絡帳を利用したり,写真や手型,足型を渡すなど,さまざまな愛着形成の支援が行われている．

### e. 障害をもった子どもへの療育支援

　障害をもった児童をもつ保護者は，子どもが障害をもっていることに対する罪責感，子どもが期待通りに育ってくれないことへのいら立ち，子どもの将来に対する不安など，さまざまな思いをもつ．子どもの障害を否認することで，不安を回避し，いわゆる「障害受容」に至るまでに時間を要することも少なくない．障害をもつ子どもの養育は，親にとっては，大きな負担となりうるものであり，児童虐待のリスク要因にあげられている．従来，精神遅滞をもつ児童については，乳幼児健診の場を生かしてスクリーニングを行い，発達の遅れが疑われる児童への支援を行っている．また，2005（平成17）年に発達障害者支援法が施行され，広汎性発達障害，学習障害，注意欠如・多動（性）障害など発達障害の早期発見が求められており，これらの早期発見も乳幼児健診を通して行われるようになっている．

　療育のシステムは地域によって異なっているが，保健師による個別の相談，障害をもつ児童と保護者を対象に，集団での援助を行う母子教室などは，広く行われている．このようなかかわりを通して，保護者を支援することが，虐待の予防に結び付いていると考える．

### f. 地域社会での支援

　子育て支援の取り組みとして，子育てに関する相談に応じる社会資源が拡充されつつある．1998（平成10）年施行の改正児童福祉法によって，児童家庭支援センターも児童養護施設などに併設される形で設置され，相談に応じるようになっている．また，保育所にも，地域での子育て支援のための相談に応じることが，努力義務として明記され，保育所でも家庭での子育ての相談に応じるようになっている．また，文部科学省の管轄ではあるが，幼稚園でも子育てに関する相談や情報提供の機能を拡充しつつある．少子化対策としての位置づけで始められているようだが，子育てに不安を抱えている保護者を支えることは，虐待の予防につながるだろう．

### g. その他

　親子の主なリスク要因について述べてきたが，このほか，子ども虐待の要

因にはさまざまなものがある．経済的な問題もその一つであり，経済的に困窮している家庭に対しては，生活保護など，福祉的な支援が必要となることも多い．また，保護者がさまざまな精神障害，あるいは知的障害をもっていることが虐待に結び付くことも少なくない．このような場合の予防的なかかわりには，保護者が抱えている障害に焦点を当てた支援が必要となる．さまざまな形での精神保健福祉からの支援が求められている．

## 2. 子ども虐待を疑う所見

2004（平成16）年改正の児童虐待の防止等に関する法律（児童虐待防止法）第5条に，「……学校，児童福祉施設，病院その他児童の福祉に業務上関係のある団体及び学校の教職員，児童福祉施設の職員，医師，保健師，弁護士その他児童の福祉に職務上関係のある者は，……児童虐待の早期発見に努めなければならない．」とあり，第6条には「児童虐待を受けたと思われる児童を発見した者は，速やかに……福祉事務所若しくは児童相談所に通告しなければならない．」とある．

子どもの保健福祉にかかわる行政機関はもとより，保育所，幼稚園，学校など，子どもの所属する団体機関の職員，医療機関や子どもに関する相談に応じる機関の職員，民生児童委員，主任児童委員など，地域で子どもの福祉にかかわる役割を担う人々には，子ども虐待の早期発見をするべく努力義務が負わされている．また，広く地域住民にも，虐待が疑われた時点で通告することが求められている．家庭内での事象ゆえに気づかれにくい子ども虐待の早期発見には，条文に記されているように，子どもにかかわるあらゆる機関，人材が連携をとることが必要となる．

この連携をより円滑に進める目的で，2004（平成16）年の児童福祉法の改正に伴い，市町村に要保護児童対策地域協議会の設置が進められている．この協議会は，"要保護児童"の文言のように，子ども虐待のみを対象としたものではないが，子どもの福祉にかかわる情報を共有することで多面的に子どもを見守り，虐待に関しても，その早期発見・早期介入に結び付くことが期待されている．

前項で述べたように，リスクの高い家庭への早くからの支援，そのかかわ

りがあると，そのなかで，早期に軽微な段階で虐待を発見することも可能になる．しかし，そのような支援を受け入れない家庭こそ，リスクが高いのも事実であり，虐待が生じてからかかわることになる事例も少なくない．したがって，子どもや家庭で虐待が生じていることに，いかに早く気づくかが重要になってくる．

## a. 虐待を疑う身体所見

### 全身状態

#### 低身長，体重増加不良，栄養障害

適切な食事を与えられていないことが明らかな栄養障害，それに伴う低身長，低体重は，ネグレクトと考える．栄養状態も特に悪くなく，また原因となる明らかな疾患が認められないなど，医学的に説明のつかない低身長，低体重が認められる場合には，愛情遮断による成長障害を疑い，養育環境を確認しなければならない[2]．

### 皮膚所見

#### 多数の打撲や外傷

特に，新旧入りまじった打撲痕や不自然な外傷では虐待を疑う．自分で転んだ，ぶつかったと説明されることもあるが，その説明が所見に合致するものか検討しなければならない．外傷の説明に整合性があっても，外傷が繰り返されていることは，適切な養育監護がなされていないとも考えられる．

#### 不自然な火傷の痕

円形で大きさからもたばこでの火傷が疑われる場合，特に，重傷度の高いものは，故意に押し付けられた可能性が高い．また，殿部，大腿内側など通常の事故では考えにくい部位の場合も虐待が疑われる．

### 骨

#### 新旧混在する多発骨折，乳幼児の長管骨骨折

特に乳児の場合，大腿骨など長管骨の骨折は虐待を疑う．長期にわたる虐待では，骨折したまま放置されている場合もあり，X線撮影で新旧多数の骨折痕に気づかれる場合もある．不自然な骨折が認められた場合には，全身骨X線撮影を行うことも検討したほうがよい．

### 頭部
**頭蓋内出血**

　硬膜下血腫に加え，眼底出血が認められた場合，shaken baby syndrome（乳幼児揺さぶられ症候群）が疑われる．shaken baby syndromeとは，定頸前，あるいは定頸後でも筋力が弱い時期に強く体を揺すぶられることで，脳に回転性の外力が加わり，その結果，頭蓋内出血に至った状態をいう．保護者の知識不足による事故の場合もあるが，泣きやまない子どもを怒りにまかせて揺すぶってしまう保護者もいる．

### 口腔
**う歯の多さ，歯牙外傷**

　う歯の多さや未治療であることを，1歳6か月，3歳児乳幼児健康診査での子ども虐待の指標の一つとして取りあげる自治体も増えつつある．不自然に繰り返される歯牙脱臼，歯根歯冠破折なども子ども虐待の指標となりうる[3,7]．

### その他の身体所見
**性器や肛門周囲の外傷**

　性的虐待のために，外傷を受けている可能性が高い．外陰部の痒みなどの主訴で受診し，性感染症の存在から虐待と判断される場合もある．

## b. 虐待を疑う精神的所見

　すでに記されている通り，虐待は子どもの心にさまざまな影響を与える．本来自分を守り育ててくれる親からの虐待は，子どもの基本的信頼を揺るがす．自己評価を低下させ，自己嫌悪を強める．また，どのように振る舞っても親から暴力が返ってくる体験は，親の期待に応えられない，うまく対処できないという無力感を引き起こす．こうした感覚は，さまざまな形で子どもの心身の状態や発達に影響を与える．

### 診察場面の態度など
**診察場面での不自然な態度，不安，おびえ**

　親と同席の場面で，硬い表情が続いたり，怖がる様子がみられたりすることは，親との極端に緊張した関係を感じさせる．痛みを伴う重篤な外傷にもかかわらず，泣かなかったり，親に助けを求めないなども，日常の親子関係の不自然さを示すものである．また，大人の些細な動作に過敏に反応するこ

と，たとえば，傍らで大人が手を挙げただけで，身を守ろうとする姿勢をとることがあれば，日常的に暴力を振るわれていることが疑われる．

### 行動面

#### 乱暴な行動，落ち着きのない行動

大人にさまざまな感情を受け止めてもらい，大人の援助のなかで感情をコントロールする体験を通して，子どもは自分の感情をコントロールすることを学んでいく．いつ加えられるかわからない，理不尽な虐待の暴力は，子どもにとっては自分をどのようにコントロールすればよいかを学ぶ指標にならず，虐待する大人とのかかわりから衝動をコントロールする力は育たない．

虐待によって安全基盤を奪われることで高まる不安が，子どもの攻撃性を高める．無力感，低い自己評価など，自分を肯定的にみることができない心のあり方が，攻撃性を高めてしまう．相手を攻撃し優位に立つことで，自尊感情を維持していると思われる場合もみられる．

落ち着きなく，多動で，衝動的，攻撃的な兆候は，しばしば注意欠如・多動（性）障害との鑑別が問題となることもある．

#### 対人関係のもち方の問題

子ども虐待は，子どもが人に対する信頼感や愛着関係をもつことを妨げ，反応性愛着障害を引き起こす．甘え，依存できると感じられる人には極端に愛着行動を示しながら，少しでも拒絶されたと感じると攻撃的となったり，避ける態度をとったりするなど，適切な対人関係の距離感が保てない．こうした行動パターンは，"ためし行動"として理解されることもある．虐待を受けながらも子どもは，自らを受け入れてもらいたいという欲求を強くもっている．どこまで自分を受け入れてくれるか，あるいはこれまでと同じように，拒絶されるのかを確かめる行動である．このような不自然な対人関係のあり方にも，注意を払わなければならない．

#### 食行動の異常

ネグレクト，心理的虐待などで適切な食事を与えられていないという，身体的な飢餓から，がつがつした食べ方をしたり，人に隠れて食べるといった，食行動の問題がみられることがある．また，情緒的な飢餓感が過食に結び付く場合もあり，学校，保育所などの給食で，人並みはずれてお代わりをする場合，子ども虐待を疑うことも必要であろう．

## 性的逸脱行動，性に関する事柄への過敏な反応

　性的虐待を受けた子どものなかには，性にかかわる外傷体験，トラウマへの反応として，性的な行動を繰り返す子どもがいる．トラウマが引き起こす無力感を克服しようと，外傷を受けた場面を再体験する心性が働くといわれている．また，被虐待のため低い自己評価，無力感，無価値感をもち，日常の生活のなかで自分の存在価値を感じられないでいる子どものなかには，性的なかかわりの場のみが，自己の存在価値を感じとれる場になっている子どももいる．性的虐待が引き起こす自我の混乱と，先に述べたトラウマへの反応が混在するものもある．

　性的虐待を受けた幼児の場合には，先述のような性行動はとらないまでも，年齢にふさわしくない性への関心を示すことがある．人形やぬいぐるみで遊ぶときに性行為を思わせる動作を示したり，自分の性器をみせたり，自慰行為を行うこともある．

## 自傷

　リストカットなど，自傷行為を行う子どものなかにも，明らかな自殺企図のあるもの，痛みを感じることになんらかの安心感を感じているもの，出血をみて自分の存在が確認できたと感じるもの，注意獲得的に自傷を繰り返すものまで，さまざまな病理が考えられる．虐待を受け続ける子どもは，安全基盤を失い，ひいては自己の存在そのものにも確信がもてなくなっていることが少なくない．このように，虐待を受けている子どもが自傷行為を繰り返している可能性を見落としてはならない．

## 精神症状

## 抑うつ

　自尊感情が損なわれ，無力感を抱えた子どもは，将来への夢をもてず，何も楽しむことができない状況に追いやられる．学業への意欲も出ず，級友とかかわることを避けたがるなど，不登校傾向を示すこともある．睡眠の障害など，身体症状を伴うこともある．

## 解離

　日々繰り返される虐待は，子どもたちが外傷的な状況での苦痛に立ち向かうことを困難にさせる．この経過のなかで，解離が生じる場合がある．叱責を受ける場面で無反応になり，体罰の痛みさえ感じていないかのように振る

III. 子ども虐待の予防と介入

### 表2-1　虐待早期発見のチェックポイント──地域社会で

**子どもの様子**
- 不自然な傷が多い
- 不自然な時間の徘徊が多い
- 衣服や身体が非常に不潔である
- つねにお腹を空かせていて，与えると，隠すようにしてがつがつ食べる
- 凍りついたような眼であたりをうかがったり，暗い顔をしていて周囲とうまくかかわれない
- 傷や家族のことに関して不自然な答えが多い
- 性的なことで過度に反応したり不安をしめしたりする
- 年齢の割に性的遊びが多すぎる，など

**親の様子**
- 地域のなかで孤立しており，子どもに関する他者の意見に被害的・攻撃的になりやすい
- 子どもが怪我をしたり，病気になっても，医者にみせようとしない
- アルコールを飲んで暴れていることが多い
- 小さな子どもを置いたまましょっちゅう外出している，など

（千葉茂明．児童心理　臨時増刊 No. 837，児童虐待の早期発見と対応．2006[1]　より）

舞う子どももいる．この解離は，虐待場面に限らず，日々の生活のなかにも現れることがある．友達とのトラブルの内容や，教師からの指導内容を思い出せなくなる場合もある．こうした反応は，子どもが嘘をついてその場をやり過ごそうとしているように周囲から受け取られ，相談機関への受診の主訴となる場合もある．

**身体化症状**

抱えている不安を言葉で表現できない子どもは，頭痛，腹痛，疲労感など，さまざまな身体的な症状を訴えることがある．このことは，虐待に限るものではないが，子どもの身体不調の訴えが繰り返されるときには，改めて子どもの生活全体を見直し，子どものおかれた状況を振り返る作業が必要である．

### c. 親の様子

**不自然な説明**

身体的外傷の場合であれば，受傷状況の説明が不合理であったり，不自然であること，あるいはそのつど説明が変わったり矛盾している場合，虐待の

## 1. 子ども虐待の早期発見

表2-2 虐待早期発見のチェックポイント──保育所・幼稚園・学校など集団生活の場で

| 子どもの様子 | |
|---|---|
| 〈乳児〉 | ・表情や反応が乏しく笑顔が少ない<br>・特別の病気がないのに体重の増えが悪い<br>・いつも不潔な状態にある<br>・おびえた泣き方をする<br>・不自然な傷がある<br>・時折意識レベルが低下する<br>・予防接種や健診を受けていない，など |
| 〈幼児〉 | ・表情の深みがない<br>・他者とうまくかかわれない<br>・かんしゃくが激しい<br>・不自然な傷や火傷の跡がある<br>・傷に対する親の説明が不自然である<br>・他児に対して乱暴である<br>・言葉の発達が遅れている<br>・身長や体重の増加が悪い<br>・衣服や身体がつねに不潔である<br>・基本的な生活習慣が身についていない<br>・がつがつした食べ方をしたり，人に隠して食べるなどの行動がみられる<br>・衣服を脱ぐことに異常な不安をみせる<br>・年齢不相応の性的な言葉や性的な行為があらわれる<br>・他者との身体接触を異常に恐がる，など |
| 〈学童〉 | ※幼児にみられる特徴を含み，そのほかに<br>・万引き等の非行がみられる<br>・落ち着きがない<br>・虚言が多い<br>・授業に集中できない<br>・家出をくりかえす<br>・理由がはっきりしない欠席や遅刻が多い，など |
| 親の様子 | |
| | ・教師との面談を拒む<br>・孤立している<br>・被害者意識が強い<br>・苛立ちが非常に強い<br>・夫婦仲が悪い<br>・酒や覚せい剤，麻薬の乱用がある<br>・子どもの扱いが乱暴あるいは冷たい，など |

（千葉茂明．児童心理　臨時増刊 No.837，児童虐待の早期発見と対応．2006[1]）より）

可能性を考える．
**主治医を代える，医療関係者に対する挑発的，あるいは被害的態度**
　保護者自身の抱える問題にふれられないように，受診先を次々と代える場合がある．不自然な受診歴がある場合には注意を要する．また，医療機関に対する挑発的，被害的態度のなかには，やはり，自分の行為を責められるのではないかという不安から生じる，防衛的なものもある．

## 3. 子ども虐待に気づくために

　子どもは，自ら症状や問題を的確に訴えることは難しい．子どもは，身体的にも精神的にも周囲の大人の影響を受けている．このような子どもの診断，援助にあたっては，親子関係，家庭など，その子どもをとりまく環境にも注意を向ける必要がある．虐待の早期発見においては，いっそう，子どもの状況を幅広くとらえる必要がある．

　上に記してきた兆候には，子ども虐待に特異的ではないものも多く含まれている．診察場面で示される症状にばかり注目するのではなく，子どもが生活のなかで示すさまざまな兆候にも目を配ることも大切である．**表2**は『子ども虐待対応の手引き』から千葉が作成したチェックポイントである[1]．子どもの心身の変調に触れたときに，子どもを取り巻く環境すべてに目を配り，虐待の影響を鑑別診断の一つに加えておくことが子ども虐待の早期発見につながると考える．

（井出　浩）

### ■ 文献

1) 千葉茂明．虐待を見逃さないチェックポイント―子どものどこに注目するか．児童心理臨時増刊 No.837，児童虐待の早期発見と対応．東京：金子書房；2006．pp70-75．
2) 藤田敬之助．愛情遮断と成長障害．小児内科 2003；35(3)：477-480．
3) 花岡洋一．歯科領域における児童虐待の早期発見と防止について．歯界月報 2004；No636：46-54．
4) 厚生労働省．子ども虐待対応の手引き，平成19年度1月改正．2007．
5) 厚生省児童家庭局（監修）．子ども虐待対応の手引き．東京：日本児童福祉協会；1999．
6) 松井一郎．虐待の予防，早期発見及び再発防止に向けた地域における連携体制の構築に関する研究．平成12年度厚生科学研究（子ども家庭総合研究事業）報告書第6/7．pp6-14．
7) 中山恵美子ほか．「福岡市こども総合相談センター」虐待等での保護児童への歯科保健

の取り組み.子どもの虐待とネグレクト2006;8(1):159-164.
8) 吉行郁美,谷口美智子,神澤絢子.全国のNICUにおける母子間愛着形成の取り組みに関する現状調査[第1報]―虐待予防の視点から.子どもの虐待とネグレクト2007;9(1):97-101.

## 2. 子ども虐待の通告と介入

### 1. 虐待が疑われた場合の対応の流れ
　　　　　──児童福祉制度と医療の関係

　日本では，2000年に制定・施行された児童虐待防止法で，「虐待」事例についての通告義務が明記された．次いで2004年の児童虐待防止法の改正で，「虐待疑い」事例も通告義務が課されることになり，また通告先として市町村の窓口も対応するようになっている．

　ここでは通告の実際と，通告を受理した後の児童相談所の対応について，まず一般的な概要について述べ，次いで対応が難しい性的虐待の流れを中心に述べる．

#### a. 通告の実際
**児童相談所ならびに市町村への通告**
　受診した子どもに虐待が疑われた場合，また学校において虐待が疑われる子どもを発見した場合は，児童相談所または市町村の児童福祉所管課へ，電話等によりすみやかに通告する．その際，病院では院内連携，学校では校内連携と，組織としての対応ができる体制があることが重要である．そのことは，外部機関への対応窓口や機関内での構成員の役割がはっきりし，責任者が明確になっていることを意味している．それによって機関連携が機能し，発見・通告によって生じる直接の対応者（主治医や担当看護師，担任教員等）のストレスへのケアも行えることが期待される．

**通告後**
　通告者（病院や学校等）へ児童相談所や市町村の担当者がすみやかに調査

に訪れるので，虐待が疑われることに関して詳細な情報を伝え，その後の対応について協議する．その際，子どもの受傷状態や全身状態，外傷に関する子ども本人や保護者等の説明，外傷の状態と説明とのあいだの不審な点，さらに子どもの情緒行動面の問題や症状，保護者といるときの子どもの様子，きょうだいの様子などについての情報が必要になる．

### 保護者との対応

保護者や家族への対応については，ケースによって対応の工夫や高度な判断が必要なことが多いため，児童相談所や市町村の担当者と協議のうえで対応する．その際，優先されることは，子どもの治療と子どもの安全確保である．場合によっては，当該事例のみでなくきょうだいも含めての対応が必要になる場合もある．

初期時点で必要な観点は，虐待が起こったかどうか，次いで再発防止の観点である．医療機関や学校では，養育支援の立場からのかかわりも重要である．

### 情報の管理

通告者の情報については，児童相談所は明かさない（通告者の保護）ことになっているが，そのことについても医療や教育の現場における現実的な対応に対しての整理や工夫が必要である．さらに，機関内や外部の関係者間のなかで，誰がどの程度の情報を把握している必要があるかなどを含んだ情報の管理が重要である．

### 通告書

医療機関でも学校でも，一定の様式の通告書による通告が必要である．

## b. 通告後の流れ

### 虐待通告後の流れの概要

**図1**は，児童虐待対応の流れの概要[16]について示している．まず，通告をしてきた所を中心に，調査と子どもの安全確認が行われる．自宅において子どもの安全確認を行う必要があり，保護者の同意が得られない場合は，警察の協力のもとに児童相談所による立ち入り調査が行われる．この立ち入り調査に関しては，2007年の改正児童虐待防止法で強化されている．次いで，子どもをそのまま放置することが子どもの福祉を害すると認められる場合は一

Ⅲ. 子ども虐待の予防と介入

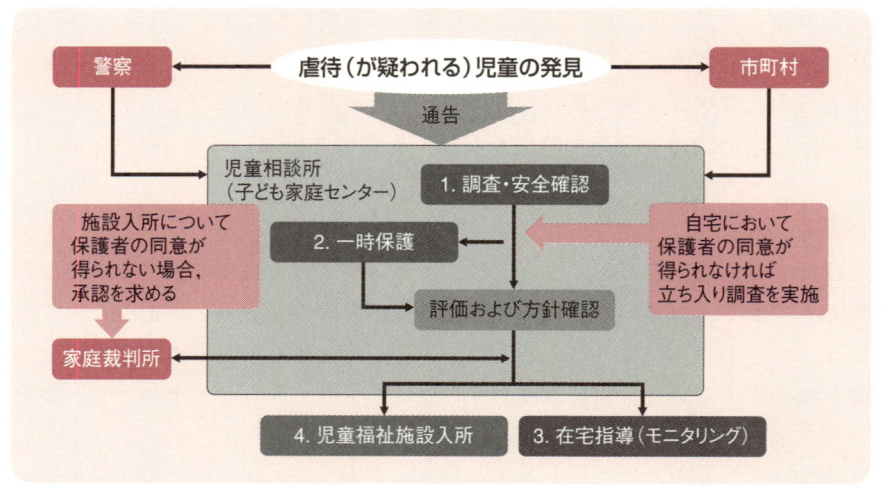

**図1 児童虐待対応——通告後の流れの概要**
（角田雄三．乳幼児の虐待予防のための視点．2006[16]より）

時保護し，子ども・保護者・家族等の評価をふまえて方針確認が行われる．その後，在宅指導，児童福祉施設入所，里親委託等と処遇が決定される．

児童福祉施設入所について親権者の同意が得られない場合は，児童相談所は施設入所措置の承認を家庭裁判所に求め（児童福祉法第28条），承認が下りれば施設入所措置を行うことになる．

### 一時保護所

各都道府県の児童相談所に最低1か所設置されている．一時保護所には被虐待児のみではなく，親の病気や逮捕・失踪などのために一時的に保護されている子どもや非行問題で入所している子どもなど，さまざまな入所理由の子どもがいる．平均入所期間は入所理由により差があるが，被虐待児の場合は平均して4週間前後であることが多い．そこで，子どもたちは日課に従って生活しながら生活のリズムを取り戻し，現在の自分の状況についての説明を受け，今後についてスタッフと一緒に考えながら話し合うことになる．また，一時保護所職員による行動観察，小児科医師による健康チェック，他医療機関への受診（虐待認定や検査・治療のため），心理士や児童精神科医師による評価が行われる．介入による急激な環境の変化やそれまでの虐待環境の

影響などにより，入所中に精神科の投薬治療が必要になる場合もあり，一時保護所の子どもたちにはさまざまな精神保健ニーズがある．

また病院等からの通告で，子どもの入院治療が最優先されるときには，子どもが入院している状態で一時保護が行われる場合がある．その場合の医療費は，一時保護期間中は児童福祉法による公費負担になる[16]．治療費用以外に起こりうる現実的な課題として，医療側は親への対応を迫られること（面会や退院の強要など）もあり，児童相談所側との緊密な連携が必要である．

### 児童福祉施設

児童福祉施設には，乳児院，児童養護施設，情緒障害児短期治療施設，児童自立支援施設，知的障害児施設等があり，子どもの年齢や状態により措置先が決定される．児童福祉施設への被虐待児の入所は増加傾向にあり，2007（平成19）年現在，児童養護施設入所中の約6割が被虐待児という状況である．

そのような状況の下，被虐待児への心理治療，心理的ケア，自立支援は緊急の課題の一つである．これらは現在までに医療機関，児童相談所，児童福祉施設等において行われてきているが，まだ十分ではない．

## c. 性的虐待の場合の流れ

「性的虐待」は他の虐待に比し，発見・介入・対応が難しい虐待である．ここでは児童相談所における性的虐待対応の流れ[10]を基本に，より詳細な虐待対応の流れをみていく．

### 通告から介入に至るまで

虐待（疑い）に関して，子ども本人からの相談，保護者からの相談，学校や医療機関などの関係機関からの相談・通告，近隣・親族からの相談・通告があった場合に，児童相談所は通告として受理し，調査と同時に子どもの安全確保を行う．学校等からの通告の際には，性的虐待の場合は虐待事実を知っている人を限定することが重要である．

### アセスメントと方針確認

虐待通告後の流れの概要は**図1**に示しているが，介入初期に児童相談所では子どもの安全を確保しながら，性的虐待が発生したか否か，および再発の危険性の判断のために調査を行う．ついで，被害を受けた子どもの状態と心理的治療の必要性についての評価，家族機能の評価等を行い，方針を確定し

ていく．その際，児童精神科医師や小児心療内科医師には，特に虐待の影響・発達障害の有無・心理的治療の必要性の有無についての診断・評価が求められ，医療機関の紹介等も期待されている．また，親の精神状態の評価や法的な側面に関して相談できる体制も必要となる場合があるため，精神科医師と弁護士とで構成される危機介入援助チームが活動している都道府県もある．

実際の動きとして，「性的虐待が発生したか否か」については，子ども本人からの相談の場合や，子ども本人以外の人からの相談・通告で子どもの告白（開示）がある場合には，すぐに介入し被害調査を行う．子どもからの開示がない場合は，カンファレンスで状況を把握し，疑いが強い場合は被害調査を行う．

子どもへの対応の流れとしては，まず被害調査面接が行われるが，それは子どもの安全確保および子どもとの信頼関係を構築することを目的としている．また子どもを守るために司法の関与が必要と想定される場合には，欧米のフォレンジック・インタビュー（forensic interview）[6]に相当する法的被害確認面接が行われる．この法的被害確認面接は，従来の評価および治療のための面接とはまったく異なる面接技法を必要とし，ケース担当者とは別の人物が原則として1回きりの面接を行う．これらと並行して（産婦人科・小児科・法医学）医師による身体医学的診断・評価が行われる．この被害認定のための診察は，ケースワーカーとの面接では被虐待体験を認めなかった子どもが受診を通して事実の開示に至ることがあることや，心理的ケア（子どものボディイメージへの働きかけ）[4]の側面からも重要な意味をもっている．さらに，心理士や精神科医師による心理診断・評価，精神医学的診断・評価が行われる．一時保護された場合は，そこでの行動診断が行われる．

虐待者および虐待者ではない保護者（非加害親）については，まず虐待事実を認めるか否か，次いで非加害親が子どもを守れるか否か，そして家族全体の機能のアセスメントを行う．

さらにこの間，社会調査も行われている．

これら社会診断・心理診断・医学診断・行動診断を総合して，虐待の認定および再発の可能性についてのアセスメントを行い，その後の処遇を決定することになる．

### 介入初期からの心理的ケアの必要性

　これらの介入により，通常，子ども・保護者・家族は非常に混乱している．子どもは自分自身が悪いと思っていることが多く，また，これから自分自身や家族に起こることについて心配している．したがって支援者は，調査・一時保護・婦人科受診・心理検査等の一連の流れの時間を子どもに寄り添いながら，子ども自身の孤立感や罪悪感への働きかけ（あなたは悪くない，虐待の責任はない），そしてエンパワメント（相談したことは勇気のあることなど）を行うことが重要である．また，今後の展開についての一定の説明等が必要になる．その際，子どもの年齢や発達状況により虐待事実の受け止め方や理解が違うことや，また今後についての子どもの意向も考慮に入れながら決定していくため，いきおい低年齢児の場合と思春期年齢の子どもの場合とでは，一時保護や処遇を決定する際に年齢や発達を考慮した対応が必要になる．

　非加害親も事実を知って混乱しているため，その気持ちに配慮しながら虐待の事実確認を行い，さらに子どもを守れるような支援が必要となる[2]．非加害親自身が過去に性的被虐待や身体的虐待等の体験があり，いまだそのことに向き合っていない場合は，起こっている事態に対応するのがより困難になると指摘されている[1,14]．

　親（家族）からの強力な否定的反応が持続すると，子どもは告白を撤回することがある．また，自殺念慮や妄想様言動などのため，精神科受診が必要になる場合も起こりうる．このように，介入初期の非加害親や家族，そして支援者の反応は，介入期のみでなく子どもの予後にも強い影響を及ぼすことが先行研究で指摘されており，介入初期からの子どもと親への心理的援助が必要である[11,12]．

　初期の親支援の一環として，欧米では性的虐待を受けた親向けのガイドブックによる情報提供や，親支援グループ活動などがある[2,3]．最初から情報を提供し，またグループ活動を通して親の孤立を防ぎ罪障感へ働きかけ，エンパワメントする支援である．さらに，子どもや親・家族への心理的治療や精神科的援助が必要な場合は，治療機関への紹介が行われる．

Ⅲ. 子ども虐待の予防と介入

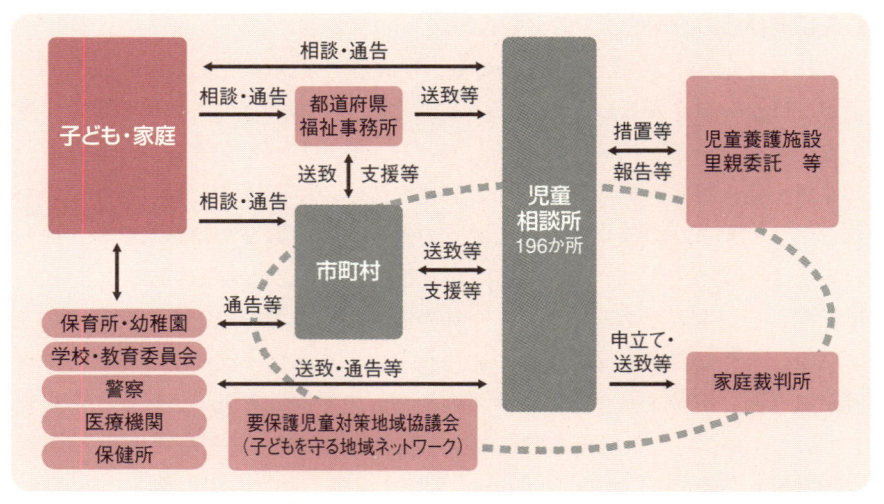

図2 地域における児童虐待防止のシステム
(第13回日本子ども虐待防止学会，厚生労働省説明資料より一部改変)

## 2. 関係機関の役割と協働

### a. 関係機関の役割

　虐待の起こる家族は，多様で複合的問題を抱えていることが多く，適切な援助を継続的に行うためには，関係機関の協働が必要である．**図2**は，地域における児童虐待防止システムについて述べている．発見・通告にかかわる関係機関には，保育所，幼稚園，学校，教育委員会，警察，医療機関，保健所・保健センター等があり，子どもの生活の場所である，保育所，幼稚園，学校は，通告後のモニタリングの役割も期待されている．対応に関しては，従来の児童虐待防止対策は，児童相談所のみで対応する仕組みであったが，2004（平成16）年の児童虐待防止法の改正により，市町村も虐待通告の通告先となり，市町村・児童相談所が二重構造で対応する仕組みとなっている．このように，市町村と児童相談所とで役割分担を決めて対応することになっているが，まだ過渡期のため，その役割分担機能が十分発揮されるには，ケースを通した協働を重ねる必要がある．また現時点では，一時保護や施設措置などの行政権限は児童相談所にあり，児童相談所が対応の中心を担う構造

は変わりがない．さらに，処遇決定の過程で司法（家庭裁判所・弁護士）も重要な役割を担っている．

現在必要とされている児童虐待防止対策の3つの軸は，発生予防，早期発見・早期対応，子どものケアや支援・保護者への支援である．福祉・医療・保健・教育・警察・司法領域の機関，虐待防止協会などの民間団体や個々の市民の力が結集されて初めて子どもを守り，親を支える統合的なアプローチが可能になる．

特に関係機関においては，それぞれの機関特性を生かしながら協働することが重要で，その認識のもと，従来あった「児童虐待防止地域ネットワーク」が，「要保護児童対策地域協議会」として各地域に設置されてきた．この要保護児童対策地域協議会が地域特性を生かしながらその機能を発揮することで，虐待事例への継続したかかわりが保障できることになるが，そのためにはさらなる実践と検証が必要である．

### b. 実態調査からみる医療機関における虐待発見から対応の実際

筆者らが2004（平成16）年に大阪府下の3医療機関（小児科，精神科，産婦人科）へ行った実態調査[9]の結果から，発見・通告・治療にかかわる医療機関の実態と課題について概観する．

#### 虐待事例の経験および通告義務

児童虐待事例の経験があるのは，精神科と小児科では約半数，産婦人科で約2割であった．また，児童虐待防止法による「通告義務」については8割前後が知っているが，「通告義務は守秘義務違反にならない」ことについては，小児科では18％が，精神科・産婦人科では約3割弱が知らないとの結果であった．

---

**Column　要保護児童対策地域協議会**

要保護児童対策地域協議会は，改正児童福祉法で規定された要保護児童の適切な保護・支援を図ることを目的に市町村が設置する協議会である．協議会においては，構成員の守秘義務のもとに情報を共有し，各機関が役割分担しながら，継続した援助を行うことが可能となる．

### 発見——虐待（疑い）と判断した根拠

　精神科ではクライアント本人の訴えや言動などから判断することが多く，小児科では子ども自身の状態や親子の様子から判断することが多かった．また両機関とも，関係機関からの紹介よりも，その機関の診療のなかから発見していることが多かった．

### 虐待事例に対応する際の困難

　精神科医師の場合，虐待事例の通告に関する対処の際の難しさについて，全体の傾向としては「事実確認ができない」「虐待と判断することの難しさ」「どの程度の虐待を通告してよいかわからない」が全体の半数以上であげられていた．虐待を判断した経験数との関連では，判断経験が多い群で「通告によって治療関係が崩れる懸念」が高い（54.5％）傾向がみられた．また，虐待しているクライアントへの対応や治療上の問題点としては，「親子の関係性でみることの難しさ」「治療が中断されるおそれ」や「信頼関係を失うこと」などがあげられていた．そのなかで，「親子の関係性でみることの難しさ」は経験事例の多い医師ほど減少していたが，「治療が中断されるおそれ」は経験のない医師よりある医師のほうが高い傾向があった．

　小児科医師の場合，対応で困ったことは，「医療機関でみていくことの難しさ」が63.9％と高く，次いで「患者や家族との信頼関係」が43.7％であった．経験事例数で比較すると，「患者や家族との信頼関係」は経験の多い群で有意に高く，「どのように対処していいかわからなかった」「予後の判断ができなかった」は経験の少ない群に比較的高い割合となっていた．

　以上の結果から，知識や経験が増え機関連携がスムーズに行われることで，難しさが一定軽減していく課題もあるが，一方，「患者や家族との信頼関係」に関する悩みのように，虐待事例経験が多くなっても困難が軽減しない課題があることもわかる．この問題については，「支援と介入」という命題を含んでおり，治療支援ネットワークのなかでなんらかの手立てが模索されることが望まれる．

### c. 児童福祉領域におけるメンタルヘルスサービスの必要性

　児童福祉領域におけるメンタルヘルスサービスについては，本間・小野[13]らの研究がある．そこでは，日本におけるサービス導入の経過，実情，個々

の臨床現場の実態と課題が論じられており，児童福祉領域における精神科医療も含めたメンタルヘルスサービスへのニーズは非常に大きいものがあることが指摘されている．

　児童福祉領域におけるメンタルヘルスサービスが行われる基盤には，大別して児童相談所を基盤にしたサービスと児童福祉施設を基盤にしたサービスがある．

　児童相談所においては，主として医師や児童心理司が初期介入時および中長期的な心理的援助をできる範囲で行っている．その枠組みとしては，①児童相談所への通所という形での被虐待児と親への治療，②児童相談所に併設した診療所への受診，③児童相談所と施設職員へのスーパーバイズを通しての支援などがある．特に被虐待児の場合，精神科への受診を拒否する子どももいるため，③の枠組みでケアを続け，必要時に受診につなげていくことは重要な援助形態である[8]．

　次に，施設処遇された子どもたちへの心理治療体制についてみていくと，まず，治療施設として設置されている情緒障害児短期治療施設があり，2007年3月時点で31か所設置されている．入所対象は当初不登校が多かったが，1995（平成7）年頃から被虐待児の入所が増えてきている現状がある．心理治療的アプローチがより必要な子どもや個別対応が必要と考えられる子どもが措置されており，医療の関与が必要となる子どもも少なくない．

　児童養護施設においては，1999（平成11）年から施設に心理療法担当職員を配置する国の事業が開始された．生地[7]は，その経過や児童養護施設におけるメンタルケアの実践について紹介し，児童養護施設におけるメンタルケアのあり方について述べている．全国児童養護施設が2005（平成17）年に行った基礎調査によると，全国557施設中343施設に心理療法担当職員が配置されているという．また，家族支援を視野に入れた家庭支援専門員（ファミリーソーシャルワーカー）の導入がなされ，家族支援（家族再構築）の動きも始まっているが，これも緒に就いたところである．

　児童自立支援施設に関する冨田[15]の報告によると，全国の児童自立支援施設の入所児童の約7割が被虐待体験をもっており，さらに被虐待児以外で発達障害や薬物依存などの問題もあり，入所児童でメンタルヘルスサービスが必要ない子どもはいないとのことである．そこでは，生活を通してのケアの

Ⅲ. 子ども虐待の予防と介入

担い手は生活担当の職員であり，心理士や医師が必要時に関与するという構造である（ただし，全国の児童自立支援施設のなかで常勤医師がいるのは1か所のみ）ことが紹介されている．

いずれの施設においても，そこがうまく機能するためには，治療支援ネットワークの一環として位置づけられる必要があり，そのためには保健医療機関を組み込んだサービス提供が求められることになる．

藤林[5]は「虐待ケースに期待される精神科医の役割と連携」として，「従来の虐待防止ネットワークにおいて医師の関与として想定されてきたのは身体面において発見する立場が強調されてきたが，今後子どもの精神面や行動面，および精神障害を持つ親から発見する視点を重要視するのであれば，さらに家族再統合や子どもの社会的自立までを視野に入れたネットワークとするのであれば，地域の精神科医や心の問題に携わる医師にもっと積極的な関与を求めることが望まれる」と述べている．筆者らの調査結果からも今後の展開として，「医療ネットワークと地域機関ネットワークの両方の構築がなされないと，援助の必要な子どもと家族への支援は難しいこと」が明らかになっており，今後人的資源および物理的体制の充実が求められる．

（岡本正子）

■ 文献

1) Bentovim A. Working with abusing families. In : Wilson K, et al（eds）. The Child Protection Handbook, 2nd ed. Edinburgh : Baillière Tindall ; 2002. pp456-480.
2) Colclough L, Parton N, Anslow M. Family support. In : Parton N, et al（eds）. Child Sexual Abuse. Chichester : John Wiley & Sons ; 1999. pp159-180.
3) Crow P, Butler J. Helping Children Recover From Sexual Abuse : A Guide for Parents. Portland : CARES Northwest ; 1991.
4) Finkel MA. Initial medical management of the sexually abused child. In : Treatment of Child Abuse. Baltimore : Johns Hopkins University Press ; 2000. pp3-13.／郭　麗月（監訳）．虐待された子どもへの治療．東京：明石書店；2005.
5) 藤林武史．虐待ケースに期待される精神科医の役割と連携，子どもの虐待とネグレクト，第10回学術集会特集，分科会報告．2005. pp75-81.
6) Jones PD. Interviewing the Sexually Abused Child, The Royal College of Psychiatrists. 1998. 1992.／作田　明ほか（訳）．児童性的虐待．東京：世論時報社；2001.
7) 生地　新．児童養護施設におけるメンタルケアの現状．小野善郎（編）．子どもの福祉とメンタルヘルス．東京：明石書店；2006. pp17-42.
8) 岡本正子．児童期家庭内性的虐待の現状と課題―介入初期の被虐待児と家族への心理的援助を巡る問題を中心に．東北児童青年精神医学会機関誌　2004；6：50-60.

9）岡本正子ほか．虐待する親・家族機能の質的評価と虐待進行の予防的支援方法に関する研究，（児童虐待発生要因の解明と児童虐待への地域における予防的支援方法の開発に関する研究），平成14～16年度厚生労働科学研究（子ども家庭総合研究事業）報告書．2005．pp201-221．
10）岡本正子ほか．性的虐待の援助方法に関する研究会（編）．児童相談所職員のための性的虐待相談ガイドライン．2005．
11）岡本正子．児童虐待と子どもの精神保健．小野善郎（編）．子ども福祉とメンタルヘルス．東京：明石書店；2006．pp273-293．
12）奥山眞紀子．性的虐待とその所見．坂井聖二ほか（編著）．子ども虐待の臨床—医学的診断と対応．東京：南山堂；2005．pp211-234．
13）小野善郎．児童福祉領域での子どもの精神保健ニーズ．小野善郎（編）．子どもの福祉とメンタルヘルス．東京：明石書店；2006．pp150-174．
14）Saunders BE, Meinig MB. Immediate issues affecting long-term family resolution in case of parent-child sexual abuse. In : Treatment of Child Abuse. Baltimore : Johns Hopkins University Press; 2000. pp37-53．／郭　麗月（監訳）．虐待された子どもへの治療．東京：明石書店；2005．
15）冨田　拓．児童自立支援施設の入所児童の精神医学的問題．小野善郎（編）．子ども福祉とメンタルヘルス．東京：明石書店；2006．pp175-201．
16）角田雄三．通告後の流れは：乳幼児の虐待予防のための視点．平成18年3月．大阪府健康福祉部地域保健室；pp52-53．

# 索引

## 和文索引

### あ

| | |
|---|---|
| 愛情遮断性小人症 | 44 |
| 愛情遮断による成長障害 | 242 |
| 愛着 | 38 |
| 愛着システム | 106 |
| 愛着障害 | 45, 97, 99, 105, 151 |
| 愛着障害診断 | 108 |
| 愛着障害診断基準 | 101, 102 |
| 愛着ディスターバンス面接 | 108 |
| 愛着の型分類と愛着障害の関係 | 103 |
| 愛着の分類（Ainsworth ら） | 98 |
| 愛着の分類（Main ら） | 98 |
| 愛着の問題 | 98 |
| アダルト・アタッチメント・インタビュー | 98 |
| アドボカシー活動 | 232 |
| アリピプラゾール | 146, 148, 154 |
| 安全（な）基地 | 208 |
| 安全基地現象 | 107 |
| 安全基地のゆがみ | 101, 107 |

### い

| | |
|---|---|
| 怒りの尺度 | 85 |
| 生きる権利 | 4 |
| 育成的治療 | 209 |
| 異型連続性 | 139 |
| 易衝動性 | 151 |
| 一時保護所 | 252 |
| 意に添わぬ子 | 34 |
| 医療保護入院 | 193 |

### う

| | |
|---|---|
| う歯 | 243 |
| うつ病性障害 | 127 |
| うつ病のリスク | 129 |

### え

| | |
|---|---|
| 嬰児殺 | 16 |
| 栄養障害 | 242 |
| エジンバラ産後抑うつ質問票 | 239 |
| 塩酸クロニジン | 148 |

### お

| | |
|---|---|
| 親子関係の進化 | 3 |
| 親子間のストレス障害 | 6 |
| 親子集団デイケア治療 | 184 |
| 親子治療 | 183 |
| 親子の関係性の改善 | 184 |
| 親子の並行治療 | 229 |
| 親子分離 | 229 |
| 親支援 | 255 |
| 親との離別体験 | 159 |
| 親の集団療法 | 186 |
| 親の精神状態 | 125 |
| 親へのガイダンス | 185 |
| 親への支援 | 181, 194 |
| 親への治療 | 185, 194 |

### か

| | |
|---|---|
| 絵画療法 | 210 |
| 外傷志向的治療 | 209 |
| 外傷性精神障害 | 159 |
| 外傷体験の再現 | 210 |
| 外傷的記憶 | 200 |
| 外傷的出来事 | 119 |
| 外傷特異的再演 | 120 |
| 改訂出来事インパクト尺度 | 123 |
| 回復力 | 53, 130, 133, 151, 163 |
| 解離 | 170, 245 |
| 解離尺度 | 85 |
| 解離症状 | 62, 146 |
| 解離性障害 | 80 |
| 解離性同一性障害 | 83 |
| 家族療法 | 174 |
| 学校不適応 | 90 |

| | |
|---|---|
| 家庭の孤立 | 239 |
| 過量服薬 | 165 |
| カルバマゼピン | 154, 174 |
| カンガルーケア | 239 |
| 環境的成長障害 | 44 |
| 環境療法 | 188 |
| 関係機関の役割 | 256 |
| 感情調整障害 | 90 |
| 感情の抑制/抑圧 | 90 |

## き

| | |
|---|---|
| 棄児 | 21 |
| 希死念慮 | 90, 135 |
| 岸和田中学生虐待事件 | 2 |
| 気分障害 | 80, 127 |
| 気分変調 | 149 |
| 気分変調性障害 | 128 |
| 虐待 | 39 |
| （→「子ども虐待」「児童虐待」の項も参照） | |
| 虐待（加害）親/養育者 | 227 |
| ──のサポート | 231 |
| 虐待経験評価尺度 | 87, 91 |
| 虐待支援ネットワーク会議 | 231 |
| 虐待早期発見のチェックポイント | 246 |
| 虐待相談の年齢構成 | 29 |
| 虐待通告後の流れの概要 | 251 |
| 虐待による死亡 | 29, 39, 43 |
| 虐待による心身への影響の多面性 | 60 |
| 虐待によるストレス | 45 |
| 虐待の影響 | 75 |
| 虐待のリスク要因 | 236 |
| 虐待を受けた子どもの行動チェックリスト改訂版 | 64, 88 |
| 虐待を受けた子どもの心理アセスメントプロトコール | 64 |
| 虐待を疑う身体所見 | 242 |
| 虐待を疑う精神的所見 | 243 |
| 逆転移 | 213 |
| 急性ストレス反応 | 124 |
| 境界性パーソナリティ障害 | 80, 156 |
| 緊急的介入 | 109 |
| 近親姦 | 161 |

## く

| | |
|---|---|
| 偶発的ではない外傷 | 6 |
| クロミプラミン | 174 |

## け

| | |
|---|---|
| ケアプレイ | 210 |
| 権威への対立経路 | 140 |
| 健全育成 | 236 |

## こ

| | |
|---|---|
| 故意に自分の健康を害する症候群 | 165 |
| 構造化面接 | 81 |
| 子殺し | 16 |
| 個人心理療法 | 186 |
| 子ども虐待 | |
| （→「児童虐待」の項も参照） | |
| 子ども虐待が関係する心理社会的要因 | 129 |
| 子ども虐待対応の手引き | 14, 23, 31, 236 |
| 子ども虐待と関連する精神医学的診断 | 97, 138, 156 |
| 子ども虐待に関連する精神病理 | 50 |
| 子ども虐待に気づくために | 248 |
| 子ども虐待による死亡事例 | 29, 39, 43 |
| 子ども虐待の疫学 | 19 |
| 子ども虐待の概念 | 2 |
| 子ども虐待の後遺症 | 220 |
| 子ども虐待の早期発見 | 236, 246 |
| 子ども虐待の通告と介入 | 250 |
| 子ども虐待の定義 | 7 |
| 子ども虐待の発生状況 | 19 |
| 子ども虐待の発達精神病理学 | 151 |
| 子ども虐待の発達的影響 | 37 |
| 子ども虐待の分類 | 9 |
| 子ども虐待の予防 | 236 |
| 子ども虐待のリスク要因 | 31 |
| 子ども虐待の歴史（世界） | 3 |
| 子ども虐待の歴史（日本） | 5 |
| 子ども虐待を疑う所見 | 241 |
| 子ども時代の被害による影響 | 41 |
| 子どもの安全確保 | 251 |
| 子どものうつ病 | 127 |
| ──の症状 | 131 |
| 子どもの気分障害に伴う二次症状 | 132 |
| 子どもの虐待防止センター | 6 |
| 子どもの権利条約 | 20 |
| 子どもの権利宣言 | 4 |

# 索引

子どもの権利に関するジュネーブ宣言 4
子どものトラウマ 119
　——の特徴 200
子ども用トラウマ症状チェックリスト
　　　　　　　　　64, 75, 84, 85
個別親子治療 183
個別心理療法 191
コルチゾール 139
こんにちは赤ちゃん事業 239
混乱家庭 116

## さ

再虐待 42
再接触・再統合治療 194
在宅支援 183
在宅見守りケース 225
再統合プログラム 195
作業療法 210
里親 109, 192
里親への支援 193
参加する権利 5
産後うつ病 53, 239

## し

歯牙外傷 243
自我の分裂 151
自記式質問紙 82
自己破壊的行動 156
歯根歯冠破折 243
自殺 134
自殺関連行動 164
自殺企図 164
自殺未遂 222
自傷(行為) 80, 90, 164, 245
　——に対する基本的な対応方法 173
　——に対する治療 173
　——の心理的作用 172
自信の欠如 90
施設児 100
施設における環境療法 189
施設における構造的心理療法 190
児童虐待 8
(→「虐待」「子ども虐待」の項も参照)
児童虐待相談対応件数 9, 19
児童虐待の後遺症 220

児童虐待の防止等に関する法律(児童虐待防止法)(2000) 6, 21
児童虐待の防止等に関する法律(2004) 8, 241
児童虐待の防止等に関する法律(2007) 182, 251
児童虐待発生頻度 23
児童虐待防止協会 6
児童虐待防止対策 256
児童虐待防止地域ネットワーク 257
児童虐待防止法(1933) 5
児童自立支援施設 189, 253, 259
児童相談所 19, 109, 182, 202, 250, 256, 259
児童の権利に関する条約 4, 20
児童福祉施設 189, 202, 204, 253, 259
児童福祉法 5, 23, 241
児童養護施設 63, 189, 202, 204, 253, 259
集団心理療法 192
集団療法 187, 211
修復的愛着療法 211
主たる虐待者 28
守秘義務 67, 182, 206
障害をもった子どもへの療育支援 240
情緒・行動への影響 49
情緒障害児短期治療施設
　　　　　63, 189, 202, 204, 253, 259
衝動コントロールの障害 156
小児期の有害体験 45
小脳虫部の異常 46
食行動の異常 244
食物固執 90
神経学的微徴候 147
親権者の順位変更 193
親権停止 193
診察場面での不自然な態度 243
心中 30
人身売買 5
新生児殺 3, 16
新生児訪問事業 238
身体診察 124
身体的虐待 9, 27, 39, 91
身体的苦痛へのケア 124
心的外傷 199
(→「トラウマ」の項も参照)
心的外傷後ストレス尺度 85
心的外傷後ストレス障害 46, 80, 117, 212
(→「PTSD」の項も参照)

| | |
|---|---|
| シンナー吸引 | 147 |
| 心理アセスメント | 80 |
| 心理アセスメントプロトコール | 60, 64 |
| ──の信頼性と妥当性 | 76 |
| 心理教育的アプローチ | 125 |
| 心理的虐待 | 13, 27, 44 |
| 心理的虐待と関連する精神症状 | 47 |
| 心理的ケア | 255 |
| 心理的小人症 | 44 |
| 心理的ダメージ | 39, 40 |
| 心理療法 | 125, 133, 191 |

## ■す

| | |
|---|---|
| スイッチング | 147, 151 |
| スクィグル | 211 |
| 健やか親子21検討会報告書 | 32 |
| ストレス反応 | 117 |
| ストレンジシチュエーション | 98 |

## ■せ

| | |
|---|---|
| 性化行動 | 50 |
| 精神状態の観察と評価 | 124 |
| 精神遅滞 | 48 |
| 精神発達への影響 | 48 |
| 精神療法 | 125, 133, 154 |
| 成長障害 | 44 |
| 性的逸脱行動 | 90, 245 |
| 性的関心尺度 | 85 |
| 性的虐待 | 10, 27, 39, 50, 82, 92, 128, 161, 163, 167, 243, 245, 253 |
| ──の定義 | 11 |
| ──の発覚 | 12 |
| 性的被害 | 120, 148 |
| 性犯罪 | 50 |
| 摂食障害 | 171 |
| セルトラリン | 134 |
| セロトニン | 163, 171 |
| セロトニントランスポーター | 139 |
| セロトニン・ノルアドレナリン再取り込み阻害薬 | 149, 154 |
| 選択性緘黙 | 116 |
| 選択的セロトニン再取り込み阻害薬 | 134, 154, 174 |
| 全般性不安 | 120 |

## ■そ

| | |
|---|---|
| 総合的支援のあり方 | 180 |
| 操作的診断基準に関する限界 | 152 |
| ソーシャルスキルトレーニング | 187, 211 |
| 素行障害 | 80, 138, 141, 143 |
| 育つ権利 | 4 |
| ソフトサイン | 147 |

## ■た

| | |
|---|---|
| 大うつ病 | 128 |
| 体重増加不良 | 242 |
| 代理虚偽性障害 | 43 |
| 代理受傷 | 215 |
| 代理(による)Munchausen症候群 | 15, 43, 126 |
| 多次元的評価 | 60 |
| 他者評定法 | 83 |
| 多重人格性障害 | 83 |
| 脱抑制性愛着障害 | 99, 102 |
| 多動性行動障害 | 62 |
| 多発骨折 | 242 |
| 打撲痕 | 242 |
| 試し行動 | 214, 244 |
| 単回性トラウマ | 119 |
| 炭酸リチウム | 175 |

## ■ち

| | |
|---|---|
| 地域における児童虐待防止システム | 256 |
| チャイルドガイダンスクリニック | 17 |
| 注意喚起行動 | 214 |
| 注意欠如・多動(性)障害 | 80, 138, 143 |
| 注意/多動の問題 | 90 |
| 長管骨骨折 | 242 |
| 長期経過における症状変遷 | 61 |
| 長期的影響 | 51 |
| 長期的ケア | 219 |
| ──の途中で脱落していく症例 | 224 |
| 長期曝露法 | 212 |
| 治療 | 179, 199, 219 |
| 治療者の燃えつき | 215 |

## ■つ

| | |
|---|---|
| 通告義務 | 250, 257 |

## 索引

通告書　251

### て

低出生体重児　239
低身長　10, 242
適応的再演　191
手首自傷症候群　165
転移　213

### と

頭蓋内出血　243
頭部外傷　43
ドールハウス　210
特定不能の衝動制御の障害　166
ドメスティックバイオレンス　185
　　――の目撃　92, 119
トラウマ　46, 50, 82, 84, 117, 119, 151, 187, 191
トラウマ後遊戯　120, 191, 200, 210
トラウマ症状チェックリスト　84
トラウマの再現　195
トラウマの治療　199
トラウマの治療技法の実際　208
トラウマの治療導入　206
トラウマの治療の終結　208

### な

内因性オピオイド　171
ナルトレキソン　171, 174
ナロキソン　174

### に

日本子どもの虐待防止学会　6
日本子どもの虐待防止研究会　6
日本語版TSCC　87
入院治療　188, 193
乳児院　189, 202, 204, 253
乳児殺　16
乳幼児-親治療　110
乳幼児健康診査　237
乳幼児揺さぶられ症候群　15, 43, 243
認知行動療法　133, 173, 212

### ね

ネグレクト　12, 21, 27, 37, 39, 44, 92, 148, 159, 201, 224, 242

### は

バージニア双生児研究　139
パーソナリティ障害　156, 223
ハイリスク児の長期的転帰　52
破壊的行動障害（DBD）　138, 150
破壊的行動障害マーチ　139
箱庭療法　209
発達障害　74
発達障害者支援法　240
パラ自殺　167
バルプロ酸　154, 174
パロキセチン　134
半構造化面接　67
反抗挑戦性障害　138, 143
反社会性パーソナリティ障害　80, 139
反社会的逸脱行動　90
反応性愛着障害　49, 62, 80, 99, 244
　　――脱抑制型　107
　　――抑制型　107
反復性自傷症候群　165

### ひ

非安全型の愛着形成　99
被害調査面接　254
非加害親　255
ひきこもり　130
非器質性成長障害　44
被虐待児症候群　6, 54
被虐待児のアセスメント　60, 80
被虐待児の脳の変化　45
非行　62, 140
非定形抗精神病薬　154
病的（な）養育　100, 106
敏感期　46

### ふ

ファミリーソーシャルワーカー　259
不安尺度　85
不安障害　116

267

フォレンジック・インタビュー 254
複雑性PTSD 62, 83, 120, 162
不自然な外傷 242
不自然な火傷の痕 242
物質乱用 165, 171
不登校 2, 190, 259
フラッシュバック 151
フルボキサミン 134, 148, 154
プレイセラピー 125, 186, 209
分離不安 120
分離不安障害 116
分離保護 189
分裂機制 156

■へ

ペアレントトレーニング 194

■ほ

防衛機制 156
法的被害確認面接 254
暴力的な人間関係パターン 90
保護者の生育歴 32
保護者の精神障害 33
保護的環境 123
ポスト・トラウマティック・プレイ
　　　　　　　　120, 191, 200, 210
ポスト・トラウマティック・プレイセラピー 210

■ま

守られる権利 5
マルトリートメント 7, 145
慢性反復性トラウマ 119

■み

見捨てられ不安 156
ミルナシプラン 147, 154

■む

無差別的社交性 107, 111

■め

メアリ・エレン事件 4
メチルフェニデート 145, 147
面接マニュアル 71
メンタルヘルスサービス 258

■も

貰い子殺し 5
問題行動 106, 216

■ゆ

遊戯療法 125, 186, 209
歪んだ親子関係 159

■よ

養育者との安全な愛着形成 109
養育者の治療と支援 215
要保護児童対策地域協議会 180, 241, 257
抑うつ 245
抑うつ尺度 85

■ら

乱暴な行動 244

■り

力動的精神療法 134
リジリエンス 53, 130, 133, 151, 163
リストカット 165, 245
リスペリドン 146, 148, 154

■れ

冷淡−非感情的特性 141

# 欧文索引

## A

| | |
|---|---|
| abuse | 39 |
| ACBL-R | 64, 88 |
| ACBL-Rの下位因子と項目例 | 90 |
| adaptive reenactment | 191 |
| adult attachment interview（AAI） | 98 |
| AEI | 87 |
| AEI-R | 91 |
| Ainsworthらの愛着の分類 | 98 |
| attachment | 38 |
| attachment disorder（AD） | 45, 97, 99, 105, 151 |
| attention-deficit/hyperactivity disorder（ADHD） | 80, 138, 143 |
| authority conflict pathway | 140 |

## B

| | |
|---|---|
| battered child syndrome | 6, 54 |
| borderline personality disorder（BPD） | 80, 156 |
| burnout | 215 |

## C

| | |
|---|---|
| Caffey J | 6 |
| callous-unemotional traits | 141 |
| CAPS-C（Clinician Administered PTSD Scale, Child and Adolescent Version） | 81, 122 |
| CBCL（Child Behavior Checklist） | 86 |
| CDC（Child Dissociative Checklist） | 83 |
| CDI（Children's Depression Inventory） | 86 |
| CDRS-R（Children's Depression Rating Scale-Revised） | 133 |
| childhood adverse experience | 45 |
| Child Protective Service（CPS） | 61 |
| Children's Crisis Care Center | 61 |
| CITES-R（Children's Impact of Traumatic Events Scale-Revised） | 82 |
| clinical observation assessment（COA） | 109 |
| cognitive-behavior therapy（CBT） | 133, 173, 212 |
| complex PTSD | 62, 83, 120, 162 |
| conduct disorder | 80, 138, 141, 143 |
| CRTES（Child's Reaction to Traumatic Events Scale） | 82 |
| CSBI（Child Sexual Behavior Inventory） | 83 |
| CSDQ（Children's Social Desirability Questionnaire） | 86 |

## D

| | |
|---|---|
| deliberate self-harm syndrome（DSH） | 165 |
| DESNOS（Disorder of Extreme Stress Not Otherwise Specified） | 62, 67, 120, 122 |
| Developmentally Related Sexual Behaviors（DRSB） | 83 |
| DICA（Diagnostic Interview for Children and Adolescents） | 81 |
| DISC（Diagnostic Interview Schedule for Children） | 81 |
| disinhibited attachment disorder | 99 |
| disorganized/disoriented型 | 98 |
| disruptive behavior disorder（DBD） | 138, 139, 150 |
| disturbance of attachment interview（DAI） | 108 |
| DSRSC（Depression Self-Rating Scale for Children） | 133 |
| DV（domestic violence） | 185 |
| ――の目撃 | 92, 119 |

## E

| | |
|---|---|
| EMDR（eye movement desensitization and reprocessing） | 197, 212 |
| emotional abuse | 13 |

## F

| | |
|---|---|
| factitious disorder by proxy | 43 |
| fluoxetine | 134 |
| focused attachment | 99 |
| forensic interview | 254 |

## H

| | |
|---|---|
| Helfer RE | 7 |
| heterotypic continuity | 139 |
| Hobbs CJ | 11 |

## I

| | |
|---|---|
| IES（Impact of Event Scale） | 82 |
| IES-C（Impact of Event Scale for Children） | 82 |
| IES-R | 123 |
| impulsive-control disorder not otherwise specified | 166 |

## J

| | |
|---|---|
| Jones DPH | 11 |

## K

| | |
|---|---|
| Kempe CH | 6, 54 |
| Key E | 17 |

## M

| | |
|---|---|
| Mainらの愛着の分類 | 98 |
| maltreatment | 7, 145 |
| MCG（mother-child group） | 186 |
| mental injury | 13 |
| mentalizing | 216 |
| milieu therapy | 188 |
| monoamine oxidase A | 163 |
| mood disorders | 80, 127 |
| mood swing | 149 |
| Munchausen syndrome by proxy（MSBP） | 15, 43, 126 |

## N

| | |
|---|---|
| naloxone | 174 |
| naltrexone | 171, 174 |
| neglect | 12, 21, 27, 37, 39, 44, 92, 148, 159, 201, 224, 242 |
| non-accidental injury | 6 |
| non-attachment | 101, 107 |
| non-organic failure to thrive | 44 |

## O

| | |
|---|---|
| oppositional defiant disorder（ODD） | 138, 143 |

## P

| | |
|---|---|
| parent-infant stress disorder | 6 |
| play therapy | 125, 186, 209 |
| post-traumatic play | 120, 191, 200, 210 |
| prolonged exposure（PE） | 212 |
| psychological abuse | 13, 27, 44 |
| psychological maltreatment | 13 |
| PTSD（post-traumatic stress disorder） | 46, 80, 117, 212 |
| 　複雑性―― | 62, 83, 120, 162 |
| PTSD診断基準案（就学前児童用） | 121 |
| PTSDスケール | 81 |
| PTSDスケジュール | 81 |
| PTSD臨床診断面接尺度児童思春期用 | 122 |

## R

| | |
|---|---|
| reactive attachment disorder（RAD） | 99 |
| repetitive self-mutilation syndrome | 165 |
| resilience | 53, 130, 133, 151, 163 |

## S

| | |
|---|---|
| secure base distortions | 101 |
| sensitive period | 46 |
| Sexual Abuse Specific Items（SASI） | 83 |
| sexualized behavior | 50 |
| shaken baby syndrome | 15, 43, 243 |
| Sheeringaらによる就学前児童用PTSD診断基準案 | 121 |
| SNRI（serotonin noradrenaline reuptake inhibitor） | 149, 154 |
| splitting | 156 |
| squiggle | 211 |
| SSRI（selective serotonin reuptake inhibitor） | 134, 154, 174 |
| strange situation procedure（SSP） | 98 |

## T

| | |
|---|---|
| trauma focused-CBT（TF-CBT） | 212 |

trauma-oriented therapy 209
TSCC（Trauma Symptom Checklist for
　Children） 64, 75, 84
　　日本語版── 87
TSCCの臨床尺度と項目例 85
TSCC-A 85

## W

wrist-cutting syndrome 165

## Z

Zeanahらの愛着障害の診断基準　101, 102

子どもの心の診療シリーズ 5
## 子ども虐待と関連する精神障害

2008年11月20日　初版第1刷発行Ⓒ　　　〔検印省略〕
2009年11月10日　　第2刷発行

編集 ───── 本間博彰／小野善郎

発行者 ───── 平田　直

発行所 ───── 株式会社 中山書店
　　　　　　　〒113-8666 東京都文京区白山1-25-14
　　　　　　　TEL 03-3813-1100（代表）　振替 00130-5-196565
　　　　　　　http://www.nakayamashoten.co.jp/

本文デザイン ── 藤岡雅史（プロジェクト・エス）
装丁 ───── 花本浩一（麒麟三隻館）
印刷・製本 ── 株式会社シナノ

カバー絵・いわさきちひろ
　　「カナリヤと青い帽子の子ども」（1971年）

Published by Nakayama Shoten Co.,Ltd.　　　Printed in Japan
ISBN 978-4-521-73064-6
落丁・乱丁の場合はお取り替え致します

・本書の複製権・上映権・譲渡権・公衆送信権（送信可能化権を含む）
　は株式会社中山書店が保有します．
・ JCOPY 〈（社）出版者著作権管理機構 委託出版物〉
本書の無断複写は著作権法上での例外を除き禁じられています．複写
される場合は，そのつど事前に，（社）出版者著作権管理機構（電話
03-3513-6969，FAX 03-3513-6979，e-mail: info@jcopy.or.jp）の許諾を
得てください．

子どもたちの心にかかわるすべての人へ
児童青年精神医学の現在の到達点

# 子どもの心の診療シリーズ

**全8冊＋別冊**

子どもの心の診療シリーズ 5
子ども虐待と関連する精神障害
[総編集] 齊藤万比古
[責任編集] 本間博彰／小野善郎
中山書店

- ●総編集
  **齊藤万比古**（国立国際医療センター国府台病院）
- ●編集委員
  **本間博彰**（宮城県子ども総合センター）
  **松本英夫**（東海大学）
  **宮本信也**（筑波大学）

- すぐに役立つプラクティカルな内容
- 最新の統計データを紹介
- 豊富な図表や事例呈示でわかりやすく解説
- 臨床の第一線で活躍する多彩な執筆陣
- 充実した参考文献欄

A5判／並製／各冊250～330頁
本体予価3,500～4,000円

| ●全冊の構成 | ●責任編集 | |
|---|---|---|
| **1** 子どもの心の診療入門 | 齊藤万比古 | （2009年春刊行予定） |
| **2** 発達障害とその周辺の問題 | 宮本信也，田中康雄 | 定価3,990円（本体3,800円+税） |
| **3** 子どもの身体表現性障害と摂食障害 | 宮本信也 | |
| **4** 子どもの不安障害と抑うつ | 松本英夫 | |
| **5** 子ども虐待と関連する精神障害 | 本間博彰，小野善郎 | 定価3,780円（本体3,600円+税） |
| **6** 子どもの人格発達の障害 | 齊藤万比古 | |
| **7** 子どもの攻撃性と破壊的行動障害 | 本間博彰，小野善郎 | |
| **8** 子どもの精神病性障害──統合失調症と双極性障害を中心に | 松本英夫，飯田順三 | （2009年春刊行予定） |
| **別** ポケット版 子どもの心の処方箋ガイドブック | | |

※配本順，タイトル，価格など若干の変更が生じることがあります．白抜き数字は既刊

**中山書店** 〒113-8666 東京都文京区白山1-25-14　TEL 03-3813-1100　FAX 03-3816-1015
http://www.nakayamashoten.co.jp/